KNAUR
BALANCE

EVA WEINMANN

Wenn dein Körper sich erinnert

Mit traumasensiblem
Yoga den Körper wieder
als sicheren Ort spüren

KNAUR
BALANCE

Die in diesem Buch vorgestellten Übungen wurden von der Autorin und dem Verlag sorgfältig geprüft und haben sich in der Praxis bewährt. Da jeder Mensch für sich besonders ist, können wir allerdings Ergebnisse nicht garantieren. Der Verlag und die Autorin schließen jegliche Haftung für Gesundheits- und Personenschäden aus.

Besuchen Sie uns im Internet:
www.knaur-balance.de

MIX
Papier | Fördert gute Waldnutzung
FSC® C018236

Originalausgabe Oktober 2023
Knaur Balance

Ein Imprint der Verlagsgruppe Droemer Knaur GmbH & Co. KG
Maria-Luiko-Straße 54, 80636 München

Covergestaltung und -abbildung: Matias Kovacic, mat@7minuteproductions.de
Locations für Fotos und Videos: mit herzlichem Dank an das Yogastudio Lovelysita in Prien und das Stuntwerk in Rosenheim.
Abbildungen im Innenteil:
Fotos, Illustration Frauenfigur und Grafiken von Matias Kovacic/7mp.de außer S. 59 von le-tex publishing services GmbH, Leipzig;
S. 118, 168, 195: Sonja Netzlaf; S. 196: Christine Joos
Satz und Layout: Adobe InDesign im Verlag
Druck und Bindung: Drukarnia Dimograf Sp. z o. o., Bielsko-Biała, Polen
ISBN 978-3-426-67634-9

Kontaktadresse nach EU-Produktsicherheitsverordnung:
produktsicherheit@droemer-knaur.de

6 5 4 3 2

Inhalt

Einleitung: Wie du dieses Buch für dich nutzen kannst

Es freut mich sehr, dass du dich für traumasensibles Yoga und für Möglichkeiten zur Regulation des Nervensystems interessierst und dieses Buch nun in Händen hältst. Als (Trauma-)Therapeutin und Yogalehrerin arbeite ich seit Jahren an der Schnittstelle von Körper und Psyche und unterstütze Menschen dabei, sich wieder mit den eigenen Kräften und der ihnen innewohnenden Weisheit zu verbinden. Ich habe dieses Buch mit der Hoffnung und Intention geschrieben, dass es für dich und alle anderen, die es lesen, auf unterschiedliche Arten hilfreich sein möge. Möglicherweise hilft dir das Buch, dich selbst oder auch Menschen in deinem Umfeld besser zu verstehen. Du findest hier Übungen, mit denen du dich auf freundliche Art und Weise deinem Körper zuwenden kannst, und nützliche Tools, um Yoga an deine Bedürfnisse anzupassen.

Ich habe die Struktur des Buches so gewählt, dass es am Anfang einen Theorieteil gibt, in dem das nötige Basiswissen zu Trauma und Yoga vermittelt wird, bevor wir dann im zweiten Teil in die Praxis einsteigen. Wenn das auch für dich so passend ist, dann kannst du direkt mit dem ersten Kapitel beginnen und das Buch von vorne bis hinten durchlesen. Falls du die theoretischen Grundlagen aber bereits kennst, sie dich nicht so interessieren oder du gleich ins Tun kommen möchtest, dann kannst du sehr gerne schon direkt zu Kapitel 3 übergehen und damit beginnen. Du kannst den ersten Teil also ganz weglassen oder auch später dahin zurückkommen. Nutze das Buch am besten so, wie es für dich am hilfreichsten ist.

Noch ein Hinweis: Mir ist bewusst, dass es bei manchen Leser*innen unangenehme Erinnerungen und Gefühle hervorrufen kann, wenn wir uns dem Thema Trauma nähern. Deshalb habe ich mich bewusst dazu entschieden, auf Erfahrungsberichte mit starken traumaspezifischen Inhalten zu verzichten. Dennoch muss ich gerade im Theorieteil ein paar Dinge benennen, um sie im Kontext der Traumaforschung verständlich machen zu können. Dieses Buch soll für dich aber nicht zu einem Wettbewerb im Durchhalten werden! Wenn du also merkst, dass es dir besser damit geht, den Theorieteil oder Fallbeispiele[1] zu überspringen oder querzulesen, dann folge unbedingt deinem Gefühl.

Was du in diesem Buch erfährst, ist die gesammelte Erfahrung aus meiner Arbeit als Therapeutin und (traumasensibler) Yogalehrerin. Ich hatte über die Jahre das große Glück, von vielen tollen Lehrer*in-

Nutze dieses Buch so, wie es für dich am hilfreichsten ist. Du kannst es chronologisch der Reihe nach lesen, einzelne Kapitel überspringen oder auch direkt zu den Übungen vorblättern.

nen lernen zu dürfen und mich im Bereich von Yoga und Therapie weiterbilden zu können. Dennoch passiert das wertvollste Lernen für mich in der Arbeit mit den Menschen selbst. Und so gilt mein Dank an dieser Stelle nicht nur meinen Lehrer*innen, sondern insbesondere meinen Klient*innen und Schüler*innen.

Damit möchte ich auch sagen: Die Übungen in diesem Buch sind erprobt und basieren auf viel Erfahrung in der Praxis. Sollten dennoch Übungen dabei sein, die für dich nicht geeignet sind, ist das etwas ganz Normales. Nicht jede Übung passt für jede oder jeden. Es ist schon ein sehr hilfreicher Schritt zu bemerken, wenn etwas nicht passt - und dann den »Fehler« möglichst nicht bei sich zu suchen, sondern nach einer geeigneteren Übung zu schauen.

Ich wünsche dir eine angenehme Zeit beim Lesen und viele hilfreiche Erkenntnisse und Übungen für deinen Alltag.

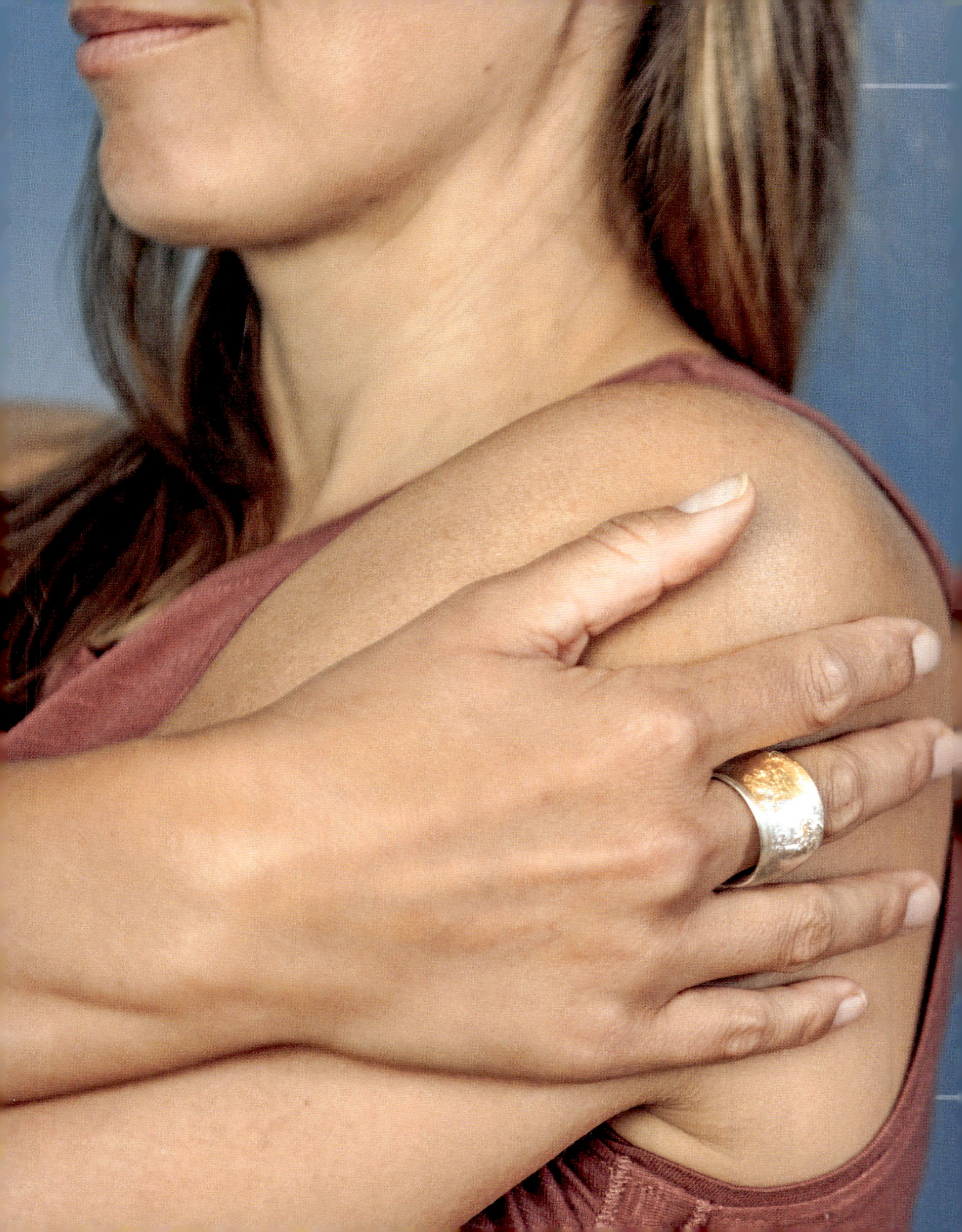

KAPITEL 1

TRAUMA VERSTEHEN

Was ist ein Trauma?

Vermutlich ist dir aufgefallen, dass zurzeit sehr viel über Trauma gesprochen wird und es beispielsweise etliche Bücher und Podcasts zu dem Thema gibt. Während vor einigen Jahren das Thema in der Öffentlichkeit noch kaum vorkam, begegnet es uns nun schon fast an jeder Ecke. Das hat viele Vorteile und auch ein paar Nachteile.

Zu erfahren, dass es anderen ähnlich geht, gehört hier zu den Vorteilen, denn viele von uns haben vermutlich manchmal das Gefühl, wir seien allein mit einem Thema, einer Frage oder einem Problem. Wenn wir dann hören, dass es anderen ähnlich geht, kann das etwas sehr Entlastendes sein und das eigene Gefühl, dass wir okay sind, so wie wir sind, stärken. Je überwältigender die Art der Erlebnisse waren, die ein Mensch ertragen musste, desto größer werden die Gefühle der Einsamkeit, Fremdartigkeit und Nicht-Zugehörigkeit für ihn oder sie sein. Gerade dann ist es umso wichtiger mitzubekommen, dass es anderen ähnlich geht. Die steigende Anzahl an hilfreicher Literatur, Videomaterial und Selbsthilfegruppen trägt dazu bei.

Durch das wachsende Bewusstsein für das Thema Trauma nimmt auch die Forschung in diesem Bereich zu. Es wird deutlich, welche gängigen Therapieformen hilfreich sind und welche, teils schon sehr lange angewendeten, Verfahren bei Traumafolgestörungen für viele Menschen nicht ausreichend sind. So kann beispielsweise eine Verhaltenstherapie hilfreich sein, um im Alltag gewisse Symptome besser in den Griff zu bekommen. Neuere Therapiemethoden wie Somatic Experiencing (SE), Eye Movement Desensitization and Reprocessing (EMDR, auf Deutsch Desensibilisierung und Verarbeitung durch Augenbewegung) oder Psychodynamisch Imaginative Traumatherapie (PITT) helfen Betroffenen zudem, das Trauma tiefgreifender zu verarbeiten und als Erfahrung in ihre Lebensgeschichte einzuordnen.

Zudem kann mit zunehmendem Wissen die Anzahl der Fehldiagnosen reduziert werden. Viele Menschen haben mir in meiner Arbeit von ihrer Erleichterung erzählt, als sie oftmals nach Jahrzehnten, während derer sie ein ganzes Sammelsurium an Diagnosen erhalten haben, erfuhren, dass ihre Symptome eine ganz gesunde Reaktion auf äußerst ungesunde frühere Erlebnisse sind.

Letztendlich bekommen durch das steigende Bewusstsein auch Aspekte wie Ursachenbekämpfung und Prävention, die bei vielen Formen von Traumatisierungen möglich sind, einen anderen Stellenwert.

Bei einem Trauma handelt es sich um eine seelische Verletzung, die ihre Spuren im Körper hinterlässt.

Eher nachteilig wirkt sich hingegen aus, dass der Begriff Trauma, je breiter er genutzt wird, auch umso unschärfer wird. Wenn uns beispielsweise eine Kollegin erzählt, dass ihre Steuererklärung für sie traumatisch gewesen sei, dann wird deutlich, dass der Begriff auch genutzt wird, um Erlebnisse zu beschreiben, die zwar belastend sein können, aber kein Trauma auslösen. Auch Aussagen wie »Wir sind doch alle traumatisiert« helfen nicht weiter und können dazu führen, dass Betroffene nicht wirklich ernst genommen werden.

Was ist also ein Trauma? Bei einem Trauma (griechisch für »Wunde«) handelt es sich um eine seelische Verletzung, die ihre Spuren im Körper hinterlässt. Dabei ist die Bedrohung so massiv, dass sie die eigenen Fähigkeiten zur Bewältigung und Verarbeitung übersteigt. Der Begriff lässt sich nicht ganz genau fassen, da Menschen unterschiedliche Bewältigungskompetenzen haben und somit unterschiedliche Ereignisse als traumatisch erleben. Um ein besseres Verständnis zu erlangen, wird seit einigen Jahren versucht, traumatische Ereignisse in bestimmte Gruppen einzuteilen und zu klassifizieren. Auch wenn es noch weitaus mehr Unterscheidungen gibt, gehe ich hier auf die gängigsten Arten von Traumata kurz ein.

Unterschiedliche Arten von Traumata

In der Forschung wird unter anderem folgende Unterscheidung gemacht:

- Schocktrauma
- Komplextrauma
  - Entwicklungstrauma
  - Bindungstrauma
- Transgenerationales Trauma
- Kollektives Trauma

Schocktrauma: zu viel und zu schnell

Wenn von Trauma die Rede ist, denken viele Menschen vermutlich zunächst an ein Schocktrauma. Darunter versteht man ein einmaliges traumatisches Ereignis, das in der Regel plötzlich und unerwartet auftritt und sich so stark von allen anderen Erlebnissen unterscheidet, dass es schnell erkennbar ist. Beispiele hierfür können ein schwerer Verkehrsunfall, eine Naturkatastrophe, ein Gewaltverbrechen oder eine schwere körperliche Erkrankung sein. Für Betroffene ist das Ereignis überwältigend und kann anhaltende Belastungen mit sich bringen. Dennoch ist es hilfreich, auch im Hinterkopf zu behalten, dass Menschen, die ein Schocktrauma erleben, in aller Regel auch viele andere Erfahrungen gemacht haben. Diese können wichtige Ressourcen sein, aus denen sie Kraft schöpfen. Ein Mensch, der mit Mitte vierzig einen schweren Unfall erlebt, ist vielleicht beispielsweise darüber hinaus in einer Lebenssituation, in der er eine liebevolle Familie hat, sozial eingebunden ist, über finanzielle Mittel verfügt und sich in einer gewissen Selbstwirksamkeit bei der Arbeit erlebt. All diese Ressourcen können ihm bei der Bewältigung dieses Traumas helfen.

Komplextrauma: zu viel oder zu wenig und zu lange

Im Gegensatz zu einem Schocktrauma wird bei einem Komplextrauma nicht von einem einmaligen Ereignis, sondern von mehreren, oftmals Jahre andauernden traumatischen Erlebnissen ausgegangen. Diese beginnen in der Regel bereits schon früh in der Kindheit und werden durch andere Menschen ausgelöst.

Es gibt zwei Formen von Komplextrauma:

Entwicklungstrauma

Ein Entwicklungstrauma entsteht, wenn die gesunde Entwicklung eines Kindes durch äußere Einflüsse gestört wird und wichtige Entwicklungsschritte nicht oder nur teilweise gemacht werden können.

Wir Menschen kommen so hilf- und schutzlos auf die Welt wie kein anderes

Säugetier. Wir sind darauf angewiesen, dass sich andere um uns kümmern und dass unsere Bezugspersonen uns wohlgesonnen sind, uns schützen und unterstützen. Gerät ein Säugling in Stress, da er beispielsweise Schmerzen oder Hunger hat oder ihm kalt ist, kann er sich nicht selbst um seine Bedürfnisse kümmern. Ein Baby kann nur über Schreien oder Weinen auf seine Lage aufmerksam machen und ist darauf angewiesen, dass sich seine Bezugspersonen seiner annehmen. Wenn dies der Fall ist, kann sich der Stress des Babys abbauen. Es entspannt sich wieder, da ihm geholfen wird. Dies nennt man Co-Regulation. Menschen, die früh im Leben zu wenig Regulation durch ihre Bezugspersonen erfahren haben, fällt es meist auch später im Leben schwer, in eine gute Eigenregulation zu finden.

Zudem werden Kinder, die schon früh in ihrem Leben keine Hilfe erfahren, mit der Zeit immer stiller. Nicht weil sie keine Bedürfnisse mehr haben, sondern weil sie die Welt nicht als unterstützend erleben und deshalb aufgeben.

So wie Vernachlässigungen können auch früh erlebte Misshandlungen und körperliche und/oder emotionale Gewalterfahrungen die Entwicklung eines Kindes negativ beeinflussen.

Viele gewalttätige Bezugspersonen haben jedoch auch eine fürsorgliche Seite. Wenn ein Kind beispielsweise von einem Elternteil tagsüber Unterstützung und nachts Gewalt erfährt, muss es die Erfahrungen der Nacht abspalten, um sich weiterhin in diesem Familiensystem zurechtzufinden. Somit lernt das Kind, sich selbst und der eigenen Wahrnehmung nicht zu trauen. Zudem führt die Abspaltung dazu, dass das Kind auch tagsüber nicht wirklich präsent sein kann und immer weniger Zugang zu den eigenen Bedürfnissen, Interessen und Emotionen hat.

Der anhaltende traumatische Stress, dem das Kind ausgesetzt ist, kann sich in vielen Facetten in der Entwicklung des Kindes zeigen:

Da das Kind in einer gefährlichen Umwelt aufwächst, kann es sich nicht sicher genug fühlen, um zu entspannen, lernt keine Eigenregulation und kann sich selbst nicht ausreichend beruhigen. Folglich leiden betroffene Kinder oft tagsüber unter Anspannungen und nachts unter Schlafstörungen. Auch körperliche Symptome wie Bauch- oder Kopfschmerzen sind keine Seltenheit.

Wenn das Kind nicht ausreichend Schutz in seinem nahen Umfeld erlebt hat, lernt es, sich besser nicht auf andere zu verlassen, und sucht auch bei anderen Erwachsenen keine Hilfe. Gleichzeitig fällt es durch diese Erfahrungen extrem schwer, Selbstvertrauen und eine innige Beziehung zu sich selbst zu entwickeln.

Bindungstrauma

Auch wenn die Begriffe Entwicklungstrauma und Bindungstrauma oftmals synonym verwendet werden und sich in vielen Aspekten auch überschneiden, gibt es doch ein paar feine Unterschiede. Ein Bindungstrauma entsteht, wenn durch traumatische Erfahrungen die Bindung zwischen einem Kind und seiner Bezugsperson beeinträchtigt ist und es dem Kind in der Folge schwerfällt, Bindungen zu anderen Menschen einzugehen. In aller Regel beinhalten Entwicklungstraumata auch Bindungstraumata. Doch muss ein Bindungstrauma nicht zwangsläufig zu einem Entwicklungstrauma führen. Wenn beispielsweise ein Kind ein Elternteil verliert, aber weiterhin liebevoll eingebunden ist, kann es sein, dass es zu einem Bindungstrauma, aber nicht zu einem Entwicklungstrauma kommt.

Darüber hinaus werden auch die sogenannten transgenerationalen Traumata und kollektiven Traumata mehr und mehr erforscht und in der Öffentlichkeit diskutiert.

Transgenerationales Trauma

Von transgenerationalem Trauma ist die Rede, wenn traumatische Erfahrungen nicht aufgearbeitet und ihre Auswirkungen mindestens an die nächste Generation weitergegeben werden. Das kann sich so zeigen, dass ein Kind seine Eltern schon allein durch seine bloße Anwesenheit immer wieder an ihre eigene Kindheit - und an damit verbundene traumatische Erfahrungen - erinnert. Der Schmerz und der Stress, den diese Erinnerungen auslösen, können dazu führen, dass die Eltern sich von ihrem Kind abwenden oder versuchen, gewisse Verhaltensweisen bei ihrem Kind zu unterbinden. Beides hat zur Folge, dass diesem jungen Menschen nicht die Möglichkeit gegeben wird, sich sicher zu fühlen und frei zu entwickeln.

Doch nicht nur auf der Verhaltensebene lässt sich dieses Phänomen erklären. Auch die Epigenetik bestätigt, dass traumatischer Stress vererbt werden kann. Das Forschungsfeld der Epigenetik befasst sich mit dem Zusammenspiel von Genen und Umwelteinflüssen und den daraus resultierenden Wirkungen auf die menschliche Entwicklung. So schildert Prof. Dr. Alon Chen vom Max-Planck-Institut für Psychiatrie in München in einem Interview[2], dass sich epigenetische Spuren von Traumata bis in die dritte Generation erkennen lassen. Diese führen dazu, dass Menschen ängstlicher und anfälliger für stressbedingte Krankheiten sind.

Ein weiterer Aspekt des transgenerationalen Traumas besteht darin, dass der hohe Stresslevel die Produktion des Hormons Oxytocin verhindert. Dieses Hormon bewirkt, dass wir uns zugehörig, verbunden und sicher in der Welt fühlen. Wenn Stress dominiert, wird also auch auf hormoneller Ebene die sichere Beziehung zwischen Eltern und ihren Kindern beeinträchtigt.

Manche Frauen, bei denen Traumata Teil ihrer Biografie sind, haben mir erzählt, dass sie genau um diese Mechanismen wissen und sich deshalb bewusst entschieden haben, keine Kinder zu bekommen. Wieder andere bekommen Kinder, aber haben so große Angst davor, eigene traumatische Erfahrungen weiterzugeben, dass sie sich sehr zurücknehmen und dabei Gefahr laufen, sich selbst und ihre eigenen Bedürfnisse immer weniger wahrzunehmen.

Das wachsende Wissen um diese transgenerationale Weitergabe verdeutlicht nochmals, wie wichtig es ist, dieses Thema nicht nur auf individueller Ebene ernst zu nehmen, sondern auch die Wahrnehmung der Relevanz auf gesellschaftlicher und politischer Ebene voranzutreiben.

Kollektives Trauma

Von kollektivem Trauma spricht man, wenn nicht ein Individuum, sondern ein Großteil der Menschen in einer Gesellschaft davon betroffen ist. Ein Beispiel dafür sind etwa Kriegstraumata. Durch die Betroffenheit vieler fällt die Aufarbeitung besonders schwer. Zum einen, da nicht genügend ausgebildete Hilfskräfte, die nicht vom Trauma betroffen sind, zur Verfügung stehen. Zum anderen, da sich durch die allgemeine Betroffenheit eine Art neue Normalität bildet. Diese erschwert es, das zugrunde liegende Trauma überhaupt noch zu erkennen. So werden allgemeine Bewältigungsstrategien (beispielsweise die stille Übereinkunft, nicht darüber zu sprechen) gefunden, die das Leid in der Regel unterdrücken und ein Weiterleben ermöglichen.

Diese Übersicht sollte nun nur einen kleinen Eindruck vermitteln. Wenn du dich darüber hinaus tiefergehend über unterschiedlichen Arten von Traumata informieren möchtest, kann ich dir das Buch von Verena König *Bin ich traumatisiert?* sehr empfehlen (nähere Angaben in den Literaturhinweisen am Ende des Buches).

Fazit: Trauma ist nicht gleich Trauma

Wie wir nun gesehen haben, kann mit Trauma vieles gemeint sein, und so sind die unterschiedlichen Arten von Traumata nur schwer miteinander zu vergleichen. Denn wenn jemand in der Mitte seines Lebens einen schweren Autounfall erlebt, ist das etwas völlig anderes, als wenn jemand von früher Kindheit an massiver körperlicher oder psychischer Gewalt ausgesetzt war.

Auf der einen Seite möchte ich dafür sensibilisieren, den Begriff Trauma aufgrund der anfangs genannten Punkte nicht unbedarft für alltägliche Herausforderungen zu verwenden. Auf der anderen Seite wird den Folgen von Entwicklungs- und Bindungstraumata oft nicht ausreichend Beachtung geschenkt. Mit Äußerungen wie »Das war damals halt so« oder »Kinder kriegen ohnehin nicht alles mit« werden so zum Teil tief sitzende Verletzungen bagatellisiert und wird die nötige Unterstützung damit verwehrt.

Betrifft dich das?

Manche Verletzungen, besonders im Bereich von Schocktraumata, sind so offensichtlich, dass man sie direkt erkennt. Und auch bei Komplextraumata sind manche (Grenz-)Verletzungen eindeutig. Doch insbesondere bei Traumata, die entstehen, weil von etwas zu wenig vorhanden war (z. B. Fürsorge oder Sicherheit), ist die mögliche eigene Betroffenheit oft nicht direkt ersichtlich. So erkennen manche Menschen erst später im Leben eigene Traumata.

Dabei ist es aus meiner Sicht nicht hilfreich, bei der Suche nach möglichen eigenen Verletzungen endlos gedanklich in der Vergangenheit unterwegs zu sein. Vielmehr lohnt es sich zu schauen, wie der mögliche lange Schatten früherer Traumata noch heute in das eigene Leben hineinwirkt. Wenn man beispielsweise merkt, dass es einem schwerfällt, Beziehungen (auch freundschaftlicher und beruflicher Art) zu knüpfen, man starke Verlassensängste hat oder Nähe nicht zulassen kann, könnte das ein Indiz für frühere Traumata sein. Auch (soziale) Ängste, Depressionen oder Substanzabhängigkeiten können darauf hinweisen.

Wenn du merkst, dass du selbst betroffen bist, dann trau dich und hol dir (professionelle) Unterstützung. Lass dich von Gedanken wie »So schlimm war das nicht. Bestimmt ging es anderen noch schlechter« nicht davon abhalten, sondern nimm dich selbst ernst und hol dir eine*n Expert*in an deine Seite.

Wenn Traumata zu Traumafolgestörungen führen

Ein Trauma muss nicht zwangsläufig zu einer Traumafolgestörung führen. Viele Menschen erholen sich von einem Trauma entweder von selbst oder mit Unterstützung und schaffen es, das Erlebte gut zu verarbeiten. Insbesondere bei einmaligen Traumata, die im Erwachsenenalter stattfinden und einen Menschen ganz zufällig treffen, wie beispielsweise bei einer Naturkatastrophe oder einem Verkehrsunfall, ist die Wahrscheinlichkeit einer Traumafolgestörung nicht sehr hoch. Wenn jedoch die traumatischen Erfahrungen von anderen Menschen ausgehen, schon früh im Leben und über einen längeren Zeitraum stattfinden, ist die Situation eine völlig andere. Hier steigt die Wahrscheinlichkeit einer Traumafolgestörung sehr deutlich. Nach einer Vergewaltigung beispielsweise entwickeln mehr als 90 Prozent der Betroffenen eine akute Belastungsstörung und ungefähr 50 Prozent eine posttraumatische Belastungsstörung[3].

An dieser Stelle ist es mir wichtig, auf einen Punkt hinzuweisen, der in der Forschung oft übersehen wird und bei dem auch viele Therapeut*innen blinde Flecken haben: Nicht alle Menschen sind von Trauma gleich betroffen. Bei der Wahrscheinlichkeit spielen soziale Ungerechtigkeiten eine große Rolle. So sind Frauen gefährdeter als Männer und People of Color gefährdeter als weiße Menschen. Menschen, die von Behinderung, Armut oder Flucht betroffen sind, haben so wie auch Transmenschen ein erhöhtes Risiko. Wie sich dieser chronische Stress, dem Menschen, die beispielsweise von Alltagsrassismus betroffen sind, bei der Entstehung von Traumafolgestörungen auswirkt, ist meines Wissens nach noch nicht ausreichend erforscht.

Um diesen drastischen Unterschied verschiedener Formen von Traumata und Traumafolgestörungen abzubilden, gibt es seit 2022 im Diagnosemanual der Weltgesundheitsorganisation (International Classification of Diseases, kurz ICD; aktuell in der elften Auflage) die Unterscheidung zwischen einer posttraumatischen Belastungsstörung (PTBS) und einer komplexen posttraumatischen Belastungsstörung (k-PTBS).

Bevor ich auf diese eingehe, ist mir eines noch wichtig: Solltest du beim weiteren Lesen merken, dass manche Punkte auf dich zutreffen, dann gehe wohlwollend mit dir um. Denn Symptome einer Traumafolgestörung sind kein Zeichen dafür, dass mit dem Menschen selbst etwas nicht stimmt. Symptome tragen vielmehr die Zeugenschaft dafür, dass in dem System, indem ein Mensch aufgewachsen ist, etwas grundlegend falschlief.

Posttraumatische Belastungsstörung

Wer unter einer PTBS leidet, erlebt eine Vielzahl von Symptomen. Betroffene erzählen oft, dass es Situationen gibt, in denen sich das Trauma, auch wenn es Jahrzehnte zurückliegt, ganz nah anfühlt, als würde es jetzt gerade passieren oder erst kürzlich stattgefunden haben. Das heißt, dass wir es bei einer PTBS nicht nur mit unangenehmen Erinnerungen zu tun haben, sondern mit Flashbacks, also mit einem Wiedererleben, oftmals noch verstärkt durch immer wiederkehrende Albträume. In der Folge versuchen Menschen mit einer PTBS möglichst alles zu vermeiden, was diese Erinnerungen und Flashbacks hervorrufen kann. Wenn jemand etwa einen schweren Autounfall überlebt hat, kann sich die Vermeidung so zeigen, dass dieser Mensch nicht mehr selbst Auto fährt und mit der Zeit auch immer weniger den öffentlichen Straßenverkehr nutzt. Somit wird der eigene Bewegungsradius massiv eingeschränkt. Doch so einfach, wie hier dargestellt, ist es in der Realität meist nicht. Situationen sind in aller Regel sehr komplex und hinterlassen sehr viele Eindrücke, die wir nicht alle bewusst verarbeiten. Das heißt, dass Trigger unvermeidbar sind, egal wie stark sich jemand auch einschränken mag, und dass es somit auch immer wieder zu Flashbacks kommt.

Die traumatischen Erlebnisse selbst, das Wiedererleben und auch das Vermeidungsverhalten haben natürlich auch einen Einfluss auf die Stimmung. Viele Betroffene leiden unter unangenehmen Emotionen, unter negativen Erwartungen an sich selbst und an die Umwelt und dem Gefühl, sich selbst fremd zu sein. Dadurch, dass der Körper immer wieder auch heute noch Gefahr und Bedrohung so stark erlebt, als würden sie aktuell noch stattfinden, befindet er sich in einer dauerhaften Alarmbereitschaft. So geht eine PTBS für viele Menschen mit Konzentrations- und Schlafstörungen sowie einer starken Schreckhaftigkeit einher.

Wir halten also fest: Für viele Menschen mit einer PTBS steckt der Körper heute und in objektiv sicheren Situationen ge-

Was ist ein Trigger?

Ein Trigger ist ein Reiz, der sehr schnell eine starke Erinnerung bis hin zu einem Wiedererleben hervorruft. Vieles kann als Trigger wirken: ein Geruch, eine Farbe, ein Gegenstand, ein Geräusch, bestimmte Worte, eine bestimmte Art der Berührung oder Bewegung. Da Trigger so vielschichtig und auch sehr subtil sein können, sind sich von Trauma betroffene Menschen in der Regel nicht aller ihrer Trigger bewusst.

Umgangssprachlich wird der Begriff auch oft für Auslöser in alltäglichen Situationen verwendet, die lediglich an etwas erinnern, während sich die Person weiterhin sehr bewusst über das Hier und Heute ist. Dadurch wird der Begriff, der eigentlich für den Zusammenhang mit traumatischen Ereignissen reserviert ist, verwässert.

Was ist ein Flashback?

Trigger führen zu Flashbacks. Dies sind sehr plötzliche, »blitzartige«, starke Erinnerungen bis hin zum kraftvollen Wiedererleben, bei dem Betroffene oftmals den Bezug zur Gegenwart verlieren. Ein Flashback fühlt sich so an, als sei die Person wieder in dem traumatischen Erleben von damals.

fühlt noch in der Gefahr von früher. Somit sind Betroffene in ihrem Alltag oft nicht mit Leben, sondern eher mit dem Überleben beschäftigt.

Komplexe posttraumatische Belastungsstörung

Die k-PTBS ist eine Art Unterform der PTBS. Während eine PTBS aufgrund eines einmaligen traumatischen Ereignisses entstehen kann, entwickelt sich die k-PTBS aufgrund von frühen und anhaltenden Traumatisierungen. Die Symptome der k-PTBS beinhalten die der PTBS und gehen zusätzlich noch darüber hinaus. Betroffene leiden oft unter stark schwankenden und nur schwer kontrollierbaren Emotionen sowie einer abwertenden Sicht auf sich selbst. Zudem fällt es ihnen häufig schwer, wohltuende zwischenmenschliche Beziehungen einzugehen und aufrechtzuerhalten.

Zusammengefasst kann man also sagen, dass die Symptome der k-PTBS vielschichtiger sind und tiefer auf die Persönlichkeit eines Menschen einwirken als bei einer PTBS.

Dissoziative Störungen

Unser Körper ist intelligenter, als uns oftmals bewusst ist. Er steuert (wie wir später noch genauer sehen werden) viele Prozesse ganz selbstständig, immer mit dem Ziel, uns so sicher wie möglich durch unseren Alltag zu navigieren. Schon im Kindesalter mobilisiert er, wenn wir mit Belastungen konfrontiert sind, Kräfte, um den Stress bewältigen zu können. Ist dieser allerdings zu hoch, um bewältigt werden zu können, wählt der Organismus eine andere Strategie: Während der Körper in der Situation gefangen ist, verlässt jener Anteil des Menschen, der »gehen« kann, die Situation - das Bewusstsein. Es schaltet sich quasi ab, um der Situation zu entfliehen. Diese Fähigkeit nennt man Dissoziation.

Betroffene berichten im Nachhinein beispielsweise, dass sie in Momenten von Dissoziation den Eindruck haben, als ob sie Watte im Kopf hätten, und sich ihr Körper, falls sie ihn wahrnehmen, sehr fremdartig anfühlt.

Was während traumatischer Erfahrungen das sonst Unaushaltbare erträglicher machen soll, wird oft zur großen Belastung. Denn das, was in der überwältigenden Situation nicht verarbeitet werden kann, wird später zum Trigger. Wie oben beschrieben, führen diese zu Flashbacks und eben oftmals zu dissoziativen Zuständen. Das heißt, dass auch in sicheren Situationen die alte Strategie der Dissoziation anspringen kann, wenn der Körper Gefahr wittert. Der Mensch hat dann seine heutigen Fähigkeiten zur Bewältigung nicht zur Verfügung.

Dissoziative Identitätsstörung

Als dissoziative Identitätsstörung wird die extremste Form der dissoziativen Störungen bezeichnet. Sie liegt vor, wenn eine Person verschiedene, wechselnde, relativ autonome Persönlichkeitsanteile ausbildet. Zu unterschiedlichen Zeitpunkten übernehmen diese die Kontrolle über den Körper, das Handeln und das Denken der Person. Laut der Trauma-Expertin Michaela Huber kann sich eine dissoziative Identitätsstörung nur in frühester Kindheit bilden, solange die Persönlichkeit eines Menschen noch nicht voll entwickelt ist. Die dissoziative Identitätsstörung ist eine Bewältigungsstrategie, um ansonsten unaushaltbare Gewalt zu ertragen (die Last wird quasi auf mehrere Schultern verteilt). Teile des Schreckens der Traumatisierung werden somit abgespalten, während sich das Kind teilweise nach außen hin relativ unauffällig entwickeln kann.

Wie Trauma vielleicht in deinem Leben wirkt

Wie wir eben gesehen haben, können die Spuren, die Traumata hinterlassen, sehr unterschiedlich sein. Gleichzeitig haben Traumafolgestörungen einen gemeinsamen Nenner: Dadurch, dass es sich im Alltag von Betroffenen immer wieder so anfühlt, als wäre die traumatische Erfahrung recht nah, ist die Alarmbereitschaft dauerhaft erhöht.

Somit können Traumata Auswirkungen auf unterschiedliche Bereiche des Menschen haben. Diese schauen wir uns der Reihe nach an:

- Veränderungen im Nervensystem
- Konsequenzen für den Körper
- Auswirkungen auf das Gehirn

Das Nervensystem und mögliche Veränderungen durch Traumata

Das Nervensystem ist ein wichtiger Teil unseres Organismus. Es besteht aus vernetzten Nervenzellen, die der Wahrnehmung und Verarbeitung von Reizen dienen und unsere Reaktionen steuern. Dabei kann es sich sowohl um Reize aus der Umwelt als auch um innere Reize handeln. Das Nervensystem sorgt für das reibungslose Zusammenspiel von Organen, Hormonen, Muskeln, Atmung und Blutkreislauf und ist an der Steuerung und Koordinierung sämtlicher Abläufe in unserem Körper beteiligt. Ziel ist dabei, uns möglichst lang und unbeschadet durch unser Leben zu führen. Dazu verfügt das Nervensystem über beeindruckende Anpassungsfähigkeiten, um uns je nach Situation bestmöglich zu unterstützen. So sorgt dein Nervensystem beispielsweise jetzt gerade dafür, dass deine Pupillen eher weiter oder enger gestellt sind. Je nachdem, wie die Lichtverhältnisse gerade bei dir sind, unterstützt es dich so je nach Lichteinfall beim Lesen dieses Buches.

Das Nervensystem ist in unterschiedliche Bereiche gegliedert. Für unser Thema steht das autonome Nervensystem (ANS) im Vordergrund, sodass ich im Folgenden genauer darauf eingehe.

Das autonome Nervensystem

Bei der Verarbeitung von Stress und Trauma spielt das autonome Nervensystem eine zentrale Rolle. Es reguliert lebenswichtige Funktionen wie Herzschlag, Atmung, Verdauung, Stoffwechsel und Blutkreislauf. Es funktioniert hierbei selbstständig und in der Regel unbewusst.

Das autonome Nervensystem ist wiederum gegliedert in das sympathische und das parasympathische Nervensystem. Diese haben jeweils unterschiedliche Aufgaben und sind immer aktiv, doch in unterschiedlicher Gewichtung. Du kannst dir die beiden wie zwei Menschen in einer gleichberechtigten Beziehung vorstellen: Mal hat die eine Person mehr das Sagen, mal die andere eine bessere Idee. Doch in der Summe sind beide gleich beteiligt an der Beziehung. Genauso sollte es auch zwischen dem Sympathikus und dem Parasympathikus sein – zeitweise unterschiedlich aktiv und mit unterschiedlichen Aufgaben beschäftigt, doch insgesamt ausgewogen.

Die Funktionen des Sympathikus

Der Sympathikus ist der leistungssteigernde Aspekt des autonomen Nervensystems. Er ist immer dann besonders aktiv, wenn wir mit Herausforderungen oder gar bedrohlichen Situationen konfrontiert sind. Um uns bei deren Bewältigung zu unterstützen, mobilisiert er Kräfte und steigert die Aktivität in bestimmten Organen und Muskelgruppen. All das kostet zwar Energie, doch hilft es uns, um kurzzeitig schneller reagieren zu können, leistungsfähiger zu sein und im Extremfall kämpfen oder fliehen zu können.

Um das zu ermöglichen, produziert der Körper die Stresshormone Adrenalin, Noradrenalin und Cortisol. Unter deren Einfluss ist der Mensch oft zu erstaunlichen Leistungen in der Lage. So kann beispielsweise die Leistung eines Sportlers bei einem Wettkampf deutlich höher ausfallen als in den Trainingsphasen. Oder es kann sein, dass eine Selbstständige, die eine wichtige Deadline einhalten möchte, in der Lage ist, hoch konzentriert die Nacht durchzuarbeiten.

Eine hohe Aktivität im Sympathikus soll uns also helfen, mit den momentanen Herausforderungen umgehen zu können. Anhaltender hoher Stress strapaziert jedoch diese Fähigkeit. Es kann zu Überforderung, Gefühlen der Hilflosigkeit und höherer Anfälligkeit für Krankheiten kommen.

Die Funktionen des Parasympathikus

Der Parasympathikus ist der Entspannungsaspekt des autonomen Nervensystems. Mit ihm erholen wir uns, verdauen nicht nur Nahrung, sondern gewissermaßen auch die Eindrücke des Tages, und bauen körpereigene Reserven auf. Liegt man beispielsweise nach dem Essen entspannt auf dem Sofa, nutzt dieser Teil des Nervensystems die Ruhepause und kurbelt den Stoffwechsel und die Verdauung an. Manchmal zeigt sich die Aktivität des Parasympathikus dann durch ein Gluckern im Bauch oder vermehrtes Gähnen.

Das autonome Nervensystem bei Stress und Trauma

Der natürliche Wechsel zwischen Sympathikus und Parasympathikus ist für unser Wohlbefinden sehr wichtig. Anhaltender Stress und erlebte Traumata können diese Kompetenz behindern. Denn dadurch sind Sympathikus und Parasympathikus nicht mehr ausgewogen, sondern der Sympathikus ist in aller Regel deutlich aktiver. Die gerade geschilderte Situation auf dem Sofa kann sich dann für Betroffene möglicherweise nicht erholsam anfühlen. Der Mensch kann sich zwar hinlegen, doch die Gedanken rasen, und die innere Unruhe und hohe sympathische Aktivität sind unverändert da. Die hier vom Sympathikus freigesetzte Energie und erhöhte Alarmbereitschaft soll zwar unserem Schutz dienen, doch ist sie in der objektiv sicheren Situation auf dem Sofa nicht hilfreich, sondern behindert die Fähigkeit, sich zu erholen. Denn durch einen hoch aktiven Sympathikus sind wir wach und aktiviert genug, um im Extremfall kämpfen oder fliehen zu können.

Ist jedoch in gefahrvollen Situationen beides - Kampf oder Flucht - nicht möglich, bleiben dem Mensch noch Erstarrung und Unterwerfung als weitere Bewältigungsstrategien. Auf diese möchte ich kurz eingehen und habe sie für einen kleinen Überblick im Kasten auf der rechten Seite zusammengefasst.

Flexibilität ist das Ziel

Auch wenn es manchmal so wirkt: Das Ziel besteht nicht darin, ein entspanntes Nervensystem zu haben, sondern ein flexibles. Ein Nervensystem also, mit dem wir genauso in die Aktivität gehen können wie in die Erholung. Mit entsprechenden Tools, wie etwa jenen in diesem Buch, ausreichend Zeit und therapeutischer Unterstützung bei Bedarf kann diese Flexibilität (wieder) erlernt werden.

Mögliche Reaktionen beim Umgang mit traumatischen Ereignissen

Wenn wir in einer Situation sind, die unser Organismus als bedrohlich einschätzt, haben wir auf der Ebene unseres Nervensystems also unterschiedliche Möglichkeiten, um mit der Gefahr umzugehen. Mir ist an dieser Stelle wichtig zu betonen, dass wir uns hierbei nicht bewusst zwischen Kämpfen, Fliehen und Erstarren entscheiden. Vielmehr wählt unser Nervensystem automatisch die am Erfolg versprechendste Strategie.

- Kämpfen, wenn man gute Chancen hat zu siegen.
  - › Diese Reaktion wird über den Sympathikus gesteuert.
- Fliehen, wenn man gute Chancen hat, davonzukommen.
  - › Diese Reaktion wird auch über den Sympathikus gesteuert.
- Erstarren, wenn weder Kampf noch Flucht zur Sicherheit führen und das Totstellen als beste Strategie wahrgenommen wird.
  - › Diese Reaktion wird vom dorsalen Vagus, einem Teil des Parasympathikus, gesteuert, während der Sympathikus weiter aktiv ist.
- Sich unterwerfen, wenn kämpfen, fliehen und erstarren (langfristig) keine Lösung sind.

  Der Psychotherapeut Pete Walker[4] beschreibt diese Bewältigungsstrategie zusätzlich zu den ersten drei (im Englischen *fight, flight, freeze)* und nennt sie *fawn*-Reaktion. Das Verb *fawn* bedeutet »jemandem schmeicheln« oder »sich unterwerfen«. Walker beschreibt damit eine Unterwerfungsgeste, bei der Menschen versuchen, Sicherheit herzustellen, indem sie sich an die Bedürfnisse und Anforderungen anderer Menschen anpassen und so nett wie möglich sind, damit niemand ihnen etwas antut. Dies betrifft besonders Kinder, die zu Hause Traumata erleben. Denn da sie von ihren Eltern abhängig sind, also schlecht kämpfen oder fliehen können, ist diese Strategie oftmals eine sehr naheliegende.
  - › Diese Reaktion ist auf der Ebene des Nervensystems etwas komplexer. Auf der einen Seite benötigt sie den ventralen Vagus (über den du gleich mehr lesen wirst), um andere Menschen, und die Gefahr, die möglicherweise von ihnen ausgeht, schnell zu erkennen und sich entsprechend anzupassen. Gleichzeitig ist es notwendig, sich selbst und die eigenen Bedürfnisse immer weniger zu spüren (was über den dorsalen Vagus – über den du auch gleich mehr erfahren wirst – gesteuert wird).

  (Wenn dieser Aspekt für dich neu ist und du mehr darüber wissen möchtest, kann ich dir dafür zum Einstieg den Blogeintrag der Traumatherapeutin Dami Charf[5] empfehlen.)

Die Polyvagal-Theorie

Dem Neurowissenschaftler Stephen Porges[6] ist es gelungen zu zeigen, dass das autonome Nervensystem nicht nur aus den beiden bekannten Systemen - dem Sympathikus und dem Parasympathikus - besteht, sondern sich vielmehr dreier Schaltkreise bedient.

Nach ihm spielt hierbei der Vagusnerv, der wiederum Teil des Parasympathikus ist, eine zentrale Rolle. Dieser besteht aus einem älteren, hinteren Nervenstrang (dorsaler Vagus) und einem jüngeren, vorderen Nervenstrang (ventraler Vagus). Beide verästeln sich weiter und wandern (also »vagabundieren«) durch weite Bereiche des Körpers. Da den unterschiedlichen Bereichen und Funktionen des Vagusnervs bei Porges eine große Bedeutung beigemessen wird, lässt sich so der Begriff polyvagal aus poly = »viel« und vagal = »den Vagusnerv betreffend« herleiten.

Warum diese Theorie für das Verständnis von Trauma wichtig ist

Ob wir uns in einer Situation sicher oder bedroht fühlen, hat einen starken Einfluss auf unser Wohlbefinden. Die Einschätzung der Lage kann unser Verstand übernehmen, aber das unmittelbar erlebte Gefühl von Sicherheit oder Gefahr entsteht in unserem Körper. Vielleicht kennst du das, dass du dich in einer Situation sofort sehr wohl oder aber eher unwohl fühlst, noch bevor du den Grund mit Worten benennen könntest? Laut Stephen Porges ist dafür die sogenannte Neurozeption verantwortlich. Damit ist gemeint, dass das autonome Nervensystem - und hier vor allem der Vagusnerv - die Fähigkeit hat, Gefahr direkt zu erspüren. Dafür erhält der Vagusnerv Signale aus dem Körper und über die Sinne, die er blitzschnell in die Kategorien sicher, gefährlich oder bedrohlich einteilt und entsprechende Reaktionen im Körper auslöst.

Der ventrale Vagus

Die Aktivität des ventralen Vagus ist Voraussetzung für die Kommunikation mit anderen. Mit ihm können wir sehr schnell den Gesichtsausdruck unseres Gegenübers lesen. Wir erkennen damit an der Stimmlage, ob uns jemand wohlgesonnen ist oder nicht, und können über die Kommunikation unsere Zugehörigkeit, Verbundenheit und Sicherheit fördern. Und wenn wir uns sicher genug fühlen, suchen wir die Nähe zu anderen.

Der dorsale Vagus

Wie aktiv der dorsale Vagus ist, hängt davon ab, ob unser Organismus die Situation als sicher oder gefährlich einschätzt. Wenn wir uns sicher fühlen, ermöglicht der dorsale Vagus tiefe Entspannung und Regeneration. In gefährlichen Situationen bringt er uns in die Erstarrung und den Shutdown. Diese Strategie, die letztendlich unser Überleben sichern soll, lässt sich gut in der Tierwelt beobachten: Zum Beispiel kam mein Kater neulich mit einem völlig leblos wirkenden Frosch im Maul vorbei. Doch kaum war der Frosch befreit, gelang es ihm, sich aus seiner Starre zu lösen, schnell davonzuspringen und sich in Sicherheit zu bringen. Während der Frosch jedoch vom Kater gefangen war, wusste er instinktiv, dass die Wahrscheinlichkeit zu überleben am höchsten sein würde, wenn er so regungslos wie nur möglich blieb.

Die drei Systeme als Stufenleiter

Stephen Porges erklärt, dass diese drei Systeme - ventraler Vagus, Sympathikus und dorsaler Vagus - wie auf einer Leiter hierarchisch angeordnet sind. Demnach versuchen wir in herausfordernden Situationen, in denen wir uns noch verhältnismäßig sicher fühlen, in aller Regel zunächst über die Kommunikation und soziale Unterstützung das Problem zu lösen. Wir gehen also den Weg des ventralen Vagus (auch *Social Engagement System* genannt). Erst wenn das nicht gelingt beziehungsweise direkt die Einschätzung erfolgt, dass Worte zwecklos sind und eine Bedrohung herrscht, schalten wir in den Kampf- oder Fluchtmodus. Der Sympathikus übernimmt hier die Führung. Wenn auch das nicht zum Ziel führt, übernimmt der dorsale Vagus und versucht, über die Erstarrung Kräfte zu schonen und das Überleben zu sichern.

Das Ganze lässt sich auch evolutionär erklären: Da der ventrale Vagus am jüngsten ist, ist er auch am wenigsten robust. Unter hohem Stress schaltet sich diese Kompetenz somit als Erstes ab. Der dorsale Vagus, der in unserer Entwicklung am ältesten ist, bleibt uns entsprechend als Überlebensstrategie am längsten erhalten.

Was du vielleicht erlebst

Die Auswirkungen von anhaltendem Stress und Traumata auf das autonome Nervensystem können zwar unterschiedlich sein, doch gibt es gewisse Tendenzen.

Die meisten Betroffenen leiden unter einem daueraktiven Sympathikus. Dadurch, dass er versucht, den Menschen durch eine Art Habtachtstellung dauerhaft zu schützen, ist er oft aktiver, als es in vielen Situationen nötig wäre. Der Ratschlag »Entspann dich doch mal so richtig« ist dann zwar gut gemeint, aber kann nicht umgesetzt werden. Diese Erfahrung kann natürlich sehr frustrierend sein. Besonders wenn man vielleicht extra einen Kurs zu Entspannungstechniken besucht oder während eines Klinikaufenthaltes beispielsweise autogenes Training oder progressive Muskelentspannung angeboten bekommt. Die anderen Teilnehmenden berichten nach den Stunden möglicherweise von tiefen Entspannungszuständen, während man selbst hoch alarmiert auf der eigenen Matte lag.

Vielleicht geht es dir auch so, dass du schwer abschalten kannst und Dinge, die andere als entspannend erleben, für dich nicht wohltuend sind. Falls dem so ist, ist Folgendes gut zu wissen: Dies ist die gesunde Reaktion deines Nervensystems auf frühere ungesunde Erfahrungen. Sobald das Nervensystem gelernt hat, dass es heute sicher ist, kann es viel leichter in die Entspannung (zurück-)finden.

Ein aus meiner Erfahrung kleinerer Anteil der Betroffenen reagiert auf herausfordernde Situationen nicht mit einer sympathisch hohen Aktivität, sondern geht direkt in den Shutdown. Auch hier gilt: Basierend auf eigenen Erfahrung wählt das Nervensystem die am sichersten scheinende Option. Zudem ist es nicht ungewöhnlich, zwischen diesen beiden Extremen - einer hohen sympathischen Aktivierung und dem vom dorsalen Vagus ausgehenden Shutdown - hin- und herzuwechseln.

In beiden Extremen ist die Fähigkeit, sich über die Nähe zu liebevollen Menschen zu regulieren und sicher zu fühlen, begrenzt. So erzählen mir die meisten meiner Klient*innen, dass sie im Alltag oft vergessen, dass sie Freund*innen und Bezugspersonen haben, die sie um Unterstützung bitten können. Geht es dir auch so? In herausfordernden Zeiten kann es oft sein, dass man das vergisst und meint, man müsse alles alleine schaffen. Und gleichzeitig kann es so hilfreich sein, sich zu erinnern, dass man nicht alleine ist, sich Unterstützung holen und soziale Kontakte pflegen beziehungsweise aufbauen kann.

Was du jetzt für dein Nervensystem und dein Gefühl von Sicherheit tun kannst

Von einem alarmierten Nervensystem zu erwarten, direkt in die Entspannung zu finden, ist absolut utopisch. Viel realistischer (und oft schon herausfordernd genug) ist es, sich darin zu üben, das Hier und Jetzt als das zu erleben, was es in den allermeisten Fällen heute ist: sicher genug. Denn wenn wir uns sicher genug fühlen, reguliert sich unser Nervensystem von ganz alleine. Dafür eignen sich einfache Übungen, die den Körper und/oder unsere Umgebung mit einbeziehen. Folgendes kannst du tun:

Eine für dich stimmige Haltung finden: Komme, falls du nicht ohnehin schon sitzt, in eine sitzende Position. Nimm den Kontakt deiner Füße zum Boden wahr. Wenn du möchtest, bewege die Füße ein bisschen und schiebe die Fußsohlen mit unterschiedlicher Kraft in den Boden. Mache dies so lange, bis du den Kontakt zum Boden über deine Fußsohlen deutlich wahrnehmen kannst.

Als Nächstes bewege deinen Oberkörper so, wie es für dich stimmig ist. Du kannst den Oberkörper ganz sanft kreisen lassen oder findest eher kraftvolle Bewegungen; vielleicht sind diese eher schnell oder langsam. Probiere, wenn du magst, unterschiedliche Bewegungsformen aus. Wenn du nach einer Weile zur Ruhe kommst, wähle eine Position, die für dich jetzt passend ist. Vielleicht sitzt du ganz aufrecht oder du lässt dich eher locker in deine Rückenlehne sinken.

Lass dann deinen Blick recht neugierig und offen schweifen. Sobald du dich über deinen Blick im Raum orientiert hast, finde einen Stelle, wo du gerne hinschaust. Das kann ein Gegenstand sein, der eine Farbe hat, die du gerne magst oder mit einer Erinnerung verbunden ist, die dir guttut. Vielleicht ist es auch der Blick auf eine Pflanze im Raum oder in die Natur vor deinem Fenster. Lass deinen Blick dort für ein paar Momente ruhen.

Wenn es dir möglich ist, nimm dich selbst in diesem Moment wahr. Wie geht es dir, wenn du in einer für dich stimmigen Haltung sitzt und deinen Blick an einem angenehmen Ort ruhen lässt? Vielleicht zeigt sich eine tiefe Ausatmung, vielleicht lockern sich deine Schultern, vielleicht erlebst du etwas ganz anderes oder auch nichts in diesem Moment. All das ist okay.

Was du heute (oder morgen) für dein Nervensystem und dein Gefühl von Sicherheit tun kannst

Menschen, die Traumata durch die Einwirkung anderer erlebt haben, neigen oft dazu, sich generell von Menschen zu distanzieren. Auch wenn das sehr nachvollziehbar ist und viel Stärke darin steckt, vieles auch alleine hinzubekommen, so sind wir doch soziale Wesen. Als Menschen sind wir in Gemeinschaft stärker: Wir leben länger und mit weniger Stress, wenn wir sozial eingebunden sind und uns zugehörig fühlen. Ganz nebenbei stärken wir dabei auch den ventralen Vagus.

Soziale Kontakte pflegen beziehungsweise aufbauen:

Es ist eine gute Idee, dich immer wieder einmal zu fragen, wie es eigentlich um deine sozialen Kontakte steht. Wenn du dich ausreichend mit anderen verbunden fühlst, dann kannst du die nächsten Zeilen auch überspringen. Aber selbst dann kann es hilfreich sein, deine Kontakte etwas bewusster und aktiver zu pflegen. Das kann beispielsweise bedeuten, einen Freund anzurufen, anstatt nur Nachrichten via Messenger auszutauschen, oder mit einer Freundin spazieren zu gehen, anstatt zu telefonieren.

Wenn du im Moment eher wenige soziale Kontakte hast, dann fange am besten klein an. Vielleicht wechselst du ein paar Worte mit einer Nachbarin oder einem Verkäufer im Supermarkt. Vielleicht informierst du dich über ein Produkt nicht anonym im Internet, sondern gehst in einen Laden und fragst dort jemanden. Sei möglichst ehrlich mit dir selbst hinsichtlich deiner aktuellen Situation, sodass du Schritte unternehmen kannst, die dein Nervensystem nicht überfordern, sondern dich unterstützen.

Kritik an der Polyvagal-Theorie

In den letzten Jahren wurden immer wieder Stimmen von Neurowissenschaftler*innen laut, die die Polyvagal-Theorie kritisierten oder gar (in Teilen) widerlegten. Wie in anderen Wissenschaften auch, braucht es Zeit und ist eine umfangreiche Forschung nötig, um hier die Zusammenhänge umfassend zu verstehen und daraus immer wirksamere Therapien abzuleiten. Mir, meinen Klient*innen und sehr vielen Kolleg*innen hat die Polyvagal-Theorie ein größeres Verständnis und praktische Tools an die Hand gegeben. Diese möchte ich daher sehr gerne in diesem Buch teilen, auch wenn »das letzte Wort« zur Polyvagal-Theorie noch nicht gesprochen ist.

Konsequenzen für den Körper und der Umgang mit bestimmten Symptomen

Unsere körperliche Stressreaktion entwickelte sich vor Tausenden von Jahren, als Menschen noch in Höhlen lebten und die Gefahren für sie hauptsächlich von wilden Tieren ausgingen. Obwohl sich unsere Lebensbedingungen inzwischen sehr verändert haben, ist unsere Stressreaktion doch noch immer die gleiche geblieben. Und auch wenn sie im heutigen Alltag nicht immer hilfreich ist, bin ich doch beeindruckt davon, wie genau und facettenreich sie ist und damit zu unserer Arterhaltung beigetragen hat.

Unter hohem Stress weiten sich die Bronchien, und die Atmung wird schneller und flacher, um den Körper stärker mit Sauerstoff zu versorgen. Die großen Muskelgruppen, die für das Kämpfen und Fliehen notwendig sind, werden besser durchblutet. Gleichzeitig wird die Haut nicht mehr so stark mit Blut versorgt. Dieser evolutionäre Special Effect sorgt dafür, dass man im Falle einer körperlichen Verwundung nicht so viel Blut verliert. Ähnlich ist es auch mit dem Schweiß: Schwitzen hat zum einen die Funktion, unseren Körper zu kühlen, und auf der anderen Seite ist die schwitzige Haut auch rutschig, sodass wir nicht so leicht festgehalten werden können.

Wann immer bestimmte körperliche Funktionen auf einer Seite zunehmen, nehmen andere dafür ab. So entledigt sich der Körper bei großem Stress, wenn möglich, von allem, was er zum Kämpfen oder Fliehen nicht braucht, und fährt auch die Verdauung herunter. Da in der Stresssituation auch keine weitere Nahrung aufgenommen werden soll, wird weniger Speichel produziert, und man bekommt einen trockenen Mund. Das Hungergefühl lässt ebenso nach wie das Schmerzempfinden (zumindest zeitweise), und an Schlaf und Sexualität ist nicht zu denken.

Menschen, die chronisch unter hohem Stress oder einer Traumafolgestörung leiden, erleben körperlich oft eine ganze Reihe an Symptomen. Hier möchte ich auf die Symptome, die wir mit Yoga direkt positiv beeinflussen können, kurz eingehen. Auch wenn die Liste der Symptome damit nicht vollständig ist, kann es doch Hoffnung geben zu sehen, auf wie vielen Ebenen Yoga wirkt.

Hoher oder schwer steuerbarer Muskeltonus

Die Muskulatur ist oft in einer hohen Anspannung. Betroffene berichten von muskulären Verspannungen und Muskelschmerzen. Unter hoher Stressbelastung ist es fast unmöglich, zwischen Anspannung und Entspannung in der Muskulatur zu variieren, geschweige denn, Momente der Entspannung beizubehalten. Auch Faser-Muskel-Schmerz, die sogenannte Fibromyalgie, ist keine Seltenheit.

Was du während des Lesens tun kannst, wenn du möchtest

Suche dir eine Körperstelle, wo es jetzt für dich okay ist, deine Aufmerksamkeit hinzulenken. Generell eignet sich für diese Übung gut der Schulter-Nacken-Bereich, doch du kannst auch eine andere Region wählen.

1. Nimm wahr, wie viel Spannung in diesem Bereich sitzt. Um das überhaupt spüren zu können, kann es hilfreich sein, die Gegend leicht zu bewegen, beispielsweise durch Schulterkreisen.
2. Bewerte die Anspannung auf einer Skala von 0 (gar keine) bis 10 (maximal).
3. Bewege den Bereich weiter und variiere mit der Kraft, die du dabei aufbringst. Das Ziel ist nicht, direkt in die Entspannung zu finden, da dies vielleicht nicht realistisch ist. Schau lieber, ob du beim Level der Anspannung ein bisschen variieren kannst. Was könntest du tun, um ein bisschen mehr Anspannung zu erleben? Und was, um einen Skalenwert mehr in Richtung Entspannung zu finden?
4. Wenn du auf der Skala einen Wert nach unten gerutscht bist, oder wann immer du möchtest, beende die Übung und lies weiter.

Flache, schnelle Atmung

Wie oben beschrieben, ist die Atmung oft dauerhaft schnell und flach. Da liegt es nahe, Atemübungen zu empfehlen, die eine Tiefe und Ruhe in den Atemzügen unterstützen. Doch gerade bei Menschen, die traumatische Erfahrungen machen mussten, gibt es meiner Erfahrung nach bei Atemübungen große Unterschiede im eigenen Erleben:

Manche Menschen erleben Atemübungen als ein sehr hilfreiches Werkzeug, um sich selbst ein Stück weit zu beruhigen. Doch nicht wenige Klient*innen haben mir auch erzählt, dass die Konzentration auf die Atmung für sie sehr belastend ist und massiven Stress erzeugt. Denn unsere Atmung ist nicht automatisch ein neutraler Ort. Wenn die Atmung (oder eine gewisse Art der Atmung) an traumatische Erfahrungen gekoppelt ist, kann sie Erinnerungsfragmente des Traumas hervorholen. Zudem kann die alleinige Konzentration auf die Atmung als zu nah an sich selbst und der eigenen Verletzbarkeit erlebt werden.

Aufgrund der Erkenntnisse, dass Atemübungen sehr hilfreich sein können, wir uns ihnen aber besonders im Traumakontext auf eine sehr sensible Art und Weise nähern sollten, habe ich ein ganzes Kapitel der Annäherung an Atemübungen gewidmet. Dieses findest du ab Seite 129. Für den jetzigen Moment möchte ich dir eine kleine Atemübung anbieten:

Was du während des Lesens tun kannst, wenn du möchtest

Wenn es für dich prinzipiell in Ordnung ist, dich auf deine Atmung zu konzentrieren, kannst du Folgendes ausprobieren:

Blicke dich zunächst im Raum um und finde eine Stelle, wo du gerne hinschaust. Dann beginne, deine Aufmerksamkeit auf deine Atmung zu lenken. Wenn du möchtest, kannst du sie dir wie eine gute Freundin vorstellen, die dich begleitet. Wie fühlt sich deine Atmung an? Ist sie eher flach oder tief? Eher unruhig oder gleichmäßig? Beobachte deine Atmung mit einem gewissen neugierigen und freundlichen inneren Blick.

Wenn du das einige Atemzüge lang gemacht hast, nimm auch wahr, wie es dir mit der Atembeobachtung geht. Sollte sie Stress erzeugen, lenke deine Aufmerksamkeit wieder nach außen und nimm den Ort, an den du gerne schaust, wieder wahr. Sobald du dich wieder ruhiger fühlst, bringe die Aufmerksamkeit wieder zu deiner Atmung. Sollte sich die Konzentration auf die Atmung für dich passend oder gar angenehm anfühlen, verweile gerne. Verändert sich deine Atmung über die Zeit der Beobachtung? Es kann sein, dass deine Atmung von sich aus ruhiger und gleichmäßiger wird. Vielleicht verändert sie sich auch nicht. Auch das ist okay.

Beende die Atembeobachtung, wann immer du magst.

Zu viel oder zu wenig spüren

Wenn der Körper dauerhaft in Anspannung ist, kann es sein, dass er jede Menge Warnsignale sendet und man regelrecht damit geflutet wird. Wenn man dann beginnt, auf seinen Körper zu hören, strömen viele Informationen auf einen ein, beispielsweise darüber, wo gerade unangenehme Empfindungen oder gar Schmerzen sind. Doch auch das Gegenteil kann der Fall sein: dass man kaum etwas im Körper spürt. Zu viel oder zu wenig spüren - beides hat zur Folge, dass es wirklich schwer ist, auf das eigene Bauchgefühl und die Intuition zu hören. Viele der Übungen in diesem Buch sollen dich dabei unterstützen, Nuancen in den Körperempfindungen zu entdecken. Eine kleine erste Übung findest du im Kasten in der linken Spalte.

Was du während des Lesens tun kannst, wenn du möchtest

Um das Erleben des jetzigen Moments zu schulen, fange mit kleinen Spürübungen an. Du kannst beispielsweise mit einer Hand über unterschiedliche Oberflächen streichen: über dieses Buch, das du gerade liest, die Sitzfläche, auf der du sitzt, oder die Haut der anderen Hand. Nimm wahr, wie sich die unterschiedlichen Oberflächen anfühlen.

Die Hände zu nutzen, um mit Spürübungen zu beginnen, kann mehrere Vorteile haben: Zum einen können wir mit unseren Händen unsere Umwelt in aller Regel sensibler spüren als mit vielen anderen Körperbereichen. Zudem hilft das Erspüren von Gegenständen, den Kontakt nach außen hin zu stärken und Halt zu finden.

Chronische Erschöpfung

Durch den erlebten Dauerstress ist der Körper so aktiv, dass es parallel in aller Regel auch zu starker Erschöpfung kommt. Auch die Wahrscheinlichkeit, ein chronisches Erschöpfungssyndrom zu entwickeln, ist bei Menschen, die ein Trauma erlebt haben, erhöht.

Was du beim Yoga beachten solltest

Beim Yoga sollte man sich nicht überfordern. Das gilt ganz generell, doch insbesondere für Menschen mit einem chronischen Erschöpfungssyndrom. Denn besonders hier birgt eine körperliche Überforderung das Risiko, dass man eine lange Erholungsphase braucht und sich der Spielraum der körperlichen Möglichkeiten weiter verkleinert. Nimm dir also beim Üben genug Zeit für Pausen und zum Nachspüren, sodass du immer wieder frei entscheidest, wann es passend ist, mit dem Üben aufzuhören.

Auswirkungen auf das Gehirn – warum die Zeit nicht alle Wunden heilt

Bevor wir uns die Funktionsweise des Gehirns etwas näher anschauen und ich auf den Einfluss traumatischer Ereignisse in diesem Zusammenhang eingehe, möchte ich dir hier zunächst zwei Beispiele vorstellen. Diese zeigen, wie unterschiedlich das Gehirn Sinneseindrücke verarbeitet.

Gleiche Situation, unterschiedliche Wahrnehmung

In einer Sitzung berichtete mir meine Klientin Simone von einem Nachbarn, der ihr nicht ganz geheuer war. Mal war er freundlich, mal wirkte er fast schon aggressiv auf sie. Da Simone ihn nicht gut einschätzen konnte, begann sie, genauer in die Nachbarwohnung zu lauschen. Wurde da gestritten? Lief ein brummendes Küchengerät oder eine Musikanlage, die gleich in ihrer vollen Lautstärke genutzt werden würde? Eines Tages war eine Freundin bei ihr zu Besuch. Nachdem Simone eine Zeit lang wie auf heißen Kohlen saß und den Bass des Nachbarn nicht mehr ignorieren konnte, sagte sie zu ihrer Freundin: »Sag mal, hörst du das nicht auch?« Ihre Freundin verneinte. Sie hatte nichts von den Geräuschen des Nachbarn mitbekommen.

Vermutlich kennst du dieses Phänomen: Man ist mit jemandem in derselben Situation, aber nimmt diese völlig unterschiedlich wahr. Warum das so ist, wird mit einem Blick ins Gehirn klarer.

Alte Situation, lebendig in der Gegenwart

Ich leitete eine Zeit lang einen traumasensiblen Yogakurs in einem schönen Raum an einer dicht befahrenen Straße. Verkehrsgeräusche von außen waren also die Normalität. In einer dieser Stunden fuhr draußen ein Rettungswagen mit lauter Sirene vorbei. Eine der Teilnehmerinnen geriet sofort in einen Flashback: Sie erlebte nicht mehr die Yogastunde, sondern das Sirenengeräusch weckte so starke Erinnerungen an eine bereits lang vergangene traumatische Erfahrung, dass sie zumindest Teile davon ganz real, im Hier und Heute, wieder erlebte. Es brauchte folglich einige Zeit, bis sie wieder gut in der Gegenwart orientiert war.

Unserem Gehirn gelingt es meistens, Situationen chronologisch richtig einzuordnen und verlässlich zwischen Gegenwart und Vergangenheit zu unterscheiden.

Warum diese Fähigkeit aber bei traumatischen Ereignissen oft nicht zur Verfügung steht und sich auch die Vergangenheit so anfühlen kann, als würde sie jetzt gerade stattfinden, erfährst du in diesem Kapitel.

Um zu verstehen, was im Gehirn bei Traumata passiert, ist es hilfreich, generell ein wenig über dieses sehr beeindruckende Organ zu wissen. Obwohl das Gehirn im Vergleich zum Rest des Körpers verhältnismäßig klein ist, verbraucht es einen Großteil unserer Energie. Denn hier arbeiten etwa 100 Milliarden Nervenzellen rund um die Uhr und in den allermeisten Fällen sehr präzise zusammen.

Dabei wird das Gehirn je nach Aufgabe und Lage in unterschiedliche Bereiche eingeteilt. Für unser Verständnis hier reicht es jedoch aus, von einer Einteilung in drei Bereiche auszugehen und uns diese genauer anzuschauen.

Das dreieinige Gehirn: Stammhirn, limbisches System und Großhirn

Die Einteilung des Gehirns in drei Teile ist eine vereinfachte Darstellung. Sie geht auf den US-amerikanischen Hirnforscher Paul McLean zurück. Da sein Modell sehr hilfreich ist, um das Gehirn unter Trauma zu verstehen, wird es hierfür oft genutzt.

Das Stammhirn – Wächter über das Leben

Das Stammhirn, auch »Reptiliengehirn« genannt, ist mit 500 Millionen Jahren der evolutionär älteste Teil unseres Gehirns. Es steuert ganz grundlegende Lebensfunktionen, wie die Atmung und den Herzschlag, sowie den Schlaf-wach-Rhythmus.

Das limbische System – Heimat der Emotionen

Das limbische System entwickelte sich vor rund 200 Millionen Jahren in der Phase der Entwicklung der ersten Säugetiere. Es ist hauptsächlich zuständig für die Steuerung unserer Emotionen, und auch unsere emotionale Erinnerung ist hier verortet.

Ein Teil des limbischen Systems ist die Amygdala. Sie spielt bei der Angstreaktion und Stressregulation eine wichtige Rolle. Wittert die Amygdala Bedrohung, so aktiviert sie sofort den Sympathikus und mit ihm die bereits bekannte Stressreaktion.

Der Hippocampus gehört ebenfalls zum limbischen System und hat mehrere sehr wichtige Funktionen. Zum einen werden in ihm neue Nervenzellen gebildet (die sogenannte Neurogenese), zum anderen kann er eine regulierende Wirkung auf die Amygdala haben und beeinflussen, wann mit der Stressreaktion aufgehört werden kann. Zu guter Letzt ist er unser Hüter von Zeit und Raum. Mit ihm wissen wir, wann und wo gewisse Ereignisse stattgefunden haben.

Das Großhirn – Sitz der Persönlichkeit

Mit einem Alter von circa 100000 Jahren ist das Großhirn der entwicklungsgeschichtlich jüngste Teil des Gehirns. Mit ihm haben wir die Möglichkeit, komplex zu denken, Zusammenhänge herzustellen, die Vergangenheit zu reflektieren und für die Zukunft zu planen. Dieser Teil des Gehirns ist bei der Geburt noch am wenigsten ausgebildet. Was wir lernen und wie wir die Welt sehen, kann somit stark durch unsere Umwelt geprägt werden.

Wenn das Gehirn uns in Sicherheit weiß

Wenn wir in Sicherheit sind, arbeiten die unterschiedlichen Bereiche unseres Gehirns zusammen. Angenommen, du sitzt gerade verhältnismäßig entspannt da und liest dieses Buch. Dann reguliert das Stammhirn deine körperlichen Funktionen, dein limbisches System informiert dich darüber, wie du das, was du liest, findest, und dein Großhirn bringt die vielleicht zum Teil neuen Informationen in Zusammenhang mit dem Wissen, das du bereits hast. Wenn du dich später mit jemandem unterhältst, wirst du erzählen können, dass du heute dieses Buch gelesen hast.

Wenn das Gehirn von Gefahr ausgeht

Die Situation ist eine völlig andere, wenn das Gehirn von einer Bedrohung ausgeht. Denn bei Gefahr ist es wichtig, die Bereiche des Gehirns, die nicht unmittelbar notwendig sind, um das Überleben zu garantieren, quasi abzuschalten und so Energie zu sparen. Wir erinnern uns, dass sich das Großhirn sowohl evolutionär als auch in unserer eigenen Entwicklung als letztes voll ausgebildet hat. Unter hohem Stress wird dieser Teil somit zuerst abgeschaltet, denn das Großhirn ist hier für das direkte Überleben nicht notwendig, ganz im Gegenteil: Wenn eine konkrete Gefahr droht, wäre es alles andere als hilfreich, sich erst einmal hinzusetzen und alles im Detail zu durchdenken.

Vielleicht kennst du dieses Phänomen auch in alltäglichen stressigen Situationen: Vor einer anstehenden Diskussion hat man alle guten Argumente parat und weiß genau, was einem selbst wichtig ist und was man sagen möchte. In der Auseinandersetzung kann es dann schon mal passieren, dass sich die Gemüter so erhitzen, dass die Emotionen überlaufen und man keinen klaren Gedanken mehr fassen kann. Man wirft sich dann vielleicht emotionsgeladene Aussagen an den Kopf, die einem hinterher, bei »klarem Verstand«, leidtun.

Bei traumatischen Ereignissen ist dieser Effekt noch stärker: Hier wird nicht nur das Großhirn abgeschaltet, sondern es werden auch Funktionen des limbischen Systems eingeschränkt. Das hat zur Folge, dass nur das Stammhirn, welches für das Überleben zuständig ist, sich um die Situation kümmern kann. Die möglichen Überlebensstrategien des Stammhirns sind Kämpfen, Fliehen oder Erstarren. Dabei ist das vom Stammhirn gesteuerte Verhalten archaisch und dient nur der Sicherheit im jetzigen Moment. Es berücksichtigt also nicht, wie seine Überlebensstrategie nach außen hin aussieht oder welche möglichen Konsequenzen sie für die Zukunft bedeuten könnte. Entsprechend kommt es nicht selten vor, dass Trauma-Überlebende im Nachhinein ihr Verhalten in der bedrohlichen Situation nicht verstehen oder sich gar dafür schämen. Es ist hier wichtig, sich bewusst zu machen: Unser Körper ist immer auf unserer Seite. Er wählt die Strategie, von der er meint, dass sie uns am ehesten dabei hilft, heil davonzukommen.

Traumatischer Stress bedeutet noch mehr für unser Gehirn: Er führt dazu, dass die Amygdala, also unser inneres Alarmsystem, aktiv wird. Über komplexe chemische Prozesse sorgt sie dafür, dass weiterhin Adrenalin produziert wird, der Sympathikus aktiv ist und die Stressreaktion aufrechterhalten bleibt.

Gleichzeitig ist der Hippocampus, der Hüter von Zeit und Raum, überlastet und kann seiner Arbeit nicht mehr adäquat nachgehen, das heißt, er kann die Geschehnisse nicht mehr in einen chronologischen Zusammenhang setzen. Und wenn traumatische Ereignisse von unserem Gehirn nicht verarbeitet werden können und auch nicht in einen zeitlichen Zusammenhang in unserem Leben gebracht werden können, entstehen quasi zeiten- und heimatlose Erinnerungsfragmente. Wann immer später im Leben ein Trigger auftaucht (wie die Sirene des Krankenwagens in der eingangs beschriebenen Szene), fühlt sich die Situation wieder genauso bedrohlich an wie früher, und die Grenzen zwischen »Das ist heute« und »Das war damals« zerfließen. Zudem verfügt der Hippocampus über Rezeptoren für Cortisol und kann beeinflussen, wann mit der Stressreaktion aufgehört werden kann. Dies kann er nur, wenn er »eingeschaltet« ist. Ist er abgeschaltet oder durch zu viel traumatischen Stress überlastet, kann er nicht mehr beruhigend auf die Amygdala einwirken, und die Stressreaktion hält weiter an. Diese Kombination - aus einer Überaktivität in der Amygdala und der Unteraktivität im Hippocampus - kann sich in vielen alltäglichen Situationen zeigen und sehr belastend sein.

Eine Gehirnregion, über die wir bisher noch nicht gesprochen haben, ist der Thalamus. In jedem Moment sind wir einer Vielzahl von Eindrücken ausgesetzt. In der Regel sind es viel mehr, als wir bewusst verarbeiten können. Unser Thalamus, der auch »Tor zum Bewusstsein« genannt wird, filtert diese Eindrücke vor und entscheidet, was relevant für uns ist und somit weitergeleitet wird, und was nicht. Dabei verhält er sich nicht willkürlich, sondern entsprechend dem, was er gelernt hat.

In der oben geschilderten Situation mit dem für Simone unberechenbaren Nachbarn empfand ihr Thalamus alles, was von dem Nachbarn ausging, als alarmierend und leitete es somit pflichtbewusst direkt in ihr Bewusstsein weiter.

Liegt dem eine traumatische Erfahrung zugrunde, ist dieser Effekt noch stärker: Alles, was auch nur entfernt einem Aspekt des Traumas ähnelt, wird als Meldung von hoher Brisanz vom Thalamus weitergeleitet.

Warum Hoffnung dennoch realistisch ist

Lange wurde davon ausgegangen, dass sich das menschliche Gehirn nur bis zu unseren frühen Zwanzigern entwickelt. Erst in den 1990er-Jahren wurde erforscht, dass menschliches Lernen ein Leben lang möglich ist und sich unser Gehirn auch entsprechend weiterentwi-

Fallbeispiel Susanne

Susanne lebt allein. Sie geht meist erst spät ins Bett, wenn sie wirklich müde ist. Doch an Schlaf ist dann kaum zu denken. Jedes Mal, wenn sie kurz vor dem Einschlafen ist, lässt ihr Alarmsystem sie hochschrecken.

Es schätzt Geräusche aus der Nachbarwohnung oder von der Straße her als bedrohlich ein. Gleichzeitig ist der Hippocampus überlastet. Es braucht somit einige Zeit, bis Susanne die Geräusche zugeordnet und sich selbst vergewissert hat, dass sie heute in Sicherheit ist, und sie von Neuem versuchen kann, in den Schlaf zu finden.

Fallbeispiel Stefan

Stefan sagt von sich selbst, dass er Sport eigentlich als Ausgleich zu seinem Alltag braucht. Dennoch hat er damit aufgehört, da er dabei oft Panikattacken bekam. Er registrierte beim Sport, wie seine Atmung schneller wurde und der Herzschlag sich beschleunigte, und das löste bei ihm die Panik aus.

In unserem Gespräch sagte er, dass er natürlich wisse, dass ein erhöhter Herzschlag beim Sport etwas ganz Natürliches sei. In der Situation selbst fehlt ihm allerdings diese kognitive Einordnung, da die Amygdala Alarm schlägt und der erhöhte Puls Panik auslöst.

Wir können unser ganzes Leben lang lernen. Neugier, Interesse und ein Gefühl von Sicherheit sind die Voraussetzungen dafür.

ckelt, neue synaptische Verbindungen herstellt und neue Nervenzellen produziert. Diese Kompetenz nennt man »Neuroplastizität«. Natürlich können wir damit nicht plötzlich, quasi über Nacht, uns und unsere Umwelt auf völlig andere Weise wahrnehmen. Besonders sehr alte Wahrnehmungs-, Verarbeitungs- und Handlungsmuster sind oft sehr starr. Dennoch gibt die neuere Hirnforschung Grund zur Hoffnung.

Mich persönlich hat bei dieser Erkenntnis eine Frau namens Heather Mason sehr beeindruckt. Sie selbst litt jahrelang unter Depressionen, PTBS und Angststörungen. Mit Anfang zwanzig ging sie für drei Jahre nach Asien in ein Kloster, um zu meditieren und ihren Geist zu schulen. Im Anschluss studierte sie Psychologie und Neurowissenschaften und gründete unter anderem *The Minded Institute*[7] in London, eine Einrichtung, die sich mit körperzentrierten Therapieformen befasst und an der ich 2016 eine Fortbildung in traumasensiblem Yoga absolvierte.

Heathers dreijähriges Meditations-Retreat ist natürlich ein eher extremes Beispiel und für die meisten von uns völlig unrealistisch. Insbesondere bei Traumafolgestörungen kann ein langes, nach innen gekehrtes Sitzen auch große Gefahren bergen, wie wir noch weiter hinten im Buch sehen werden. Und dennoch ist Heathers Erfahrung vielversprechend, denn sie zeigt, zusammen mit neueren Erkenntnissen aus der Hirnforschung, dass Yoga, Achtsamkeitspraktiken und modifizierte Meditationen sich positiv auf unser Gehirn und unsere Fähigkeit zum lebenslangen Lernen auswirken.

Der Einfluss von Yoga und Achtsamkeit auf unser Gehirn

Dass sich traumatische Erfahrungen und anhaltender Stress auf das Gehirn auswirken, wurde inzwischen durch umfangreiche Forschung nachgewiesen. Im Gegensatz dazu steht die Forschung hinsichtlich der positiven Effekte von Yoga und Meditation auf unser Gehirn noch am Anfang. Und dennoch gibt es einige Studien, die sehr vielversprechend sind, da sie in erster Linie Wirksamkeiten auf die eben besprochenen Gehirnregionen nachweisen.

Eine in diesem Zusammenhang viel zitierte Studie[8] wurde von Sarah Lazar und Kolleg*innen 2005 in Boston durchgeführt. Hier sollten die Versuchsteilnehmenden acht Wochen lang täglich meditieren, während sich sonst in ihrem Alltag nichts veränderte. Das heißt, dass die Teilnehmenden immer noch im selben Umfeld und mit den gleichen Alltagsbelastungen lebten. Nach acht Wochen zeigte sich bei den Teilnehmenden eine höhere Gehirnaktivität im präfrontalen Kortex und in der Insula. Das sind Bereiche, die es uns erlauben, uns selbst zu beobachten, ohne uns mit dem, was wir sehen, zu identifizieren. Gedanken, Emotionen und Körperempfindungen können so bewusst werden, ohne dass man von ihnen überrollt wird. Zudem konnte gezeigt werden, dass sich die Aktivität in der Amygdala reduzierte, während sie in Bereichen des Hippocampus zunahm, was für ein Nachlassen des erlebten Stresses spricht. Wie sich solche Veränderungen im Gehirn im Alltag zeigen, konnte in weiteren Studien nachgewiesen werden. So waren Teilnehmende einer anderen Studie zu Meditation[9] beispielsweise hinterher in der Lage, sich besser und länger zu konzentrieren, während sie berichteten, weniger unangenehme Emotionen zu erleben. Dass durch Achtsamkeit der erlebte Stress sinkt, während die Fähigkeit steigt, die eigenen Emo-

Achtsamkeitsübungen können uns dabei helfen, eine Beobachterperspektive einzunehmen. So können uns Gedanken, Emotionen und Körperempfindungen bewusst werden – ohne, dass wir von ihnen überrollt werden.

tionen zu regulieren und die Perspektive zu wechseln, konnte auch andernorts[10] gezeigt werden.

Und auch die Studien, welche die Effekte von Yoga auf unser Gehirn erforschen, liefern ähnliche Ergebnisse. Yoga lässt die Aktivität in der Amygdala sinken[11] und reduziert die Produktion von Cortisol[12] und damit erlebtem Stress. Schon eine einzige Yogastunde fördert die Produktion von GABA[13], einem Botenstoff, der im Gehirn gebildet wird und regulierend auf die Amygdala wirkt. Bei einer Gruppen von Frauen mit komplexer PTBS konnte gezeigt werden, dass Yoga die Aktivität in Bereichen des Gehirns fördert, die für die Fähigkeit zur Selbstwahrnehmung und Eigenregulation zuständig sind.[14]

Auch wenn diese Studien sehr vielversprechend sind, wurden sie meist an Menschen durchgeführt, die nicht explizit unter psychischen Belastungen litten. Damit Yoga und Achtsamkeit auch bei traumatischem Stress auf heilsame Art wirksam sein können, bedarf es Modifikationen, denen wir uns hier im Buch noch zuwenden.

Was du jetzt tun kannst: eine kurze Übung, um den Geist zu fokussieren

Es sind in Ratgebern und im Internet inzwischen unzählige Achtsamkeits- und Meditationsübungen zu finden. Dabei gibt es genau eine Übung, die die beste von allen ist – und zwar die, die wir tatsächlich auch machen. Für die meisten von uns sind dies mit einer hohen Wahrscheinlichkeit die Übungen, die einfach sind, schnell gehen und mit denen wir ortsunabhängig sind. Folgende Übung ist so eine:

Lass deinen Blick an dem Ort, wo du gerade bist, schweifen. Halte dabei deinen Blick so lange an einer Stelle, wie du brauchst, um in Stille zu benennen, was du da siehst, zum Beispiel: »eine Pflanze«, »einen Tisch« und so weiter. Wenn du schnell damit fertig bist und noch weiterüben möchtest, wiederhole die Übung, aber werde dabei genauer in deiner Beschreibung, zum Beispiel: »eine kniehohe Pflanze mit sieben Blättern in einem weißen Topf« und so weiter. Beende die Übung, wann immer du merkst, dass du mehr zur Ruhe kommst oder wann immer du möchtest.

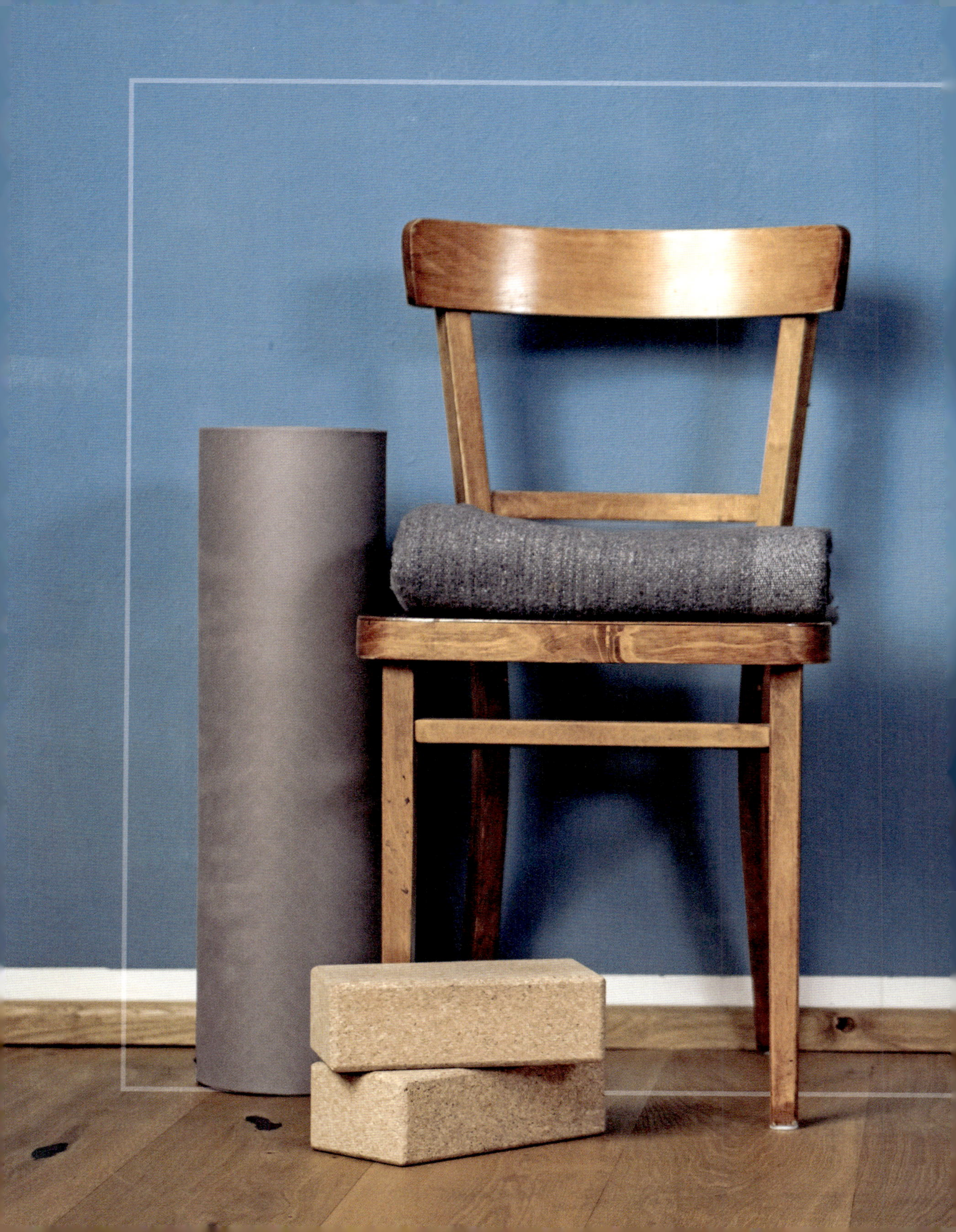

KAPITEL 2

WIE YOGA DICH UNTERSTÜTZEN KANN

Im letzten Kapitel haben wir unter anderem von Stefan gelesen. Obwohl er weiß, dass ein schneller Herzschlag zum Sport dazu gehört und beim Joggen etwas ganz Natürliches und auch Hilfreiches ist, hat ihn die hohe Herzschlagfrequenz doch oft verängstigt. Darauf reagierte sein Körper, und er bekam Panikattacken. Vielleicht kennst du solche oder so ähnliche Situationen auch: Man weiß vom Verstand her, wie die Situation eigentlich einzuschätzen ist, und dennoch fühlt sie sich im Körper anders an.

Was Stefan erlebt und was viele von uns erleben, ist etwas ganz Natürliches. Denn Erfahrungen, insbesondere dann, wenn sie unangenehm oder gar traumatisch waren, erinnern wir nicht nur, sondern sie werden auch in unserem Nervensystem und unserem Körper gespeichert. Unser Geist und unser Körper sind untrennbar miteinander verbunden. Entsprechend lässt sich dieser Effekt in beide Richtungen beobachten:

Eine körperliche Verletzung oder Erkrankung schlägt sich oft auf die eigene Stimmung nieder. Wer beispielsweise eine Grippe hat, fühlt sich oft nicht nur körperlich schwach, sondern auch emotional verwundbarer. Unangenehme Nachrichten treffen uns hier meist härter als in Zeiten, in denen wir gesund und kraftvoll sind. Umgekehrt ist der Effekt derselbe: Psychische Verletzungen hinterlassen, wie wir bereits gesehen haben, ihre Spuren im Körper.

In der Traumatherapie herrscht von daher weitgehend Einigkeit darüber, dass es für die Traumaverarbeitung notwendig ist, Therapiemethoden zu wählen, die nicht nur mit dem Geist arbeiten, sondern den Körper mit einbeziehen. Dabei wird Yoga weniger als eigenständige Therapieform gesehen, sondern als eine Methode, mit der die Traumatherapie unterstützt und ergänzt werden kann. Denn Yoga hat viele positive Effekte, die für die Traumabewältigung hilfreich sind.

Woher Yoga kommt und wofür Yoga gut ist

Wenn wir heute an Yoga denken, so kommen vermutlich den meisten von uns Bilder von Menschen in diversen körperlichen »Verrenkungen« in den Sinn. Was wir da sehen, ist jedoch nur die Spitze des Eisbergs, also nur ein kleiner Ausschnitt einer sehr alten und vielschichtigen Tradition und Lehre. Diese besteht aus dem Zusammenspiel von Körperübungen (sogenannten Asanas), Atemtechniken (Pranayama), Konzentrations- und Meditationsübungen (Dharana und Dhyana) sowie dem Studium der alten indischen Schriften.

Man könnte viele Seiten damit füllen, genau darauf einzugehen, was Yoga in all seinen Facetten bedeutet, wo Yoga genau herkommt und wer Yoga geprägt hat. Es mag dazu viele Meinungen geben, doch für mich gibt es einen Leitgedanken im Yoga, der mich seit vielen Jahren begleitet, mir oft schon Halt und Zuversicht geschenkt hat und den ich gerne mit dir teilen möchte:

Im Yoga wird davon ausgegangen, dass wir alles, was wir für ein Leben in Zufriedenheit und Verbundenheit brauchen, bereits in uns tragen und dass wir so, wie wir sind, bereits vollkommen sind. Außerdem ist ein Grundgedanke des Yoga, dass wir in uns einen unverletzbaren Kern der Ruhe, des Friedens und der Weisheit haben. Dieser ist uns meist jedoch nicht zugänglich, da er überlagert wird durch unsere individuellen Erfahrungen, unsere Konditionierungen und unseren bewegten Alltag. Die unterschiedlichen Formen der Yogapraxis sollen dabei helfen, den Weg zu uns selbst wieder freizuräumen, den Geist mehr in die Ruhe zu bringen, dem uns innewohnenden Frieden immer näher zu kommen und unser Leben so zu leben, wie es uns selbst wirklich entspricht. Man könnte also auch sagen, dass es im Yoga nicht darum geht, Neues zu lernen und sich dabei im Außen zu orientieren, sondern eher darum, sich von nicht (mehr) hilfreichen Mustern und Strukturen zu lösen und sich mehr mit dem eigenen Inneren zu verbinden.

Vielen Menschen gelingt es, dies im Kleinen in ihrem Alltag zu erleben. Wenn man beispielsweise vor einer Entscheidung steht, gehen einem oft viele Gedanken durch den Kopf, und besonders die inneren Stimmen, die genau zu wissen scheinen, was man tun sollte, könnte und müsste, werden laut. Doch wenn man sich ein paar Minuten Zeit nimmt, um sich in Ruhe hinzusetzen und die Natur zu beobachten, gelingt es leichter, sich selbst wahrzunehmen und so eine Entscheidung zu treffen, die einem wirklich entspricht.

Die körperlichen Übungen sind auf diesem Weg zu uns selbst auf unterschiedliche Art wirksam: Zum einen helfen sie uns, körperlich gesund und schmerzfrei zu sein. Das wirkt sich auch auf den Geist aus. Wer schon einmal versucht hat, unter Schmerzen zu meditieren, weiß, wie schwer die innere Ruhe dann fällt. Wenn jedoch der Körper mehr Entspannung erlebt, so kann auch der Geist gelassener werden. Gleichzeitig dienen die Körperübungen als eine Art Bühne, auf der man die Bewegungen des Geistes beobachten kann. Wie sprichst du beispielsweise mit dir selbst, wenn du aus einer Balancehaltung, in der du gestern sicher standest, heute herauskippst? Ist der innere Monolog freundlich und unterstützend oder eher streng und gar abwertend? Wenn wir uns während der Yogapraxis mit Härte antreiben, lassen Verletzungen oft nicht lange auf sich warten. Sind wir uns selbst gegenüber stattdessen freundlich und mitfühlend zugewandt, so kann die Yogapraxis sowohl auf körperlicher als auch psychischer Ebene sehr wohltuend sein. Der Körper kann wieder mehr Sicherheit erleben, während der Geist leichter in die Entspannung findet und wir uns selbst folglich im Hier und Heute näherkommen.

Ich wünsche dir viele hilfreiche, wohltuende und freudvolle Erfahrungen auf deinem Yogaweg. Es ist ein Weg, der uns mehr zu uns selbst führen kann.

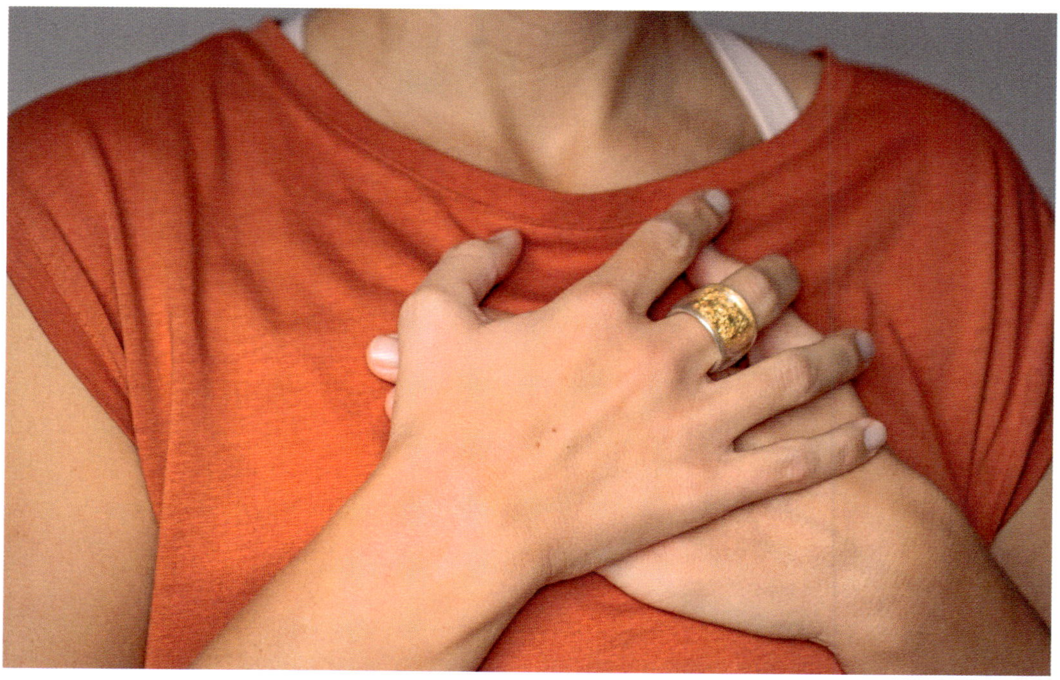

Eine Geschichte über unseren reinen und wertvollen Kern

In Bangkok gibt es eine Buddhastatue mit einer besonderen Geschichte. Die Statue wurde im 13. oder 14. Jahrhundert aus, so glaubte man, Lehm hergestellt. Einem Material also, das sehr witterungsanfällig ist. Folglich bekam die Statue über die Jahre Risse, sodass alle sechzig bis hundert Jahre die Mönche, die zu der Zeit lebten, die Risse mit weiterem Lehm zugespachtelt haben. Als sie dies zuletzt in den 1950er-Jahren wiederholen wollten, gab es einen kleinen Unterschied zu den Malen davor: Es gab inzwischen Taschenlampen. Einer der Mönche hatte eine und kam auf die Idee, in eine Ritze zu leuchten. Und da leuchtete ihm etwas entgegen. Er wiederholte das Ganze an einer anderen Stelle, und das Gleiche passierte wieder. Somit kamen die Mönche zu dem Schluss, dass die Statue wohl doch nicht nur aus Lehm sein könne, und anstatt sie wieder zuzukleistern, brachen sie die Figur in einzelne Stücke. Und siehe da, unter all den äußeren Schichten fand sich eine sehr wertvolle Goldstatue, die vermutlich im 18. Jahrhundert, im Rahmen des Kriegs zwischen Burma und Thailand, unter Lehm versteckt worden war.

Diese Geschichte zeigt im übertragenen Sinne, was uns im Yoga gelehrt wird: dass wir alle einen sehr reinen, wertvollen Kern in uns haben und mit der Zeit dieses innere Leuchten unter vielen (Schutz-)Schichten versteckt haben. Diese Schichten können aus einfachen Glaubenssätzen bestehen, mit denen wir groß geworden sind, bis hin zu Verletzungen, die wir erlebt haben und die dazu führen, dass wir diesen inneren Kern noch weiter verstecken, bis er womöglich ganz in Vergessenheit gerät.

Eine dicke Fassade gibt natürlich Sicherheit, und es gibt auch gute Gründe, sie aufrechtzuerhalten. Doch immer wieder kommen wir in unserem Leben an Punkte, an denen die Fassade bröckelt und wir vor einer Entscheidung stehen. Wir können dann tun, was notwendig ist, um unsere Fassade weiterhin aufrechtzuerhalten. Aber wir haben auch – so lehrt uns diese Geschichte und Yoga – die Möglichkeit, die Fassade etwas zu lösen und das innere Leuchten, die Kraft der Lebendigkeit in uns, ans Tageslicht zu bringen.

(Ich erzähle die Geschichte so, wie sie mir einmal in einem buddhistischen Waldkloster in Thailand erzählt wurde. Wenn du Genaueres darüber in Erfahrung bringen möchtest, kannst du im Internet nach dem Tempel Wat Traimit suchen und weitere Informationen dazu finden.)

Wie eine traumasensible Yogapraxis aussehen kann

Wenn wir uns anschauen, welchen Einfluss Traumata auf das Leben haben können und welche positiven Wirkungen die Yogapraxis haben kann, dann verstehen wir, dass Yoga gut geeignet ist, um lindernd auf die Folgen von Trauma einzuwirken. Traumaerleben kann dazu führen, dass man sich getrennt von sich selbst und anderen erlebt. Es erschwert es, die eigenen Grenzen wahrzunehmen und eine gewisse Kontrolle über das eigene Leben zu spüren. Zudem führt es zu unangenehmen Körperempfindungen, schwächt das Immunsystem und reduziert die Fähigkeit zur Eigenregulation. Besonders Traumatisierungen, die früh im Leben stattgefunden und über einen längeren Zeitraum angehalten haben, gehen zudem oft mit einer Neigung zur Selbstabwertung einher.

Auf der anderen Seite fördert die Yogapraxis die Verbindung zu uns selbst und zur Gegenwart. Sie unterstützt uns dabei, uns selbst besser wahrzunehmen, die eigenen Grenzen zu erkennen und zu achten und uns wieder als selbstwirksam zu erleben. Zudem lehrt uns Yoga, mit unangenehmen Empfindungen besser umzugehen und darüber hinaus angenehme Empfindungen zu erzeugen. Sie stärkt das Immunsystem und hilft uns, das autonome Nervensystem zu verstehen und positiv darauf Einfluss zu nehmen. Zudem kann uns Yoga lehren, wohlwollender mit uns selbst umzugehen.

Im Folgenden findest du Näheres zu drei Aspekten, die deine Yogapraxis traumasensibel machen, und zwar das Ankommen in der Gegenwart, das Spüren von Sicherheit und das Wählen von Möglichkeiten. Für einen besseren Überblick gehe ich einzeln auf diese Punkte ein, obwohl sie sich jeweils unterstützen und ineinanderfließen. Weiter hinten im Buch findest du noch weitere wichtige Aspekte für deine Praxis, doch diese drei Punkte formen ein solides Fundament, auf dem deine Yogapraxis - wenn du möchtest, auch über einen langen Zeitraum - entstehen und wachsen kann.

Zum Teil sind diese Aspekte angelehnt an die Arbeit von David Emerson, der im Bereich des traumasensiblen Yoga Pionierarbeit geleistet hat. Sowohl seine eigenen Bücher zu traumasensiblem Yoga als auch die seiner Schülerin und Kollegin Dagmar Härle sind sehr zu empfehlen. Sie bieten zum Teil andere Perspektiven auf traumasensibles Yoga, was oftmals eine Bereicherung sein kann.

1. Ankommen in der Gegenwart

Ich lade dich zu einem kleinen Gedankenexperiment ein: Wenn du möchtest, geh einmal in Gedanken durch die letzten 48 Stunden deines Lebens. An was kannst du dich erinnern? Erinnerst du dich eher an Erlebnisse, die angenehm waren, oder an die, die du als unangenehm erlebt hast? Wenn es dir ähnlich geht wie den meisten Menschen, dann wirst du dich mehr an Belastungen als an Freude erinnern. Der Neurowissenschaftler Rick Hanson nennt diesen Effekt »das Teflon- und Klett-Prinzip«: Ihm zufolge haften unangenehme Erlebnisse an uns wie an einem Klettverschluss, während das Angenehme abperlt wie an einer Teflonpfanne. Ähnlich geht es vielen von uns bei dem Blick in die Zukunft: Wir denken mehr über die Gefahren nach, die auf uns zukommen, als über das Glück, das wir erleben könnten.

Diese Herangehensweise hat evolutionär gesehen große Vorteile: Gefahren und mögliche Bedrohungen stärker wahrzunehmen und entsprechend für die Zukunft vorzusorgen, hat unser Überleben als Spezies mit gesichert.

Verständlicherweise ist dieser Effekt in aller Regel umso stärker, je belastender oder gar traumatischer frühere Erfahrungen waren. Denn hier färben Traumatisierungen nicht nur den Blick in die Vergangenheit, sondern auch die Erwartungen an die Zukunft. Wer in der Vergangenheit Bedrohung erlebt hat, die er oder sie heute noch spürt, wird verständlicherweise öfter die Zukunft auch als bedrohlich einschätzen und die eigene Selbstwirksamkeit und Einflussnahme in der Zukunft unterschätzen.

Doch zwischen der Vergangenheit und der Zukunft gibt es einen Ort, den wir mitgestalten können: die Gegenwart. Wenn wir Yoga mit viel Achtsamkeit praktizieren, stärken wir das heutige Erleben im Hier und Jetzt und nehmen die Gegenwart wieder als das wahr, was sie in den allermeisten Fällen ist: sicher genug. Je zahlreicher diese Momente werden, in denen sich der Mensch sicher fühlt, desto mehr kann sich dieses Erleben ausdehnen. Kurze Momente der Sicherheit addieren sich zu realen Erfahrungen, welche die Erwartungen an die Zukunft positiv mit beeinflussen. Dass wir die Gegenwart aktiv mitgestalten können, ist noch in einer anderen Hinsicht besonders wichtig für Menschen mit traumatischen Erfahrungen: Während diese Erfahrungen durch massive Überforderung gekennzeichnet waren, die den Menschen in einer Hilflosigkeit zurückgelassen haben, kann die Yogapraxis dazu genutzt werden, sich im Hier und Jetzt mit den eigenen Kräften zu verbinden, stimmige Entscheidungen zu treffen und Selbstwirksamkeit zu erleben.

Die Gegenwart – ein Ort, den wir noch entdecken können

Während die positiven Auswirkungen, die Achtsamkeits- und Meditationspraktiken haben können, zunehmend bekannter werden, gibt es auch immer mehr Ratgeber dazu, wie das Hier-Sein im Moment gelingen kann. Denn den meisten Menschen fällt es schwer, im gegenwärtigen Moment wirklich präsent zu sein. Überlassen wir unseren untrainierten Geist sich selbst, ist die Wahrscheinlichkeit groß, dass er zwischen der Vergangenheit und der vermeintlichen Zukunft hin- und herspringt. Wenn es dir auch so geht, inspiriert dich vielleicht Katharinas Erfahrung.

Meine Tipps, um während deines Übens zu Hause im Hier und Jetzt zu bleiben

- Auch wenn es sich zunächst seltsam anhören mag: Wenn dein Geist unruhig ist, sprich während des Übens selbst mit dir (in Stille oder auch laut). Erzähl dir, was du gerade tust und was du dabei erlebst. So bleibst du präsent und schulst dein Erleben und deine Beobachterperspektive.
- Baue während des Übens immer wieder Balanceübungen ein. Denn um diese halten zu können, kann man gar nicht anders, als präsent zu blieben. Gleichzeitig wähle zwischendurch auch immer wieder als Ausgleich stabilisierende und erdende Übungen, sodass sich deine Praxis körperlich nicht zu wackelig und instabil anfühlt.

Fallbeispiel Katharina

Katharina ist mit Mitte fünfzig zum ersten Mal in einem Kurs für traumasensibles Yoga. Sie hat in ihrem Leben schon sehr viel Körperarbeit gemacht, doch Yoga ist neu für sie. Nach wenigen Yogastunden kommt sie nach einem Kurs auf mich zu und erzählt, dass sie noch nie so lange so präsent war wie jetzt während des Yoga. Erst aus heutiger Sicht könne sie sehen, dass sie während der Zeit, in der sie Qigong, Feldenkrais und Ähnliches praktizierte, eigentlich die meiste Zeit auf Autopilot die Übungen ausgeführt habe oder auch dissoziiert gewesen sei. Auf meine Nachfrage, was für sie den Unterschied mache, antwortet Katharina, dass für sie die Aufforderung, sich immer wieder zwischen Variationen im Üben zu entscheiden, hilfreich sei, um kognitiv dabeizubleiben. Zudem seien die Konzentrations- und Balanceübungen für sie sehr unterstützend sowie die regelmäßige Orientierung im Raum.

- Wenn du merkst, dass du die Übungen nur noch mechanisch ausführst, verändere kleine Details. Finde beispielsweise in den Standhaltungen eine Bewegung mit deinen Armen, die du vielleicht sogar noch nie in deinem Leben gemacht hast.

Besonders für den Fall, dass es dir schwerfällt, wirklich präsent zu bleiben, habe ich die Stabilisierungsübungen in Kapitel 7 zusammengestellt. Sie sind kognitiv so fordernd, dass man währenddessen nur sehr schwer abdriften kann.

Im Hier und Jetzt sein – auf wohlwollende Art und Weise

Jeder Moment besteht aus ganz vielen Aspekten. Für das Erleben des jetzigen Moments kannst du deine Aufmerksamkeit grob unterteilt in drei Richtungen lenken:

1. Nach außen: Hierfür nutzt du deine Sinne, um beispielsweise den Raum um dich zu sehen oder Geräusche aus deiner Umgebung zu hören.
2. Zum Kontakt zwischen dir und deiner Umwelt: Hier spürst du beispielsweise die Temperatur der Luft auf deiner Haut oder das Material deines Oberteils, das du gerade trägst.
3. Nach innen: Hier konzentrierst du dich auf das, was du im Körper spüren kannst.

So kannst du dir die drei Richtungen vorstellen:

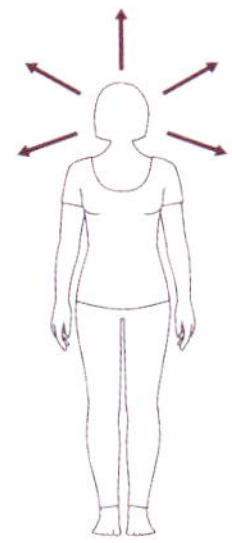

Wahrnehmung der Umwelt

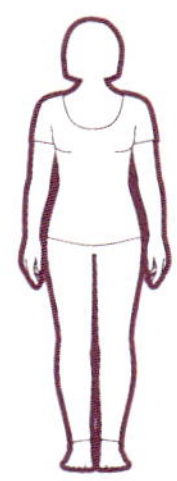

Wahrnehmung des Kontakts zwischen dir und der Umwelt

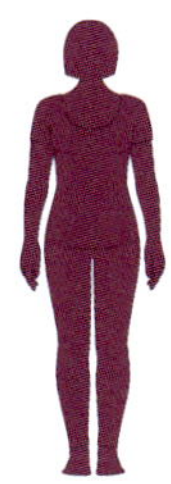

Wahrnehmung der Körperempfindung

Ich möchte dich dazu ermutigen, dich während deiner Yogapraxis immer wieder darin zu üben, im Hier und Jetzt zu sein und dabei frei zu entscheiden, wo du deine Aufmerksamkeit hinlenken möchtest.

Doch ganz generell ist es für uns am besten, wenn wir alle drei Wahrnehmungsformen zur Verfügung haben und je nach Situation flexibel nutzen können. Denn wenn wir die Welt um uns herum wahrnehmen, dann hilft uns das, uns sicher durch unseren Alltag zu bewegen. Richten wir die Aufmerksamkeit mehr nach innen, können wir unsere Bedürfnisse erkennen und daraus für uns stimmige Entscheidungen treffen.

Menschen mit Traumafolgestörung haben ihren Körper oft nicht als sicher erlebt und vermeiden es zu ihrem Schutz auch heute noch, sich bewusst in ihm aufzuhalten. Zudem sorgt die erhöhte Alarmbereitschaft des Nervensystems dafür, dass das Umfeld oft nach möglichen Gefahrenquellen gescannt wird. Zwei Gründe also, die dazu führen, dass die Außenwelt oft viel stärker erlebt wird als das eigene Empfinden. Betroffene wissen oft sehr gut, was andere brauchen, aber nicht so sehr, was ihnen selbst guttun würde.

Wir brauchen die Eigenwahrnehmung als Kompass für unser eigenes Leben. Ob wir beispielsweise satt sind oder uns kalt ist, wir ein komisches Bauchgefühl haben oder uns eine Last von den Schultern fällt, merken wir nur, wenn wir mit uns verbunden sind.

Ein Teil der Traumaheilung besteht darin, die Gegenwart und den Körper wieder als angenehmen oder gar sicheren Ort zu erleben (wenn dem so ist). Das heißt auch, als sicher genug, um sich flexibel zwischen der Wahrnehmung im Außen und Innen zu bewegen.

Wenn du die Wahrnehmung deiner selbst stärken möchtest, findest du weiter unten fünf Tipps, um die Eigenwahrnehmung so sicher wie möglich zu schulen. Sei beim Ausprobieren freundlich und behutsam mit dir selbst und übe nur das, was sich für dich passend anfühlt. Doch zunächst eine kleine Übung für dich:

Das Gelernte erleben: Eine kleine Übung, die du jetzt ausprobieren kannst

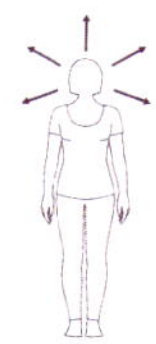

Wenn du magst, mach an dieser Stelle vom Lesen eine kleine Pause. Beginne deinen Kopf sanft zu bewegen und schau dich dabei um. Was kannst du sehen? Lass deinen Blick ganz offen und neugierig schweifen. Was kannst du hören? Welche Geräusche sind näher, welche sind weiter von dir entfernt? Versuche, auch über deine Ohren den Raum zu erforschen. So kannst du dich in der Wahrnehmung der Außenwelt üben.

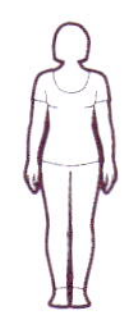

Nimm als Nächstes wahr, wie sich dein Kopf bewegt und seine Lage im Raum und im Verhältnis zu deinen Schultern verändert. So sensibilisierst du dich für die Wahrnehmung deines Körpers im Raum.

Wenn du möchtest, nimm deine Aufmerksamkeit noch mehr zu dir und spüre nach innen. Wie fühlt sich die Bewegung des Kopfes für deinen Nacken an? Gibt es Bereiche, wo du eine Dehnung spüren kannst? Lass deinen inneren Blick freundlich und interessiert schweifen. So kannst du dein inneres Erleben schulen.

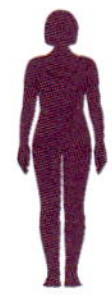

Was das für deine Yogapraxis und deinen Alltag bedeutet: fünf Tipps zum direkten Ausprobieren

1. Nutze den Kontakt zwischen dir und deiner Umwelt

Um dich an dein eigenes Körpererleben anzunähern, kannst du den Kontakt zwischen dir und deiner Umwelt nutzen. Als Übung kannst du beispielsweise barfuß im Wechsel auf unterschiedlichem Untergrund stehen (z. B. im Wechsel auf Teppich und auf Stein). Spüre, wie sich dieser Kontakt an den Fußsohlen anfühlt. Vielleicht ist eine gewisse Weichheit und Wärme beim Teppich fühlbar und eine Kühle und Härte beim Stein. Du kannst dich auf die Druckveränderung an den Fußsohlen konzentrieren und darauf, wie unterschiedlich die Empfindungen an deinen Fußsohlen sein können, wenn du mit dem Fuß mal nur über den Untergrund streichst und mal mit dem ganzen Körpergewicht auf einem Fuß balancierst. Sich zunächst mit dem Spüren der äußeren Form und der Körpergrenzen zu befassen, kann mit der Zeit den Zugang zu tieferen Wahrnehmungen aus dem Körperzentrum erleichtern.

2. Entscheide dich bewusst

Sowohl im Alltag als auch im Yoga kannst du dich immer wieder bewusst entscheiden, worauf du deine Aufmerksamkeit richten magst. Hier gibt es eine Faustregel, die für viele Traumaüberlebende hilfreich ist: In Situationen, die sich recht sicher und stabil anfühlen, kann man damit experimentieren, die Aufmerksamkeit mehr zum inneren Erleben zu lenken. In Situationen, die sich nicht ganz so stabil und sicher anfühlen, empfiehlt sich eher die Wahrnehmung im Außen als Anker ins Hier und Jetzt.

3. Wähle geeignete Körperbereiche

Wenn man beginnt, den Körper wahrzunehmen, dann eignen sich dafür zunächst Körperbereiche, die als neutral oder gar positiv erlebt werden. Auch hier gibt es eine generelle Faustregel:

Die Wahrnehmung zunächst in die Peripherie des Körpers (z. B. zu den Händen, Füßen und vielleicht auch zum Kopf und Schulterbereich) lenken. Dies fühlt sich meist anfangs sicherer an, als sich direkt aufs Körperzentrum (z. B. auf den Bauch- oder Beckenbereich) zu konzentrieren. Um für dich jedoch das geeignete Vorgehen zu finden, kannst du gerne die folgende Körperkarte nutzen.

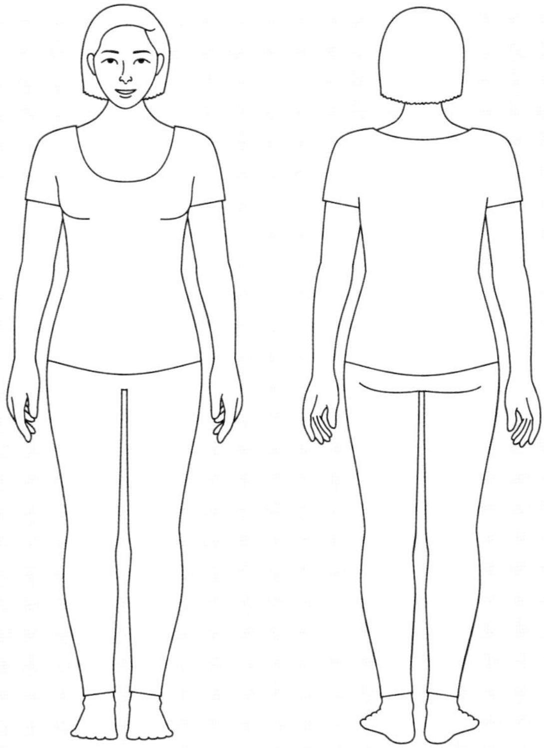

Körperkarte

So geht's:

- Nimm dir drei Farben. Ich empfehle dir die Farbe Grün für Körperbereiche, wo es sich für dich sicher anfühlt, deine Aufmerksamkeit hinzulenken, Orange für unsicher und Rot für gefährlich.
- Male mit der entsprechenden Farbe die unterschiedlichen Körperbereiche aus. Natürlich kannst du auch deine eigene Körperkarte zeichnen, statt direkt ins Buch zu malen, wenn dir das lieber ist.
- Wenn du dich während deiner Yogapraxis auf deinen Körper konzentrierst, beginne mit Bereichen, die du Grün eingezeichnet hast.
- Nach einer gewissen Zeit kann es meiner Erfahrung nach sein, dass sich die grünen Bereiche vergrößern und die orangenen Bereiche etwas heller in ihrem Farbton werden.
- Wenn es für dich stimmig ist, beginne, auch orangene Bereiche zu explorieren. Du

kannst dabei jederzeit auch zu grünen Bereichen zurückkehren beziehungsweise deine Aufmerksamkeit auch ganz nach außen lenken.
- Mit der Zeit kann es sein, dass sich das von dir gemalte Körperbild verändert. Grüne Bereiche werden größer und orangene und rote eventuell heller. Manchmal verwandeln sich auch orangene Bereiche in grüne und rote in orangene. Gib dir Zeit in diesem Prozess und bleibe freundlich und ergebnisoffen mit dir selbst.

4. Übe dich im Pendeln

Entscheide für dich, wie lange es sich für dich stimmig anfühlt, die Aufmerksamkeit nach innen zu richten. Damit dich das innere Erleben nicht überfordert, kann es hilfreich sein, zwischen der Wahrnehmung im Außen und im Inneren zu pendeln. Eine Übung, die sich dafür im Yoga, aber auch im Alltag gut anwenden lässt, sieht so aus: Finde eine angenehme Körperhaltung (z. B. sitzend auf deiner Couch, Yogamatte oder in der U-Bahn) und suche dir eine Stelle im Raum, wo du gerne hinschaust (z. B. zu einer Pflanze, einem Bild oder einer Farbe, die dir gefällt). Lass deine Aufmerksamkeit zwischen dem Objekt im Raum und einer gewissen Körperempfindung pendeln. Halte deine Aufmerksamkeit nur so lange bei der Körperempfindung, wie es sich für dich okay anfühlt. Dann nimm deine Aufmerksamkeit wieder zu dem Gegenstand im Raum.

5. Nutze angenehme Erlebnisse

Wenn du den Körper wieder mehr spüren möchtest, ist es hilfreich, die Konzentration dann nach innen zu lenken, wenn die Situation, in der du dich gerade befindest, wohltuend ist, sodass die Erfahrung so positiv wie möglich ist. So kannst du in einem angenehmen Gespräch mit einer guten Freundin immer wieder spüren, wie sich dieser Austausch gerade in deinem Körper anfühlt. Vielleicht ist beispielsweise eine Weichheit, eine Weite oder Wärme da. Oder wenn du stark in einem kraftvollen Asana stehst, mag es eine wertvolle Erfahrung sein zu spüren, wie viel Kraft deine Beine haben. Erinnerst du dich noch an das Teflon- und Klett-Prinzip von Rick Hanson? Sich mehr auf das Angenehme zu konzentrieren bedeutet demnach nicht, sich die Welt schönzureden, sondern vielmehr, ein realistisches Gesamtbild der Gegenwart zu fördern.

Wir halten also fest:
Im Hier und Jetzt anzukommen bedeutet auch, dir selbst und deiner Wahrnehmung näherzukommen. Geh diesen Weg in für dich passenden Schritten.

Folgende Faustregeln können dir dabei als Orientierung dienen:

- Je wohler und sicherer du dich fühlst, desto mehr lenke deine Aufmerksamkeit zu deinem inneren Erleben. Je unsicherer du dich fühlst, desto mehr orientiere dich im Außen.

- Wenn du deinen Körper mehr spüren möchtest, beginne mit Körperbereichen, wo es sich für dich okay anfühlt, die Aufmerksamkeit hinzulenken.
- Erlaube dir zu pendeln. Du kannst in jedem Moment frei wählen, wo du deine Aufmerksamkeit hinlenken möchtest.

2. (Wieder) mehr Sicherheit spüren

Du hast vermutlich schon oft erlebt, dass dein Körper seine eigene Wahrheit hat und sich dabei von der heutigen Realität nicht allzu sehr beeindrucken lässt. Je nachdem, was wir in unserem Leben an Erfahrungen gesammelt haben, signalisiert der Körper eher Sicherheit, Bedrohung oder Gefahr. In meiner Arbeit mit Betroffenen erzählen mir die meisten Klient*innen, dass ihr Körper von zu viel Bedrohung und Gefahr ausgeht. Manche Menschen erzählen mir jedoch auch, dass sie das Gefühl haben, dass ihr Körper das Gespräch mit ihnen eingestellt hat und sie ihn gar nicht mehr spüren. Es geht also für einige wenige Menschen zunächst darum, überhaupt wieder ins Spüren zu kommen. Doch für alle Betroffenen ist das Ziel nicht, einfach generell mehr zu spüren, sondern das Spüren und Erleben von Sicherheit zu fördern. Mir ist bewusst, dass sich das sehr abstrakt anhören kann, besonders wenn man Sicherheit noch nie oder sehr selten erlebt hat. In diesem Fall ist vielleicht Lenas Erfahrung für dich interessant.

Fallbeispiel Lena

Lena erzählte mir, dass sie nicht nur in unseren traumasensiblen Yogastunden, sondern auch für sich alleine zu Hause Yoga übt. Ihr ist dabei aufgefallen, dass sie manche Körperbereiche während des Übens und in ihrem Alltag gar nicht wahrnimmt und andere dafür viel zu sehr. Daraufhin hat sie für sich eine wirksame Strategie entdeckt: Sie übt inzwischen vor einem großen Spiegel. So kann sie sehen, was sie tut und dass manche eher gefühllosen Körperbereiche tatsächlich zu ihr gehören. Mit der Zeit ist es ihr durch das Berühren von einzelnen Körperstellen sowie die Referenz im Spiegel gelungen, auch diese Körperbereiche mehr zu spüren. Gleichzeitig hilft ihr der Blick nach außen dabei, von zu starken Körperempfindungen nicht überflutet zu werden, sondern in der Beobachtung bleiben zu können. Außerdem erzählte sie, dass sie manche Yogaübungen an vergangene traumatische Erfahrungen erinnern. Der Blick in den Spiegel erinnert sie dann daran, dass sie heute nicht mehr 9, sondern 38 Jahre alt ist, die Körperbewegungen heute nicht mit Gefahr verknüpft sind und dass sie selbst die Bewegungen steuert und diese heute sicher sind.

Meine Tipps, um (wieder) mehr Sicherheit zu spüren

Wenn das Spüren von Sicherheit sich gerade sehr weit weg anfühlt, ist das sehr verständlich. Versuche dann in kleinen Schritten vorzugehen:

- Orientiere dich wieder mehr im Außen, so wie wir es im letzten Abschnitt besprochen haben.
- Finde Haltungen, in denen du dich nicht bedroht fühlst. Wie fühlt sich das an? Kann in manchen Körperbereichen vielleicht mehr Weite entstehen? Oder sich ein Muskel entspannen? Oder die Atmung tiefer werden? Beobachte neugierig, wie es sich anfühlt, wenn die gefühlte Bedrohung weniger wird oder gar ganz verschwindet.
- Wähle Haltungen, die dir guttun oder zumindest sicher genug sind, und übe diese so oft, wie es für dich hilfreich ist.
- Finde Angenehmes auch in kleinen Gesten. Eine Klientin erzählte mir beispielsweise, dass es sich für sie beruhigend anfühlt, die Handflächen aufeinanderzulegen. Somit integriert sie diese Geste in so viele Asanas wie möglich.

Ein weiterer Punkt, der mit dafür verantwortlich ist, ob wir uns sicher oder unsicher fühlen, und der manchmal übersehen wird, ist die Art und Weise, wie wir mit uns selbst sprechen. Könnte man das eigene Selbstgespräch aufnehmen und anhören, würde sich vermutlich bei vielen von uns zeigen, dass die innere Stimme meist nicht wohlwollend, freundlich und unterstützend ist. Sondern sie ist eher kritisierend, antreibend oder gar abwertend. Das ist wichtig zu wissen, denn unser Nervensystem unterscheidet nicht zwischen Angriffen, die von außen oder von innen kommen. Die wahrgenommene Gefahr ist jeweils gleich groß.

Da dieses Thema so wichtig ist, habe ich ihm ein ganzes Kapitel gewidmet. Wenn du jetzt schon tiefer eintauchen möchtest, kannst du direkt zu Kapitel 8 springen. Ansonsten hebe dir das Thema für später auf und lies hier einfach weiter.

Mehr Sicherheit spüren über das Steuern der Nähe und Tiefe der Gegenwart

Gerade hast du dich damit befasst, und vielleicht auch schon ein bisschen erlebt, wie wohltuend es sein kann, sich selbst – oder zumindest einzelnen Körperbereichen – aus einer wohlwollenden Haltung heraus zu begegnen. Mit einer solchen Haltung können wir leichter in die Beobachtung gehen und somit mehr und mehr steuern, wie nah und intensiv wir die Gegenwart erleben wollen. Ich möchte diesen vielleicht etwas abstrakten Gedanken an einem Beispiel veranschaulichen: Stell dir eine körperlich anstrengende Standhaltung aus dem Yoga vor. Wenn man sich in ihr nur auf die Anstrengung in den Beinen konzentriert, kann es sein, dass man von unangenehmen Empfindungen überflutet wird und die Haltung reflexartig auflöst. Oder aber man ist zusätzlich zu der ohnehin schon fordernden Haltung noch streng mit sich selbst, betitelt sich selbst vielleicht als »Weichei« und erwartet von sich selbst, gefälligst durchzuhalten. Dann wird das unangenehme Erleben nur noch stärker, das Nervensystem schaltet auf Alarm und greift auf alte Bewältigungsstrategien (z. B. »Augen zu und durch«) zurück.

Wenn man hingegen den inneren Blick gewissermaßen weit stellt und alles wahrnimmt, was zu der Erfahrung im Moment dazugehört, schafft man eine gewisse Distanz zu ihr. Zudem kann man noch eine wohlwollende innere Haltung mit dazunehmen (beispielsweise den Wunsch, dass die Yogapraxis dir selbst guttun möge). Der geweitete innere Blick und die wohlwollende innere Haltung schaffen einen Raum zwischen Reiz und Reaktion. Aus diesem heraus kann es dann leichter gelingen, frei zu entscheiden, ob man die Haltung auflösen möchte oder noch in ihr bleibt. Die Freiheit in der Entscheidung bringt uns auch schon zum nächsten Thema.

3. Wahlmöglichkeiten erkennen und nutzen

Für sich zu Hause Yoga zu praktizieren bringt einen riesigen Vorteil mit sich: Man kann selbst entscheiden, was man übt und für wie lange. Um für uns selbst gute Entscheidungen treffen zu können, sind die beiden vorherigen Punkte wichtige Voraussetzungen. Denn nur wenn wir präsent sind und den eigenen Körper spüren, können wir wahrnehmen, was uns guttut und was nicht und wo unsere eigenen Grenzen liegen. Dieser Aspekt ist extrem wichtig, wenn die eigenen Grenzen überschritten wurden. Je öfter und je früher im Leben dies passiert, desto schwieriger wird es, selbst die eigenen Grenzen überhaupt wahrnehmen und dann auch achten zu können.

Falls du regelmäßig regulären Yogaunterricht besuchst oder dich online oder durch das Lesen von Büchern mit dem Thema Yoga ganz allgemein beschäftigst, wirst du vermutlich früher oder später über die Aussage stolpern, dass es im Yoga wichtig sei, die eigene Komfortzone zu verlassen. Gerne wird dafür die englische Aussage *»Magic happens outside of your comfort zone«* verwendet. Ob diese Aussage auf dich zutrifft, solltest du ganz genau prüfen. Denn besonders Menschen mit Traumafolgestörung befinden sich meiner Erfahrung nach sehr, sehr oft bereits weit außerhalb ihrer Komfortzone und erleben dort keine hilfreiche »Magie«! Gerade dann gilt es zu lernen, wohltuende Orte innerhalb der Praxis zu finden, überhaupt eine Komfortzone aufzubauen und sich immer wieder für diese zu entscheiden.

Fallbeispiel Julia

Julias Körper schmerzt immer, egal was sie tut. Im traumasensiblen Yoga tut ihr jede Bewegung weh. Vor einer Yogastunde erzählt sie mir, dass sie, wenn sie wirklich auf den Schmerz und ihre körperlichen Grenzen hören würde, sich gar nicht mehr bewegen würde. Mit anderen Worten: Sobald Julia sich bewegt, ist sie auch schon außerhalb ihrer Komfortzone. Was sollte sie also tun? Dazu mehr im folgenden Abschnitt …

Wenn es dir ähnlich wie Julia geht, kann dir vielleicht folgendes Modell (welches auf das Lernzonenmodell von Tom Senninger zurückgeht)[15] bei der Eigenreflexion helfen:

Nach diesem Modell haben wir alle eine Komfortzone. Diese ist in der Mitte eingezeichnet und im Falle von Julia so klein, dass sie hier symbolisch nur durch einen Punkt dargestellt ist. Sobald wir unsere Komfortzone ein Stück weit verlassen, kommen wir in einen Wachstumsbereich. Hier können zum Beispiel im Yoga unsere Muskeln und unsere Ausdauer trainiert werden, wenn wir ein bisschen länger, als uns angenehm ist, in einer bestimmten Haltung verweilen. Auch der Wachstumsbereich ist bei uns allen unterschiedlich groß. Verlassen wir ihn, so landen wir im Panikbereich. Hier gibt es kein Wachstum mehr, und wir lernen hier auch nichts Neues, sondern das Nervensystem greift in diesem Bereich auf alte Bewältigungsstrategien zurück, um uns irgendwie durch die Situation zu navigieren.

Für uns alle geht es also darum, im Yoga immer wieder so zu wählen, dass uns unsere Yogapraxis im Komfort- oder Wachstumsbereich ankommen lässt und wir lernen, zwischen diesen beiden Orten hin- und herzupendeln. Dieser Prozess sieht für uns alle unterschiedlich aus.

Als ich selbst das erste Mal Yoga übte, war ich nach zwei Sonnengrüßen körper-

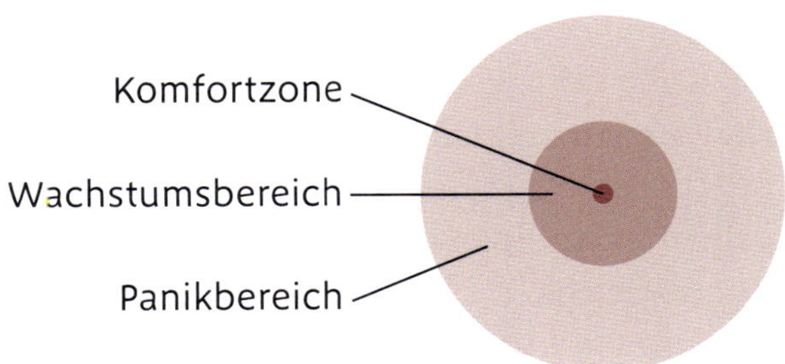

Komfortzonenmodell

lich so am Rande meiner Kräfte, dass alles Weitere eine absolute Überforderung gewesen wäre, und ich beließ es für den Tag dabei. Doch durch das regelmäßige Üben dieser Abfolge, die nur fünf Minuten dauerte, konnte aus diesem für mich gefühlten Wachstumsbereich eine Komfortzone werden, und diese konnte sich darüber hinaus mit der Zeit vergrößern.

Und für Julia? Für sie bedeutet die Anwendung dieses Modells, sehr kleinschrittig zu üben und dabei viele Pausen einzulegen. So kann sie immer wieder in ihre Komfortzone finden, und ihr Nervensystem kann sich wieder ein Stück weit entspannen. Und von dort aus sind kleine Ausflüge in den Wachstumsbereich möglich.

Meine Tipps, um deine Wahlmöglichkeiten wahrzunehmen und zu nutzen

- Bei jeder Haltung kannst du frei entscheiden, ob du sie einnimmst, wie lange du in ihr bleibst und wie intensiv du sie ausführst.
- Wenn du Schwierigkeiten hast, dich zu entscheiden, handle nach dieser Faustregel: Entscheide dich immer für deinen Körper und wähle die Option, die sich in dem Moment am stimmigsten anfühlt.
- Übe innerhalb deiner Komfortzone und deines Wachstumsbereichs.
- Erlaube dir, alles im Yoga nach deinen Bedürfnissen anzupassen.

Was dieses Kapitel für dich bedeuten kann

Du hast nun drei Aspekte (mit einer Reihe von Unterpunkten) kennengelernt, die du nutzen kannst, um deine Yogapraxis traumasensibel zu gestalten:

- Ankommen in der Gegenwart
- (Wieder) mehr Sicherheit spüren
- Wahlmöglichkeiten erkennen und nutzen

In Kapitel 3 findest du bei den Asanas die generelle Anleitung für die einzelnen Übungen. Zudem bekommst du jeweils eine Auswahl an Möglichkeiten, wie du die hier gelernten Aspekte in die Haltungen integrieren kannst.

Mein Tipp

Versuche nicht alle Aspekte auf einmal umzusetzen, denn das kann schnell überfordernd sein. Wenn du Lust hast, schau noch einmal kurz durch dieses Kapitel und nimm dir ein, zwei Punkte raus, die für dich interessant sind. Versuche diese dann in den folgenden Übungen anzuwenden. Und integriere gerne weitere Punkte, wann immer für dich in Zukunft der passende Zeitpunkt dafür ist.

Noch ein paar Hinweise, bevor es dann wirklich losgeht:

Möglichkeiten und Grenzen der Yogapraxis

Yoga wirkt. Das zeigen viele Erfahrungsberichte, die nicht nur von positiven Effekten auf den Körper zeugen, sondern auch von einer tiefgreifenden heilenden Wirkung. So gibt es Menschen, die dank Yoga von körperlichen Krankheiten geheilt wurden, sich von einer Depression befreien konnten oder Freundschaft mit ihrem Körper schlossen.

Obwohl Yoga viele positive Wirkungen haben kann, kann die Yogapraxis aber dennoch keine Therapie ersetzen.

Von einer Lehrtherapeutin hab ich mal mit einem kleinen Augenzwinkern die Aussage gehört, dass Traumatherapie aus sechs Stufen besteht: Stabilisierung, Stabilisierung, Stabilisierung, Stabilisierung, Traumaexposition und Integration. Sie wollte damit zum Ausdruck bringen, dass die Stabilisierung sehr wichtig ist und viel Raum benötigt, bevor es innerhalb der Traumatherapie darum gehen kann, sich traumatischen Inhalten zu nähern und sie letztendlich zu verarbeiten.

Im Gegensatz dazu besteht die Aufgabe von Yoga - aus traumatherapeutischer Sicht - lediglich in der Stabilisierung, die jedoch von großer Bedeutung ist. Denn sich gefestigter in sich selbst zu fühlen, kann sich dann wiederum positiv auf die Traumaexposition auswirken. Yoga kann also eine Therapie sehr gut unterstützen und ergänzen.

Dabei bietet Yoga keine schnelle Lösung, sondern zeigt uns eher einen (Lebens-)Weg im Einklang mit uns selbst auf. Sei also realistisch mit deinen Zielen und Erwartungen an dich und die Yogapraxis.

Zuallerletzt möchte ich noch darauf hinweisen, dass es auch sein kann, dass Yoga einfach nicht »dein Ding« ist. Und auch das ist okay. Yoga ist nur eine Methode von vielen, und wenn Yoga nicht deins ist, dann schau weiter, bis du etwas findest, das dir entspricht.

Yoga kann sehr wirksam und hilfreich sein. Gleichzeitig ist es aber auch völlig okay, wenn Yoga jetzt gerade nicht das passende für dich ist.

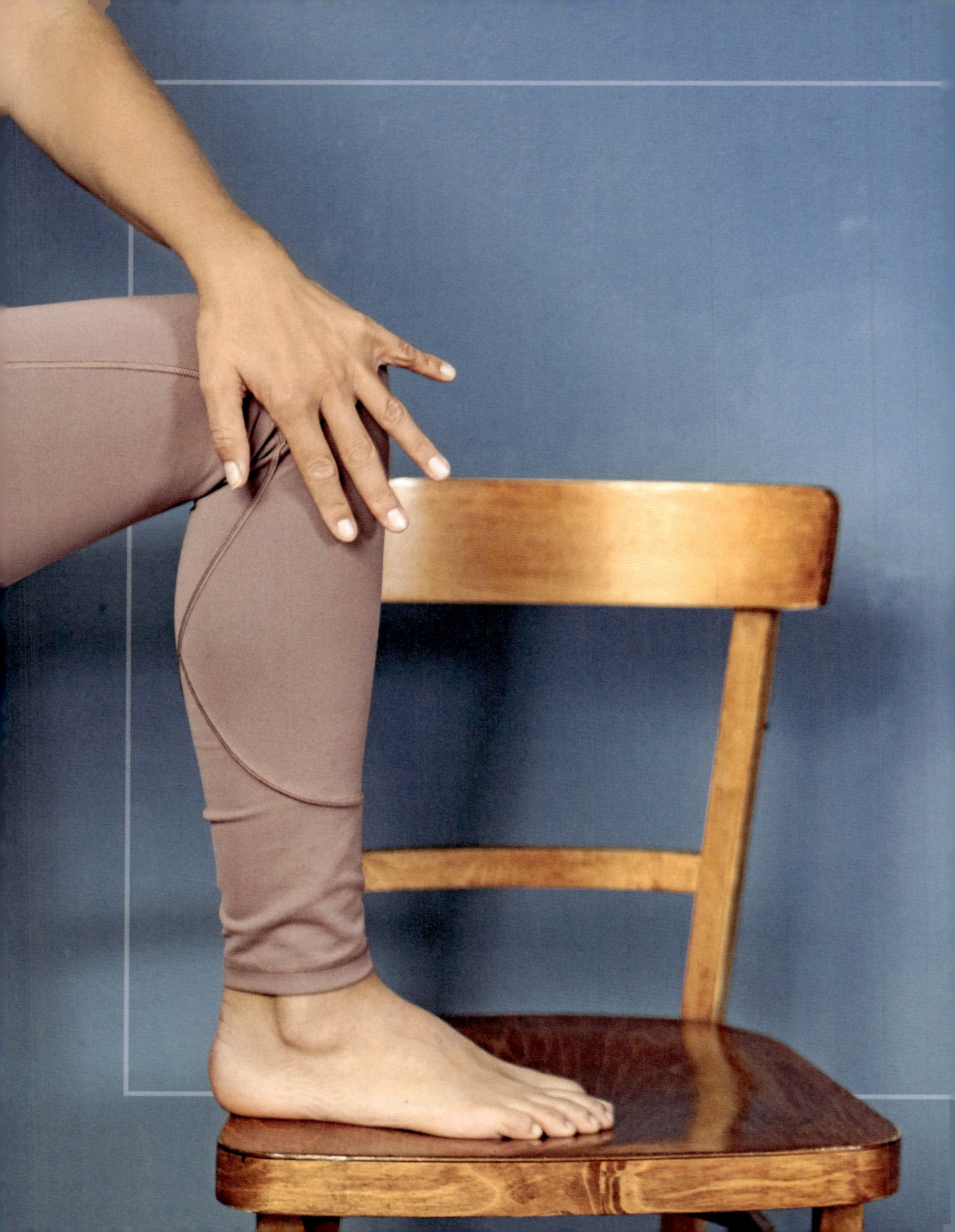

KAPITEL 3

MIT DEM KÖRPER ARBEITEN – ASANAS

Es gibt eine große Anzahl an Asanas mit jeweils wiederum zahlreichen Variationen. Für dieses Buch habe ich mich für eine Reihe von Yogaübungen entschieden, die ich in meinen traumasensiblen Yogastunden sehr oft unterrichte und die alle gut geeignet sind, um sie ohne Lehrer*in zu Hause zu üben. Im Folgenden stelle ich die einzelnen Übungen, unterteilt in Gruppen von Asanas, vor. Dabei verzichte ich bewusst darauf, die Asanas in allen anatomischen Details zu beschreiben, und fokussiere mich stattdessen auf Aspekte, auf die du achten kannst, um deinem Körper in den einzelnen Übungen Gutes zu tun. Zudem wirst du in allen Übungen Wahlmöglichkeiten haben. Des Weiteren lege ich in den unterschiedlichen Asana-Gruppen den Fokus auf je einen anderen Aspekt, der zur Traumasensibilität und zur Regulation des Nervensystems beiträgt. So hast du die Möglichkeit, die einzelnen Punkte des vorherigen Kapitels systematisch mit in deine Yogapraxis zu integrieren. Weiter hinten im Buch, im Kapitel 9, schlage ich dir auch Übungssequenzen vor, und du findest dort den Zugang zu zwei Yogavideos. Du kannst diesen Vorschlägen folgen oder auch einfach einzelne Asanas üben, wenn du merken solltest, dass das für dich stimmiger ist.

Für die Übungen brauchst du nur:

- bequeme Kleidung, in der du dich gut bewegen kannst,
- eine Yogamatte (oder alternativ eine weiche Unterlage, z. B. einen Teppich)
- und einen Stuhl. Der Stuhl sollte keine Rollen haben und auch nicht wackeln, sondern fest und stabil stehen.

Zudem empfiehlt es sich, den Raum um dich herum zu nutzen, um dich in deiner Yogapraxis zu unterstützen. Ideal wäre ein Ort in deiner Wohnung, an dem du ungestört bist, ausreichend Platz hast und dich verhältnismäßig wohl und sicher fühlst. Wohnverhältnisse sind jedoch nicht immer ideal. Schau deshalb, was sich bei dir mühelos umsetzen lässt. Wenn es beispielsweise keinen ganzen Raum gibt, in dem du ungestört Yoga üben kannst, dann tue dir etwas Gutes, indem du in dem Raum, der dir zur Verfügung steht, ein schönes Licht oder ein Bild neben deinen Yogaplatz stellst.

Auch kannst du einen wohltuenden Duft im Raum versprühen oder für dich unterstützende Musik auflegen.

Ein Plädoyer für die Neugier

Du wirst in den Beschreibungen der Asanas immer wieder meine Einladung finden, dich mit Neugier den Übungen zu widmen. Ich benutze das Wort Neugier ganz bewusst, denn ich gehe davon aus, dass Neugier etwas zutiefst Menschliches ist, das wir gewissermaßen schon mit in unser Leben bringen. Wenn du ein Kleinkind beobachtest, wie es stehen und laufen lernt, dann siehst du, welche enormen Anstrengungen das Kind dafür auf sich nimmt. Es ist bereit, viele Stunden zu üben und viele Male zu fallen, um letztendlich Dinge zu begreifen, die es nur im Stehen sehen kann, und neue Orte zu erkunden, wofür es notwendig ist, laufen zu können. Es ist diese Neugier, dieser Wunsch, die eigene Welt zu erkunden, die uns lernen lässt und uns motiviert, uns gewissermaßen in das Leben hineinzulehnen. Während Angst dafür sorgt, dass man sich vor der Welt zurückzieht, motiviert uns die Neugier, uns der Welt zuzuwenden.

Als Kinder haben vermutlich die meisten von uns mehr als einmal gehört, wir sollten nicht so neugierig sein. Je negativer die Neugier dabei von Bezugspersonen dargestellt wird, desto unwahrscheinlicher ist es, dass ein Kind seinem natürlichen Erkundungsverhalten freudvoll folgen kann. Zudem mussten manche Menschen bereits als Kinder Dinge erleben, die ihre Neugier komplett verstummen ließ und sie durch Angst überdeckte.

All die Übungen in diesem Buch sind eine Einladung, dich mit deiner kindlichen Neugier (wieder) zu verbinden. Dabei fragt die Neugier nicht, ob das, was du tust, richtig oder falsch ist. Ehrlich gesagt glaube ich sogar, dass das der Neugier herzlich egal ist. Die Neugier interessiert sich eher dafür, etwas auszuprobieren und zu erkunden. Zudem hat Neugier keine übergeordneten ambitionierten Ziele. Sie erwartet nicht, dass Yoga deine nächste große Leidenschaft wird und dein Leben komplett verändert, denn Neugier findet nicht in der Zukunft statt, sondern sie ist lebendig in der Gegenwart. Neugier möchte vielmehr an deiner Seite sein und dich begleiten, dich auf all deine Möglichkeiten hinweisen und deinen Weg mit der Überlegung »Lass uns mal schauen, was passiert, wenn wir das hier ausprobieren« bereichern.

Was den Anfang erleichtern kann: die Berghaltung

Die Berghaltung ist eine Art Ausgangsposition, die du gut am Anfang deiner Yogapraxis einnehmen kannst. Zudem eignet sie sich als neutraler Ort, zu dem du zwischen den einzelnen Übungen immer wieder zurückkehren kannst, wenn du möchtest.

Berghaltung – die klassische Variante

Finde zunächst einen aufrechten, stabilen Stand. Es kann sein, dass sich der Stand für dich stabiler anfühlt, wenn deine Füße geschlossen sind oder aber wenn sie circa hüftweit parallel stehen. Probiere beides aus und gib dir ausreichend Zeit, um dich für eine Option zu entscheiden.

Lass deinen Blick durch den Raum schweifen und werde dir so des Ortes bewusst, an dem deine Yogapraxis nun stattfindet. Nimm alles wahr, was du dabei sehen kannst, wie etwa unterschiedliche Gegenstände, Farben und Formen. Wenn ich so vorgehe, dann kommen bei mir zu Hause auch Dinge in mein Sichtfeld, die ich noch erledigen oder putzen könnte. Falls es bei dir ähnlich ist: Lass deinen Blick neugierig weiterschweifen und nutze diese Übung, um dich im Hier und Jetzt zu orientieren. Beende das Umherschauen, wann immer es für dich passend ist.

Wofür das gut ist

Eine gewisse Stabilität in der Körperhaltung zu haben hilft uns dabei, uns sicherer zu fühlen. Der Körper entspannt sich vielleicht ein bisschen mehr, und Bewegungen fallen in der Folge leichter. Zudem unterstützt die Orientierung im Raum dabei, dass das Nervensystem sich sicherer fühlt. Anzeichen dafür könnten ein Gähnen, ein tiefer Atemzug oder das Lösen einer körperlichen Anspannung sein.

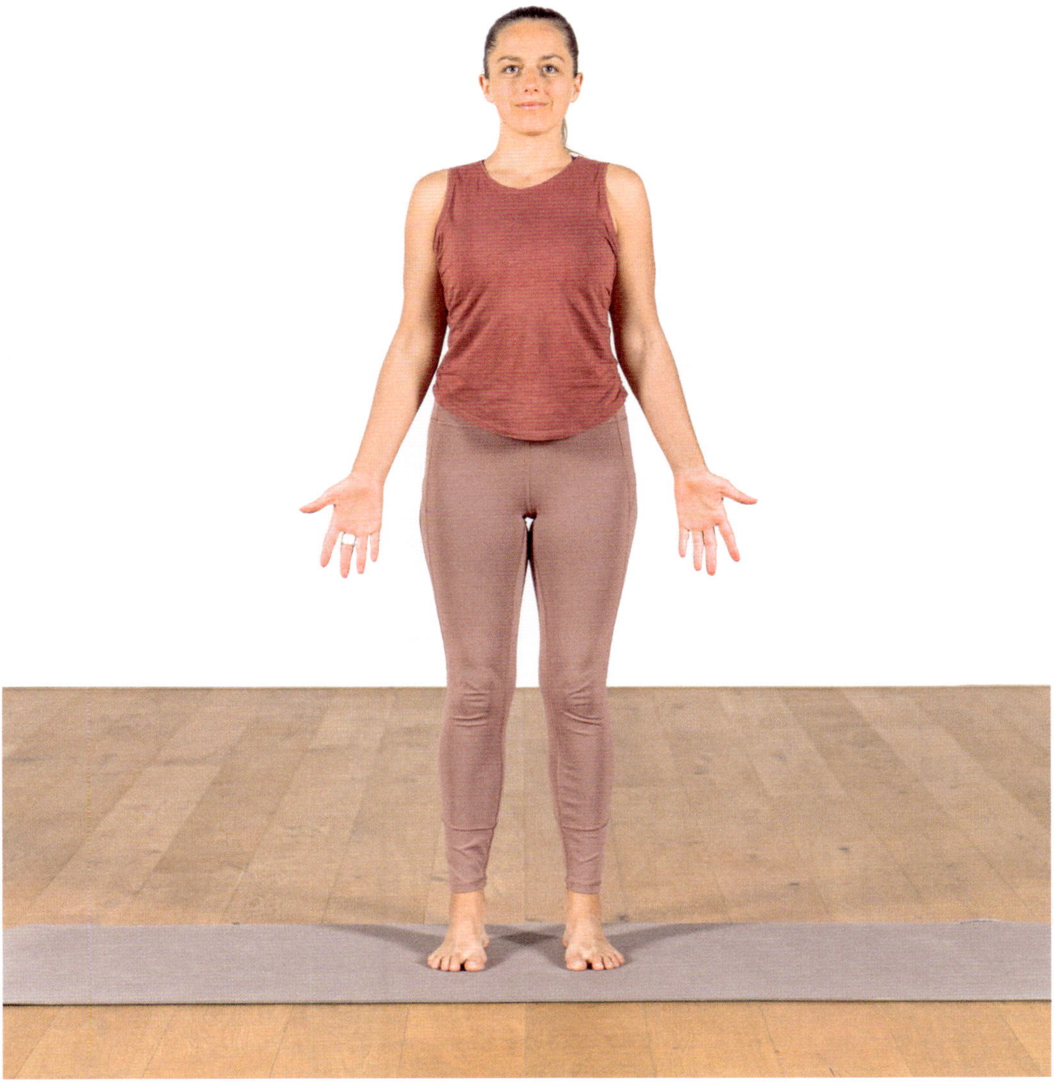

Berghaltung – zwei Varianten, die dir in die Bewegung und für den Kontakt zu dir selbst helfen können

Wenn du möchtest, dann beginne, aus dieser stabilen Haltung in eine Bewegung zu kommen. Du könntest dich leicht schütteln, federn, um die eigene Achse schwingen oder einzelne Gelenke mobilisieren. Es gibt kein Richtig oder Falsch, sondern lediglich die Idee, auf eine neugierige und freundliche Art in Bewegung zu kommen. Entscheide für dich, wie lange du das tun möchtest, bevor du in deinen aufrechten, stabilen Stand zurückkommst.

Nimm dir hier, wenn du möchtest, ein bisschen Zeit zum Nachspüren. Denn gerade in diesen Übergängen zwischen Aktivität und Ruhe ist das Eigenerleben oftmals besonders deutlich.

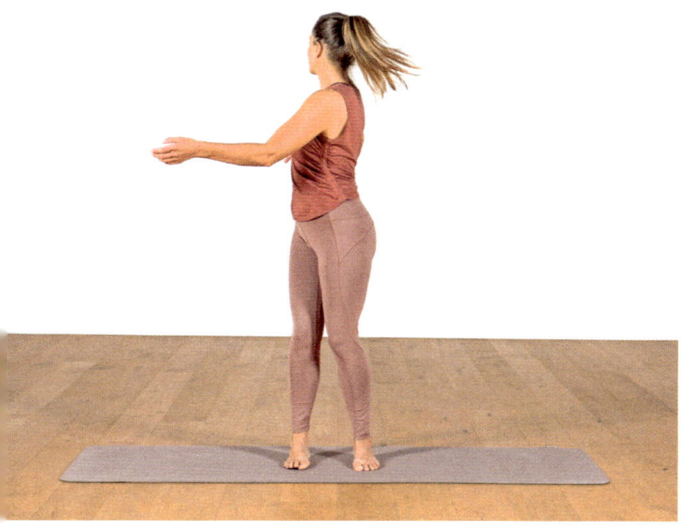

Wofür das gut ist

Sich zu schütteln oder ähnliche Bewegungen zu machen kann auf unterschiedliche Art hilfreich sein: Wenn wir generell gestresst sind oder noch eine gewisse ungenutzte Kampf- oder Fluchtenergie in uns tragen, kann das Schütteln helfen, um sich von der feststeckenden Anspannung zu lösen. Wenn diese Art der Bewegung neu für dich ist, kann es sich zunächst seltsam anfühlen, dich selbst so zu erleben. Doch Babys (und auch Tiere) nutzen Schütteln und Zittern, um sich von Anspannungen zu lösen. Dieses so hilfreiche, körpereigene Bewegungsmuster verlernen oder unterdrücken die meisten Menschen im Laufe ihres Lebens und bleiben sprichwörtlich auf ihrer Anspannung sitzen. Es geht also nicht darum, dass wir hier etwas Neues lernen, sondern dass wir eine uns innewohnende Fähigkeit zur Eigenregulation wieder für uns nutzen.

Doch nicht nur bei Anspannung, sondern auch, wenn man gerade erst aufgestanden ist oder sich erschöpft fühlt, kann das Schütteln helfen, um sich selbst in die Bewegung einzuladen.

Mein Tipp

Achte darauf, wie es dir nach dem Schütteln o. Ä. geht. Denn das Ziel ist nicht, danach völlig ausgepowert zu sein. Wähle die Länge der Übung so, dass sie dich dabei unterstützt, Anspannungen zu lösen, und dir das Ankommen in deiner Kraft und Selbstwirksamkeit erleichtert.

Als Nächstes könntest du, wenn du möchtest, deinen Körper berühren. Das kannst du am ganzen Körper oder auch nur in einzelnen Regionen tun. Wähle für dich die passende Form der Berührung. Das kann beispielsweise ein Streichen, ein Halten oder ein Abklopfen sein.

Zudem kannst du in diesen Kontakt eine bestimmte innere Haltung legen. Beispielsweise in der Form, dass du über die Berührung deinen Körper in die Yogapraxis und in die Bewegung einlädst und ihn willkommen heißt.

Wann immer du möchtest, kehre in die ruhige Berghaltung zurück.

Wofür das gut ist

Diese Übung ist sehr facettenreich. Du kannst sie nutzen, um ein Gefühl dafür zu bekommen, welche Art der Berührung jetzt gerade für dich am angenehmsten ist. Auch lassen sich damit die eigenen Körpergrenzen leichter erleben. Außerdem ist die Übung eine Möglichkeit, dem Spüren des Körpers näherzukommen und gleichzeitig in der Eigenermächtigung zu bleiben.

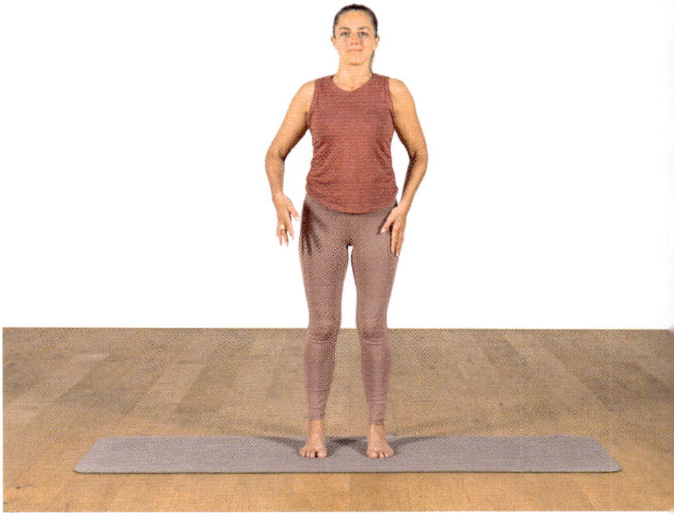

Standhaltungen: kraftvoll und präsent

Standhaltungen sind kraftvolle Übungen, die im Stehen durchgeführt werden. Obwohl wir in ihnen mit dem ganzen Körper arbeiten, sind die Bein- und Rückenmuskeln in aller Regel am aktivsten. In Standhaltungen bauen wir zunächst ein stabiles, geerdetes Fundament auf. Von dort aus liefern die Haltungen die Basis, um in Verbindung mit deiner Kraft und Präsenz zu kommen, deinem Körper Raum zu geben und dabei deine Bewegungsfreiheit zu nutzen. All diese Aspekte können sehr wirkungsvoll sein, da sie in aller Regel das Gegenteil von dem verkörpern, was unter anderem traumatische Erfahrungen kennzeichnet.

Weiter vorne haben wir gesehen, dass eine hohe Stressbelastung oft mit einer hohen muskulären Anspannung einhergeht. Denn für diese Situationen stellt das Nervensystem Energie zum Kämpfen oder Fliehen bereit. Wird diese Energie nicht genutzt, kann es sein, dass sie sich in Form von Anspannungen im Körper festsetzt. Viele meiner Klient*innen, die unter körperlicher Anspannung bis hin zu starken Schmerzen aufgrund der Verspannungen leiden, haben mir von Klinikaufenthalten erzählt, bei denen ihnen Entspannungstechniken beigebracht wurden. Dieser Ansatz scheint zunächst logisch: Versuche in die Entspannung zu kommen, wenn du angespannt bist. Wenn dieser Ansatz für dich funktioniert, ist das natürlich wunderbar, und du kannst meine Gedanken dazu hier gerne überspringen. Wenn Entspannung für dich jedoch ein weit entferntes Ziel ist, lade ich dich zu einem kleinen Perspektivwechsel ein:

Anstatt die Anspannung weg- und die Entspannung herbeizuwünschen, sei dir bewusst, dass die Anspannung zum einen aus gutem Grund da ist und sich zum anderen unter ihr jede Menge (gehaltene) Kraft verbirgt. Standhaltungen eignen sich hervorragend, um dich mit der eigenen Kraft zu verbinden, sie zu steuern und für dich zu nutzen. Das hat im nächsten Schritt auch körperliche Auswirkungen: Muskeln, die gekräftigt werden, sind besser durchblutet, und besser durchblutete Muskeln entspannen sich auch leichter.

Eine weitere Beobachtung zu Standhaltungen zeigt, dass es auch Situationen gibt, in denen es ungewohnt ist und sich auch beängstigend anfühlen kann, die eigenen Kräfte zu spüren, sich in die eigene Größe aufzurichten und dadurch gewissermaßen sichtbarer zu sein.

All die Erfahrungen, die du im Yoga machst, sind vollkommen okay. Nimm, wann immer es dir möglich ist, wahr, wie es dir in den einzelnen Übungen geht, sodass du die Haltungen für dich nach Bedarf anpassen kannst und sie beendest, wann immer es für dich stimmig ist.

Vielleicht inspiriert dich bei diesem Thema Sandras Geschichte

Sandra kam eines Tages niedergeschlagen und angespannt in die traumasensible Yogastunde. Sie kam gerade von einem Mitarbeitergespräch, in dem sie viel negatives Feedback von ihrem Vorgesetzten bekommen hatte. Sie war sich sicher, nicht genug Leistung zu erbringen und völlig unterqualifiziert zu sein. Körperlich ausgelaugt und mit großen Selbstzweifeln belastet startete sie in die Yogastunde.

Die Praxis an dem Tag war für sie körperlich fordernd. Ich unterrichtete viele Standhaltungen, darunter auch die, die du im Folgenden finden wirst. Am Ende der Stunde war Sandra wie ausgewechselt: Sie war energiegeladen und regelrecht wütend. So hatte ich sie noch nie erlebt.

Einen Tag später schrieb sie mir eine Mail und erklärte: Die Wut habe nicht der Yogastunde gegolten, sondern wäre eigentlich die angemessene Emotion gegenüber ihrem Chef gewesen, die sie aber unterdrückt habe. Die kraftvolle Praxis hätte ihr den Zugang zu dieser Emotion und ihrer Kraft ermöglicht.

Ich weiß nicht, wie Sandras Geschichte an dieser Stelle weiterging. Doch in dem Moment, in dem wir in anstrengenden Situationen nicht innerlich kollabieren, sondern mit unserer eigenen natürlichen Kraft verbunden bleiben, haben wir mehr Handlungsfreiheit in unseren Reaktionen und können uns als selbstwirksam erleben.

Zwischen Anspannung und Entspannung die eigene Kraft finden

In den nun folgenden Standhaltungen stelle ich dir jeweils eine klassische Haltung sowie einige Variationen dazu vor. Die Variationen habe ich so gewählt, dass sie dich in folgenden Punkten unterstützen können:

- Dich mit deiner Kraft zu verbinden,
- die Intensität deiner Kraft zu variieren,
- den Wechsel zwischen Anspannung und Entspannung zu üben, um in der Folge
- der Entspannung näher zu kommen.

Hinweis zu den nun folgenden Standhaltungen

Am Anfang dieses Kapitels habe ich darauf hingewiesen, dass die Darstellung der Asanas so gedacht ist, dass du dir einzelne Asanas aussuchen kannst, die du üben möchtest. Auch kannst du dir selbst kleine Sequenzen zusammenstellen oder die Vorschläge in Kapitel 9 nutzen. Ich erwähne diesen Punkt an dieser Stelle nochmals explizit, da insbesondere die nun folgenden Standhaltungen körperlich fordernd sind. Es ist also nicht so gedacht, dass diese Asanas alle der Reihe nach geübt werden sollen. Ich zumindest wäre fix und fertig, wenn ich das tun würde. Meine Empfehlung ist, dass du dir, insbesondere bei diesem Kapitel, einzelne Übungen aussuchst und diese über einige Tage oder auch Wochen verteilt übst.

Halber Sonnengruß

Der halbe Sonnengruß besteht aus einer Abfolge bestimmter Asanas. Ich stelle ihn dir hier in einer leicht abgewandelten Variation vor. In dieser Version fällt es verhältnismäßig leichter, eine Orientierung im Raum zu behalten. Zudem kannst du die Abfolge auch mit dem Rücken an eine Wand gelehnt durchführen und so die Stabilität der Wand hinter dir nutzen.

Finde für diese Übungsabfolge zunächst einen stabilen, aufrechten Stand. ① Alternativ kannst du dich mit deinem Rücken an einer Wand anlehnen und mit den Füßen etwas von der Wand entfernt stehen.

Beginne, indem du in deiner Geschwindigkeit deine Arme so weit anhebst, wie du möchtest. ②

Dann beuge deine Knie, lehne dich mit langem Oberkörper nach vorne und bringe deine Hände auf deine Knie. ③

Als Nächstes drehe dich aus der Länge deines Oberkörpers nach rechts und hebe dabei deinen rechten Arm etwas an. ④

Komme wieder zurück zur Mitte und wechsle zur anderen Seite.

Sobald du deine Hände wieder auf deinen Knien hast, hebe dein Brustbein und komme in eine leichte Rückbeuge. ⑤

Im Anschluss gehe so weit in eine Vorbeuge, wie es für dich stimmig ist. Vielleicht lässt du dafür deine Hände auf deinen Beinen abgestützt, vielleicht lässt du sie auch zum Boden gleiten. Auf dem hierzu dargestellten Bild kannst du sehen, dass meine Knie in der Vorbeuge gebeugt sind. ⑥ Das hat den Vorteil, dass es leichter gelingen kann, das Becken zu kippen und so mit recht viel Länge im Rücken in die Vorbeuge überzugehen.

Wann immer du magst, richte dich im Oberkörper wieder auf, hebe nochmals deine Arme ⑦ und lasse sie abschließend sinken. ⑧

Traditionell wird in einer recht gleichbleibenden Geschwindigkeit durch die Übungen gegangen, doch das muss nicht sein. Falls du innerhalb dieser Abfolge an Stellen kommst, die dir guttun und wo du bleiben möchtest, dann mach das sehr gerne.

Übe diese Abfolge, so oft du möchtest.

Wenn du die Übung beendest, kann es abschließend eventuell noch interessant sein, für einige Momente an eine Wand gelehnt stehen zu bleiben. Dabei könntest du dich, ohne etwas zusätzlich zu tun, einfach anlehnen und möglicherweise die Stabilität der Wand, die dich hält, hinter dir wahrnehmen. Alternativ kannst du dich auch mit deiner Kraft verbinden und dich mit der Stärke in Beinen, Oberkörper und Armen kraftvoll an die Wand lehnen.

①

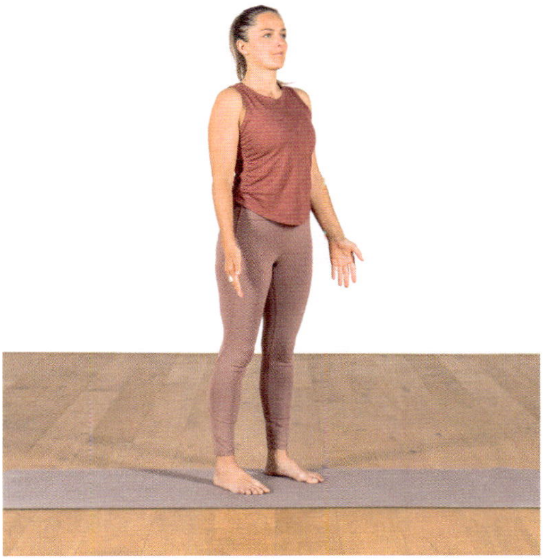

②

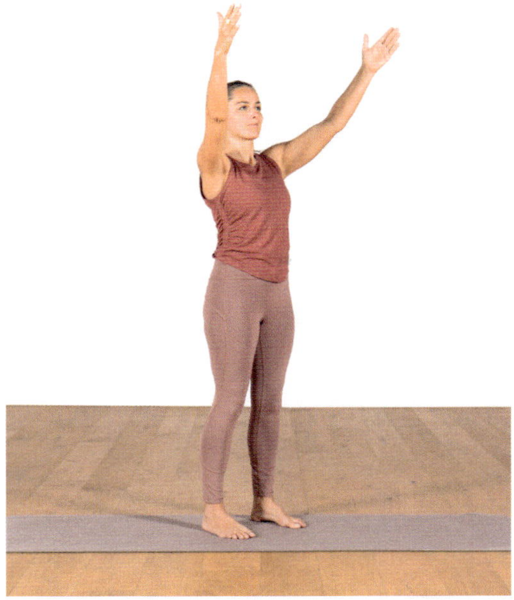

③

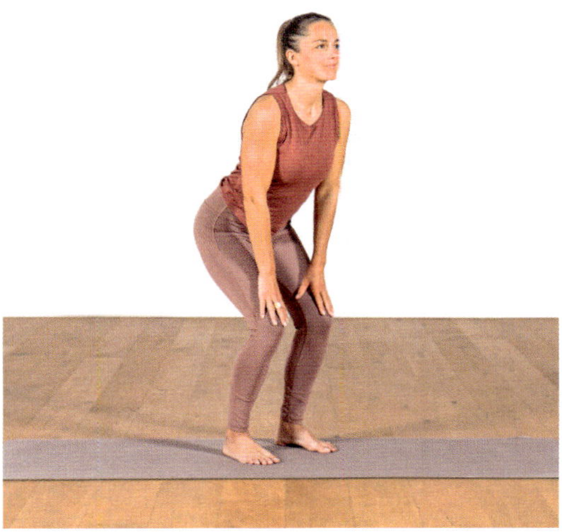

④

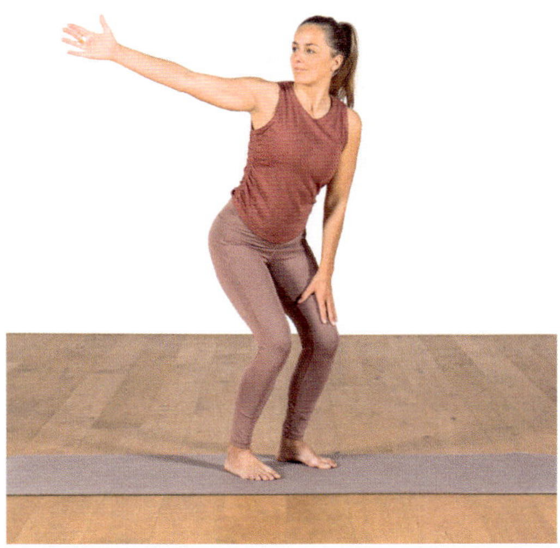

⑤

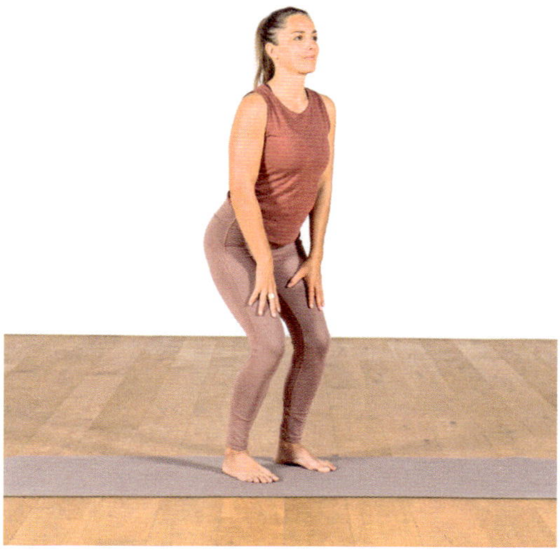

⑥

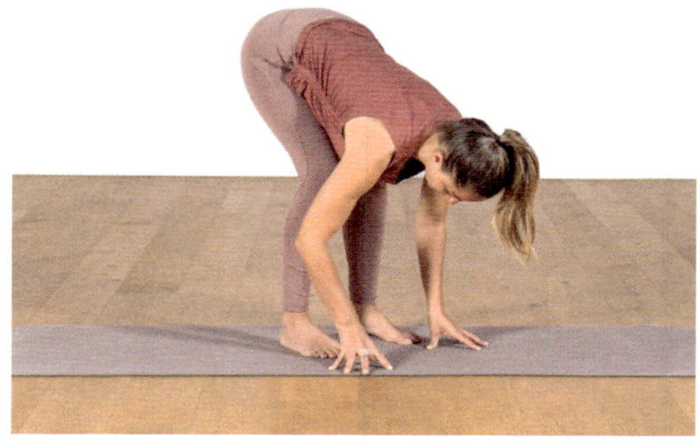

⑦

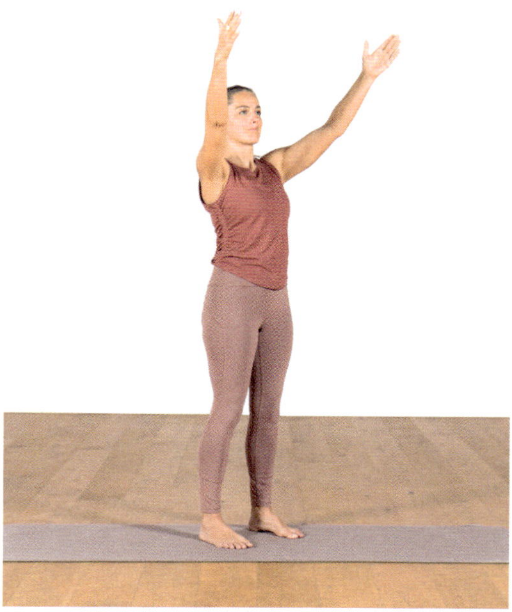

⑧

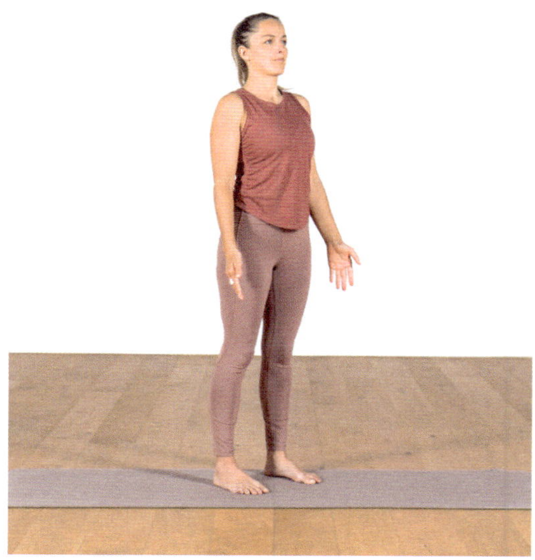

Wahlmöglichkeiten im halben Sonnengruß

Der halbe Sonnengruß eignet sich insbesondere durch sein Zusammenspiel aus mehreren Haltungen für eine Vielzahl von Variationen. Die Möglichkeit, mit deiner Geschwindigkeit zu variieren und auch länger an für dich wohltuenden Stellen zu bleiben, habe ich gerade bereits erwähnt.

Ein weiterer Aspekt, den du gut in Standhaltungen erforschen kannst, ist jener der Intensität. So kannst du auch die Kraft, mit der du durch die Bewegung gehst, ein bisschen variieren. Wenn du das erste Mal den halben Sonnengruß übst, merkst du vielleicht, dass du mit einer gewissen Intensität übst, die sich für dich am natürlichsten anfühlt. Falls du dich dafür entscheidest, diese Übung noch einige Male zu machen, beginne gerne, mit dieser Intensität zu spielen. Was kannst du tun, oder gerade auch nicht tun, um ein kleines bisschen weicher durch die Bewegung zu gehen? Wie veränderst du dich in der Bewegung, wenn du ein bisschen mehr Kraft aufbringst? Exploriere neugierig die unterschiedlichen Intensitäten, mit denen du dich durch den halben Sonnengruß bewegst.

Krieger 2

Komme für diese Übung in einen gegrätschten Stand. Einerseits kann der Stand großzügig sein, er sollte sich aber andererseits noch stabil anfühlen. Probiere gerne ein bisschen aus, bis du den für dich passenden Abstand zwischen deinen Füßen gefunden hast.
Drehe dann dein rechtes Bein 90 Grad aus. Beuge das Knie und lass es in Richtung deiner Zehen zeigen. Dabei solltest du es bis maximal über dein Fußgelenk bewegen. So kannst du dein Knie am besten schützen. Je tiefer du dein Knie beugst, desto stärkender ist die Haltung für deine Beine. Je gestreckter dein Bein ist, desto sanfter kann die Haltung sein. Finde für dich das passende Maß, sodass du zwar mit deiner Kraft in Verbindung bist, dich dabei aber nicht überforderst.
Dein Oberkörper kann aufrecht bleiben. Klassisch sind die Arme parallel zum Boden ausgebreitet. Wenn aber beispielsweise für deine Schultern eine andere Armhaltung besser ist, wähle gerne diese. Wenn du möchtest, kannst du in dieser klassischen Variante bleiben und, wann immer es für dich stimmig ist, zur zweiten Seite wechseln.

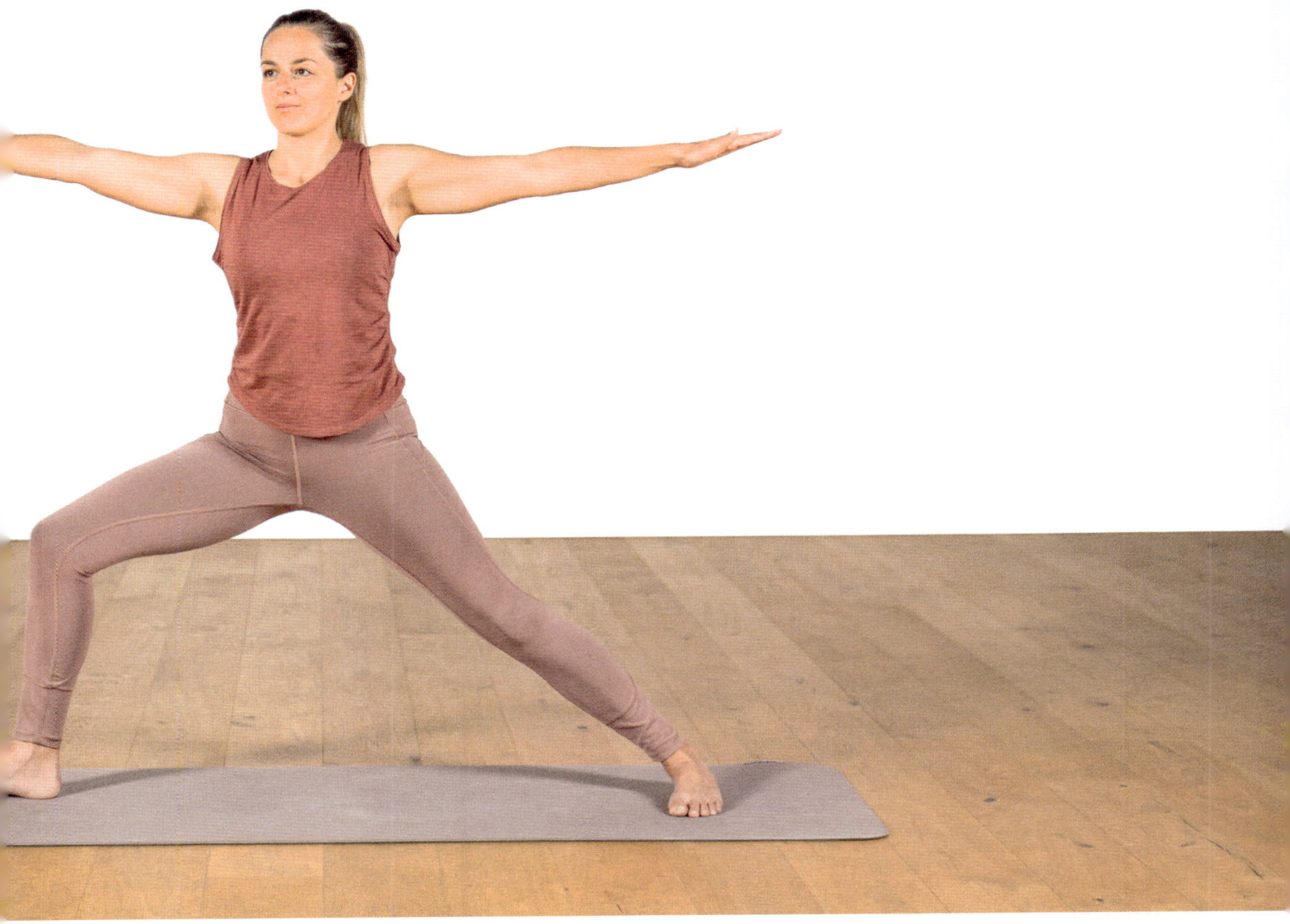

Wahlmöglichkeiten im Krieger 2

Für den Fall, dass du im Krieger 2 ein paar Variationen ausprobieren möchtest, stelle ich dir hier zwei vor:

Variante 1

Hebe einige Male die rechte Ferse an und schiebe sie dann kraftvoll in die Matte. Variiere mit unterschiedlichen Geschwindigkeiten, mit denen du deine Ferse in die Matte schiebst. Bei welcher Geschwindigkeit erlebst du dich am meisten in deiner Kraft? Wenn du möchtest, kannst du erforschen, wo diese Kraft herkommt. Kommt sie aus der Ferse oder beginnt sie vielleicht schon weiter oben im Bein oder im Körperzentrum? Es gibt hier kein Richtig oder Falsch.
Beende die Übung, wann immer du möchtest, doch idealerweise, bevor du ermüdest.

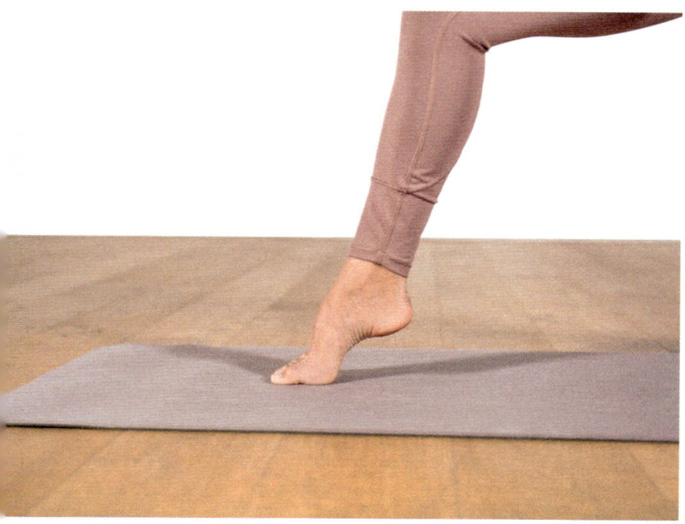

Variante 2

Beuge und strecke im Krieger 2 einige Male dein vorderes Bein.
Bewege dabei deine Arme ganz frei. Das Schultergelenk ist das beweglichste Gelenk deines Körpers. Erforsche, welche Bewegungen mit deinen Armen möglich sind. Vielleicht entdeckst du sogar Bewegungen, die du davor noch nie gemacht hast.
Wenn du möchtest, variiere zudem mit der Kraft, mit der du deine Arme hebst und senkst. Du kannst dir dafür eine Skala zwischen 10 (maximale Kraft) und 1 (maximale Weichheit) in deiner Bewegung vorstellen. Was kannst du tun, um dich ein kleines bisschen kraftvoller beziehungsweise weicher zu bewegen? Versuche, möglichst viele Zahlen innerhalb der Intensitätsskala, mit der du durch die Bewegung gehst, zu erleben.
Übe auch diese Variation nur so lange, wie es für dich passend ist. Wann immer du in deiner Zeit die erste Seite beendet hast, wechsle zur zweiten.

Wofür diese Variante zusätzlich gut ist

Das Ausprobieren von neuen Bewegungsformen kann uns helfen, neugierig zu erforschen und dabei präsent zu bleiben. Du entdeckst vermutlich nicht nur neue Bewegungen, sondern merkst auch, welche Art der

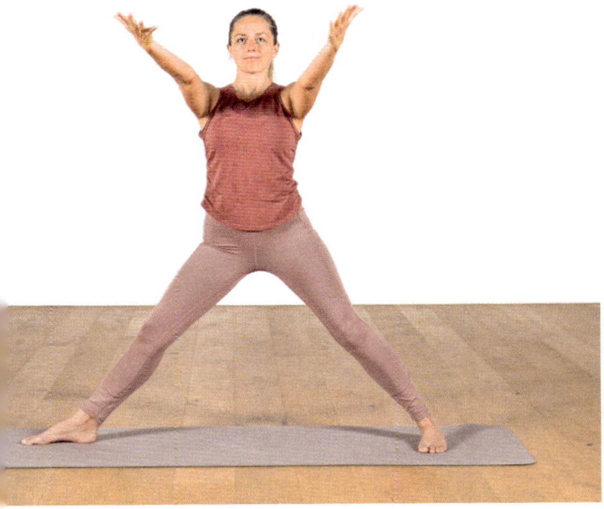

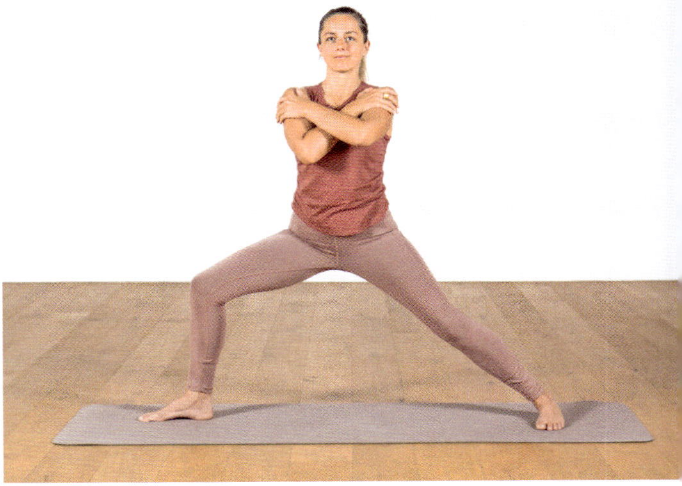

Bewegung für dich gerade am stimmigsten ist. So kannst du auf den Fotos sehen, dass ich meine Arme einmal beispielsweise aktiv gehoben habe und sie das andere Mal nah am Körper halte. Wie ist es bei dir? Ist es für dich gerade passender, mit den Armen große Bewegungen zu finden, oder eher, sie nahe am Körper zu halten. Zudem kann dieses Ausprobieren und vielleicht auch Entdecken von ganz neuen Bewegungen dabei unterstützen, den Körper (wieder) als den eigenen wahrzunehmen.

Nachdem du beide Seiten geübt hast, finde in die Berghaltung zurück. Diese Übung eignet sich gut als Grundhaltung, zu der du immer wieder, wenn du möchtest, zwischen den einzelnen Standhaltungen zurückkehren kannst.

Du kannst das ruhige Stehen in der Berghaltung nutzen, um der vorherigen Haltung nachzuspüren. Denn diese Übergänge zwischen aktiven Haltungen und einem ruhigen Stehen eignen sich gut, um das eigene Körpererleben zu schulen. Vielleicht spürst du beispielsweise in deinen Beinen eine gewisse Wärme, ein Kribbeln oder auch ein Nachlassen der vorher notwendigen Kraft. Vielleicht spürst du auch ein Lösen in deiner Rückenmuskulatur oder eine Veränderung in deinen Armen. Möglicherweise spürst du auch etwas ganz anderes oder auch nichts. All das ist okay. Übe dich, wenn du möchtest, darin, neugierig in deiner Wahrnehmung zu sein und die Beobachterperspektive zu trainieren.

Dreieck am Stuhl

Habe für das Üben des Dreiecks einen Stuhl so in deiner Nähe ausgerichtet, dass die Lehne des Stuhls zu dir zeigt. Komme wieder in einen großzügigen und stabilen gegrätschten Stand. Hierbei ist der rechte Fuß ganz nah am Stuhl.

Drehe das rechte Bein 90 Grad aus. In dieser Übung sind klassisch beide Beine gestreckt. Solltest du jedoch merken, dass es gerade für das Knie deines ausgedrehten Beins angenehmer ist, wenn es leicht gebeugt ist, dann mach das gerne.

Lehne dich als Nächstes aus der rechten Hüfte mit deinem Oberkörper über dein rechtes Bein. Du kannst nun deinen rechten Unterarm oder deine rechte Hand auf der Stuhllehne ablegen. Alternativ kannst du dich mit deiner rechten Hand auch weiter unten auf der Sitzfläche abstützen. Auch hier ist es dir überlassen, ob du dich lieber mit deiner Hand oder deinem Unterarm abstützt. Was erlebst du als passender? Vielleicht möchtest du beides ausprobieren und dich dann entscheiden.

Deine linke Hand kann an deiner linken Hüfte sein oder du kannst deinen linken Arm nach oben ausstrecken.

Bleibe in dieser Übung so lange, wie es für dich passend ist. Wenn du ein paar Variationen ausprobieren magst, schlage ich dir folgende vor:

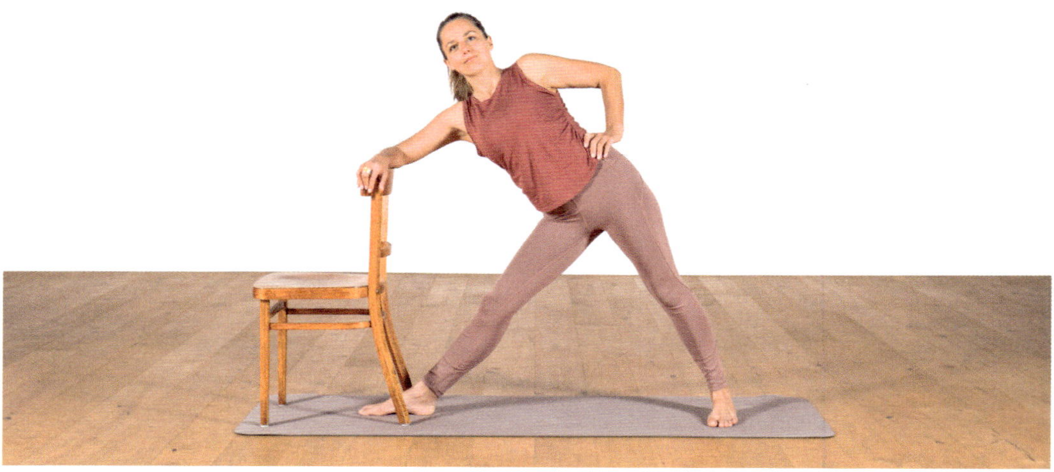

Wahlmöglichkeiten für das Dreieck am Stuhl

Variante 1

Wenn du möchtest, hebe und senke einige Male die Zehen deines rechten Fußes. Dabei aktivieren sich die Muskeln deines Fußes sowie die rechte Beinvorderseite. Vielleicht kannst du eine Veränderung in der Aktivität deiner Fuß- und Beinmuskeln während des Hebens und Senkens deiner Zehen wahrnehmen. Beende diese Variation, wann immer es für dich stimmig ist.

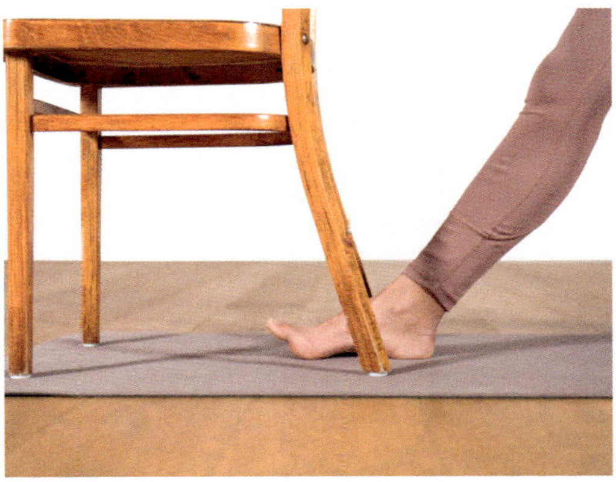

Variante 2

Übe die Haltung dynamisch, indem du dich immer wieder im Oberkörper aufrichtest und deinen rechten Arm anhebst und dich dann erneut nach rechts lehnst und die rechte Hand oder den Arm ablegst. Wenn es für dich passend ist, folge dabei mit deinem Blick der Bewegung deines rechten Arms.
Auch hier kann es gut sein, dass es eine gewisse Intensität in der Bewegung gibt, die für dich am natürlichsten ist. Wenn du magst, beginne auch hier wieder, in der Intensität, mit der du durch die Bewegung gehst, zwischen Weichheit und Kraft zu variieren.

Wofür diese Variante zusätzlich gut ist

Eine Haltung in Bewegung statt statisch zu üben, kann dir dabei helfen, präsent zu bleiben. Denn durch die kleinen Veränderungen gibt es quasi immer etwas zu tun, und der Geist schaltet in der Regel nicht so schnell auf Autopilot. Zudem kann es das Körperbewusstsein stärken, mit dem Blick der Bewegung zu folgen.

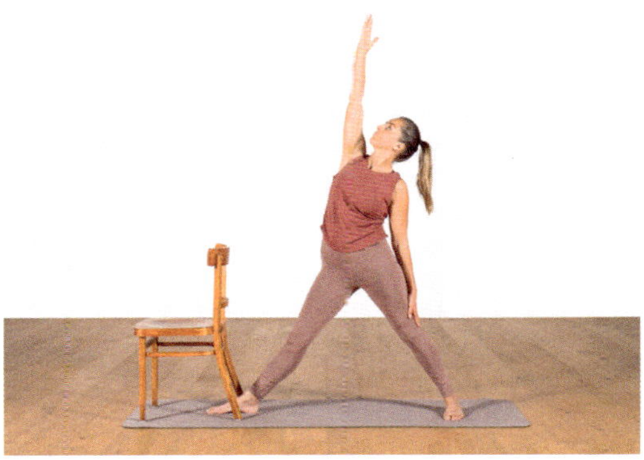

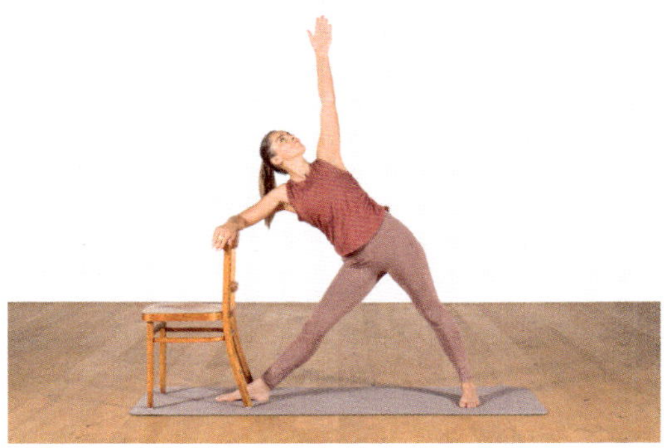

Stuhlhaltung

Auch der Stuhl ist eine kraftvolle Standhaltung. Wenn du dieses Asana üben möchtest, finde zunächst in einen stabilen Stand. Entscheide, wie bei der Berghaltung auch, ob du die Füße geschlossen hast oder sie circa hüftweit auseinanderstehen.

Als Nächstes beuge deine Knie so, als würdest du dich auf einen Stuhl setzen. Das heißt, dass das Gesäß mehr nach hinten geht, als dass sich die Knie nach vorne bewegen. Diese Ausrichtung hilft, um deinen Rücken in seiner Länge und deine Wirbelsäule dadurch geschützt zu halten. Lass deine Knie in Richtung deiner Zehen zeigen, sodass deine Kniegelenke ebenfalls geschützt sind. Entscheide auch hier abhängig von der Intensität, die du in deiner Muskulatur erleben möchtest, wie tief du deine Knie beugst und ob du deine Arme klassisch nach oben ausrichten oder du eine andere Variante einnehmen möchtest.

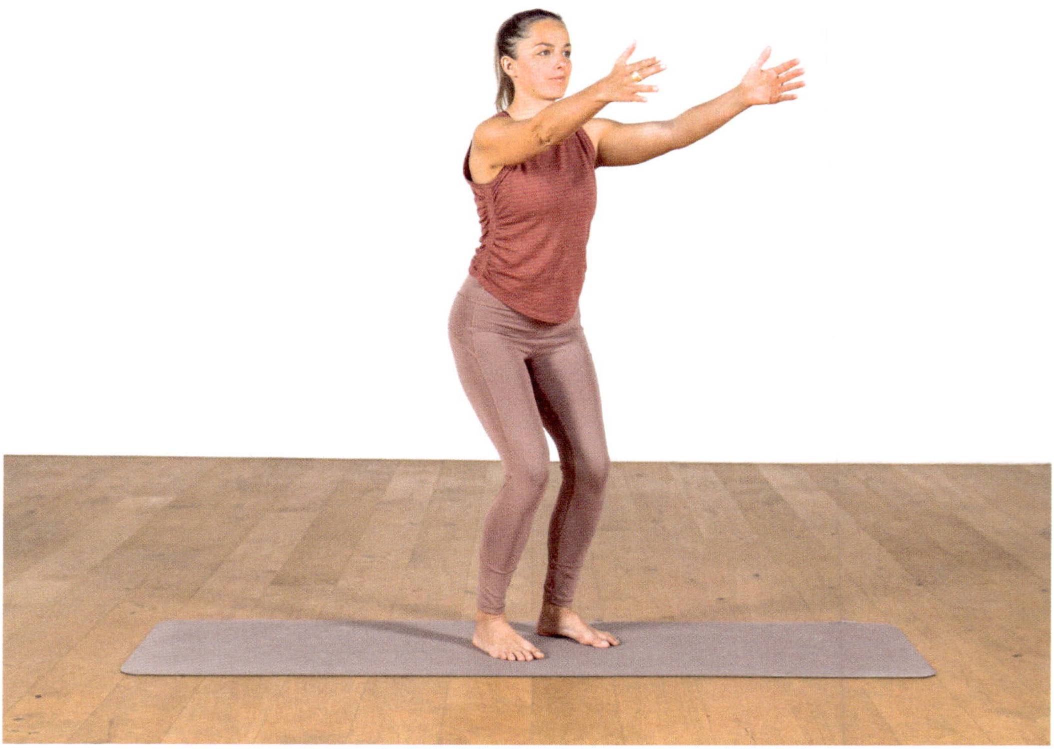

Wahlmöglichkeiten für die Stuhlhaltung

Variante 1

Falls du noch mehr mit der Kraft in deinen Beinen experimentieren möchtest, kannst du Folgendes tun: Lass deine Füße genau da, wo sie sind, aber beginne, im Wechsel gefühlt die Füße auseinanderzuziehen und zueinanderzuschieben.

Finde für dich auch wieder ein passendes Maß in der Intensität. Übe die Haltung also so, dass du innerhalb deines *Komfort- oder Wachstumsbereichs* (siehe S. 59) bist. Entscheide, wann es für dich ein stimmiger Zeitpunkt ist, um die Haltung wieder zu lösen.

Variante 2

In diesem Asana gibt es viele Möglichkeiten dazu, was du mit deinen Armen machen kannst. Eine Variation, in der du auch mit der Kraft in deinen Armen in Kontakt kommen kannst, besteht darin, die Handflächen aufeinanderzulegen. Die Handflächen können sich sanft berühren, wofür du so gut wie keine Kraft benötigst, oder du kannst die Handflächen kraftvoll zusammenpressen. Exploriere neugierig mit dem Wechsel zwischen Kraftaufbau und -abbau. Vermutlich wirst du die Veränderungen nicht nur in der Kraft in deinen Händen, sondern auch in deinen Armen und vielleicht sogar in deiner Rücken- und Bauchmuskulatur spüren.

Beobachte neugierig, was du erleben kannst, und löse die Haltung dann in deiner Zeit.

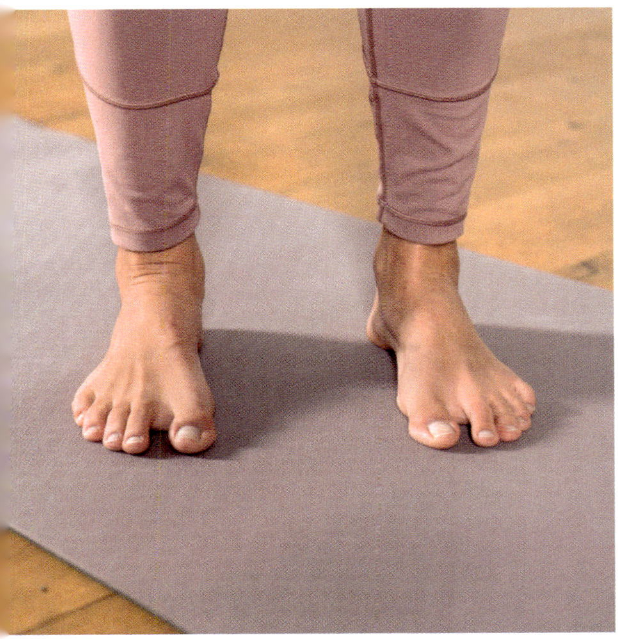

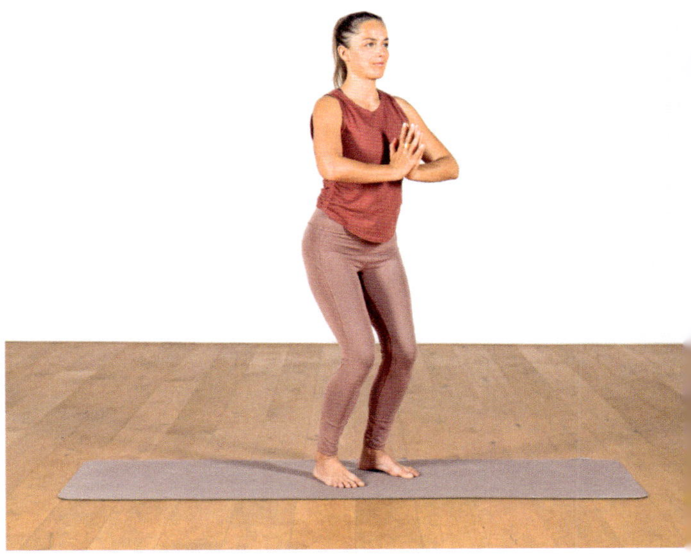

Hoher Ausfallschritt am Stuhl

Diese Haltung lässt sich gut eigenständig oder auch mit Unterstützung eines Stuhls praktizieren. Falls du dich dafür entscheidest, einen Stuhl zu nutzen, stehe zunächst nah an der Lehne des Stuhls und stütze dich mit den Händen auf ihr ab.

Beuge dann deine Knie und setze deinen linken Fuß einen großen Schritt zurück. Wähle auch hier den Abstand zwischen deinen Füßen so, dass der Schritt großzügig ist, sich aber noch verhältnismäßig stabil anfühlt. Wenn du zudem deinen linken Fuß nicht direkt hinter deinen rechten stellst, sondern ihn ein bisschen weiter links platzierst, gewinnt der Stand weiter an Stabilität. Lass dein rechtes Knie gerade nach vorne zu deinen Zehen zeigen. Sollte sich die Haltung unangenehm für deinen unteren Rücken anfühlen, beuge dein hinteres Knie leicht, sodass dein unterer Rücken an Länge gewinnt.

Entscheide für dich, ob du deine Arme anheben möchtest oder nicht und wann du die Haltung auf der einen Seite löst und zur anderen Seite wechselst.

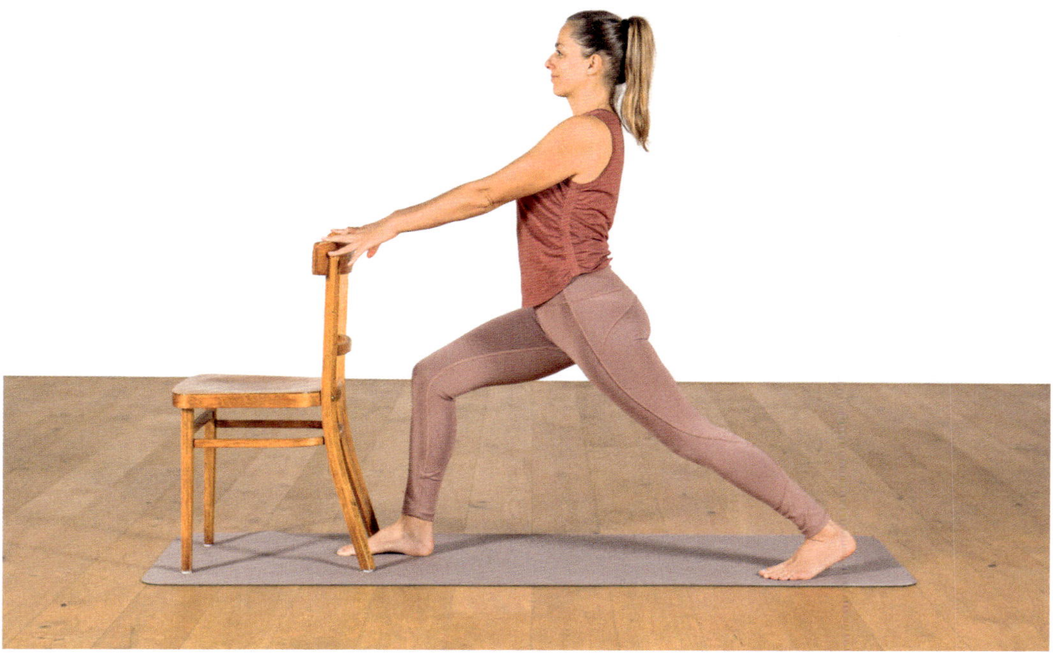

Wahlmöglichkeiten für den hohen Ausfallschritt am Stuhl

Variante 1

Falls du auch in dieser Haltung noch mehr mit der Kraft in deinen Beinen experimentieren möchtest, probiere Folgendes: Beuge und strecke im Wechsel dein vorderes Bein. Schiebe jedes Mal, wenn du das Bein streckst, kraftvoll deine vordere Ferse nach unten und ziehe die Innenseite deiner Beine gefühlt zueinander. So kannst du dich zum einen mit deiner Kraft verbinden und gleichzeitig deine Balance in der Haltung unterstützen. Bringe jedes Mal, wenn du dein vorderes Knie wieder beugst, mehr Weichheit in die Bewegung.

Wenn du zudem Lust hast, deine Arme mit in die Bewegung einzuladen, kannst du sie ganz frei bewegen. Vielleicht entdeckst du auch hier neue Bewegungsformen oder findest für dich stimmige Armhaltungen.

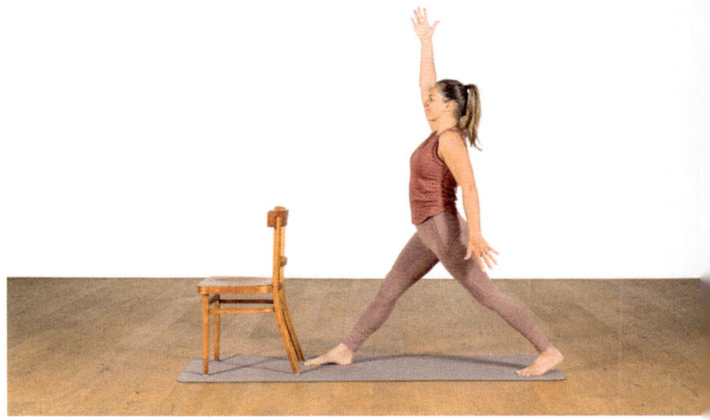

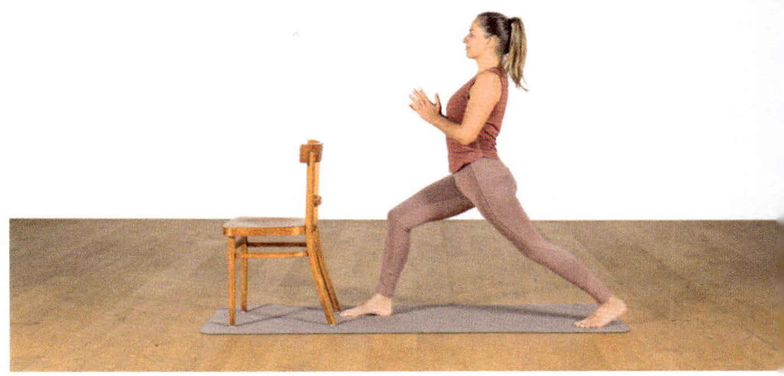

Variante 2

Solltest du jetzt, am Ende von vielleicht einer ganzen Reihe von Standhaltungen, ahnen, dass dich die kraftvollen Übungen mit der Zeit erschöpfen, beende jederzeit oder übe eine mildere Variante. Bringe dafür dein hinteres Knie zur Matte. Du kannst dich auch hier aus der vorderen Ferse herausschieben und dich im Oberkörper aufrichten. Oder du lässt dich in die Haltung hineinsinken und stützt dich mit deinen Unterarmen auf dem vorderen Oberschenkel ab.

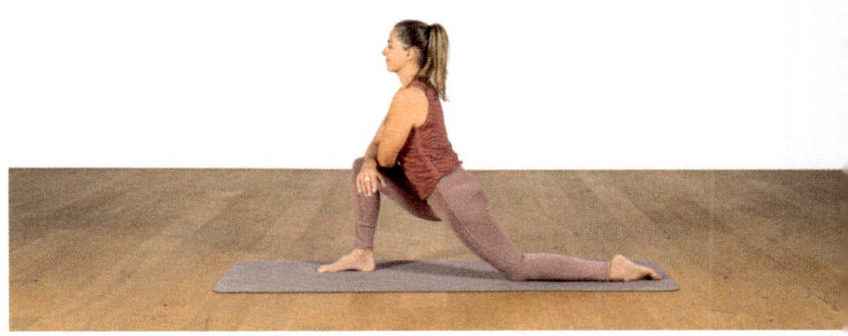

Herabschauender Hund am Stuhl

Stelle dich für diese Haltung zunächst nah an die Lehne deines Stuhls und lege deine Hände mindestens schulterbreit darauf ab.
Laufe mit deinen Füßen zurück und halte deinen Oberkörper dabei lang ausgerichtet. Halte dein Becken unabhängig davon, wie weit du mit deinen Füßen zurückgehen möchtest, ungefähr über deinen Füßen. Denn so ist die Übung am stabilsten und die Gefahr, dass der Stuhl wegrutschen könnte, am geringsten. Um ganz sicher zu sein, dass der Stuhl sich nicht bewegt, könntest du ihn zudem an eine Wand stellen.

Wenn du die Übung so wie auf dem Bild dargestellt übst, sind Arme und Oberkörper ungefähr in einer langen Linie. Um dies zu erreichen und nicht im unteren Rücken rund zu werden, kann es unterstützend sein, die Knie etwas zu beugen. Alternativ kannst du dich natürlich auch dafür entscheiden, die Füße weiter vorne zu platzieren. Entsprechend ist der Oberkörper dann etwas weiter aufgerichtet und du hast einen besseren Blick in den Raum. Auch in dieser Variante sollte der Rücken in seiner natürlichen Länge bleiben.

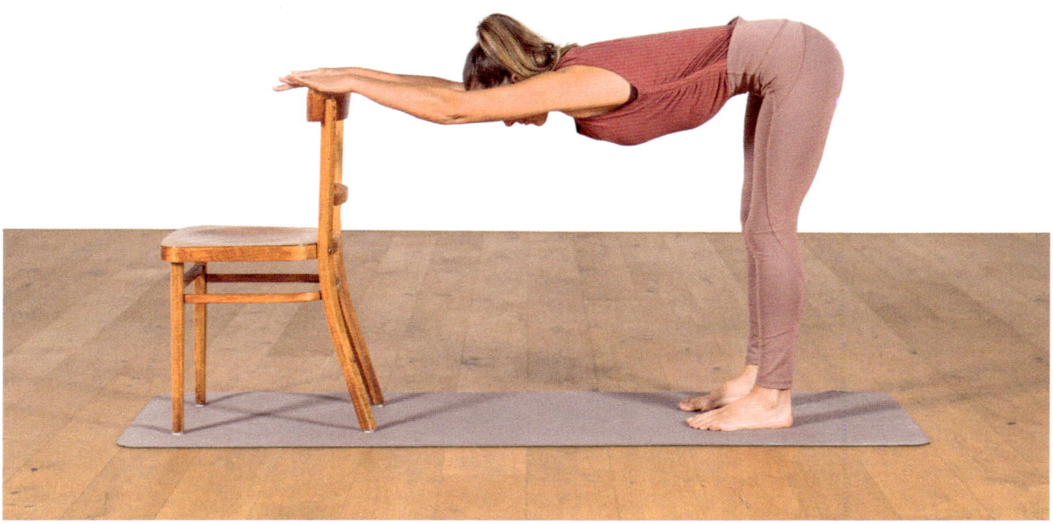

Balancehaltungen: fokussiert und balanciert

Die Balancehaltungen, die ich hier vorstellen möchte, werden ebenfalls im Stehen ausgeführt. Es gibt eine Reihe von guten Gründen, sie zu üben. Balanceübungen schulen unser Gleichgewicht und unsere Tiefenmuskulatur. Dabei ist das Gleichgewicht kein statischer Ort, an dem man felsenfest steht, sondern vielmehr ein Strom von konstanten kleinen Ausgleichsbewegungen. Wenn du beispielsweise auf einem Bein stehst und dich dabei auf das Fußgelenk deines Standbeins konzentrierst, wirst du vermutlich merken, wie dein Fußgelenk immer wieder minimale Ausgleichbewegungen macht, um dich in der Balance zu halten. Diese Fähigkeit beeindruckt mich immer wieder und liefert zudem eine interessante Parallele zu unseren Alltag: Unser Nervensystem checkt permanent Einflüsse und Veränderungen in unserer Umwelt und in uns und verhält sich dazu. Das Ziel dabei ist immer, wieder ein inneres Gleichgewicht, eine sogenannte Homöostase, herzustellen. Sind jedoch die Einflüsse zu groß oder auch traumatisch, wird die Fähigkeit zum inneren Gleichgewicht überschritten, und wir verlieren die Balance in unserem Leben.

In Balancehaltungen können wir also auf körperlicher Ebene unsere Fähigkeit trainieren, Ungleichgewicht auszugleichen. Dies ist eine Fähigkeit, die wie ein Muskel auch größer wird, je öfter wir sie üben.

Zudem schulen Balancehaltungen unsere Konzentration und Fokussierung. Für viele Menschen ist es in diesen Asanas hilfreich, sich einen Fokuspunkt zu suchen, auf den sie ihren Blick während des Übens richten. Auch den Geist immer wieder einzufangen kann sehr hilfreich sein, um das Gleichgewicht zu unterstützen.

Nach meiner Erfahrung gibt es nur wenige Haltungen, in denen man an sich selbst von Mal zu Mal so starke Veränderungen wahrnehmen kann wie in Balancehaltungen. An Tagen, an denen ich unkonzentriert bin und mir viele Dinge durch den Kopf gehen, fällt es mir sehr schwer, meine Balance in Asanas zu halten. Bin ich fokussiert und präsent, fällt es mir viel leichter.

Aufgrund dieser Punkte - der Notwendigkeit zur Fokussierung und der täglichen Schwankungen in der Fähigkeit, ein Gleichgewicht herzustellen - eignen sich Balancehaltungen meiner Meinung nach sehr gut, um sich in Achtsamkeit und einer wohlwollenden inneren Haltung zu üben.

Meine Tipps, um dich in den Balancehaltungen in Achtsamkeit und einer wohlwollenden inneren Haltung zu üben

- Finde bewusst eine unterstützende, innere Haltung für die folgenden Balancehaltungen. Dabei kann es hilfreich sein, dir im Umgang mit dir selbst eine Intention zu setzen beziehungsweise dir eine innere Haltung vorzunehmen. Folgende innere Haltungen können hilfreich sein, wenn sie sich für dich stimmig anfühlen:
  - Akzeptanz: die Intention, den Körper und seine heutigen Möglichkeiten so zu akzeptieren, wie sie sind. Manchmal wird Akzeptanz als etwas Negatives angesehen, da es gleichgesetzt wird damit, die Dinge einfach hinzunehmen oder sie gar gutzuheißen. Doch dem ist nicht so. Akzeptanz heißt lediglich, erst einmal anzunehmen, dass die Dinge gerade so sind, wie sie jetzt sind. Denn erst durch die Akzeptanz haben wir im nächsten Schritt die Möglichkeit, auf das, was ist, Einfluss zu nehmen und es zu verändern.
  - Freundlichkeit: die Intention, mit sich selbst oder auch einzelnen Körperbereichen freundlich umzugehen.
  - Dankbarkeit: die Intention, dankbar für das zu sein, was jetzt im Moment an Möglichkeiten da ist. Hierbei muss sich Dankbarkeit nicht auf etwas Großes beziehen, sondern kann ganz auf den Augenblick gerichtet sein. Das kann beispielsweise Dankbarkeit dafür sein, jetzt die Möglichkeit zu haben, Yoga zu praktizieren.

- Finde, sobald du in die einzelnen Haltungen gehst, einen Fokuspunkt, wo du deinen Blick ruhen lässt. Im Yoga wird dieser fokussierte Blick »Drishti« genannt, und es wird davon ausgegangen, dass dieser nicht nur die Balance unterstützt, sondern auch die Konzentration im Geist schult.

- Wenn du in Balancehaltungen wackelst, dann gehe freundlich mit dir um: Werde dir bewusst, dass das nicht nur völlig normal ist, sondern auch äußerst hilfreich. Denn es ist das Bestreben deines Körpers, dich in deinem Gleichgewicht zu unterstützen.

- Wenn du die Balance verlierst und aus der Haltung kippst, werde dir bewusst, dass auch das völlig normal ist. Wir alle verlieren mal das Gleichgewicht, und so ist es nicht entscheidend, *ob* wir es verlieren, sondern *wie* wir mit uns umgehen, wenn es passiert.

- Wenn du merkst, dass dir die Balancehaltungen beispielsweise heute nicht so gut gelingen wie gestern, dann kann es sein, dass sich ein innerer Kritiker gleich doppelt eingeladen fühlt, sich zu Wort zu melden: zum einen deswegen, weil die Balance heute nicht so gut gelingt. Und zum anderen dafür, überhaupt zu vergleichen, wenn das Vergleichen nach Meinung des inneren Kritikers falsch ist und im Yoga nichts verloren hat. Sollte das der Fall sein, dann mache dir bewusst: Sich zu vergleichen ist völlig normal, und wir tun es alle. Genauso erleben wir alle täglich Veränderungen und Schwankungen.

- Wann immer du merkst, dass du deine unterstützende innere Haltung verloren hast, nimm dir einen Moment, um zu ihr zurückzukehren.

Der freundliche innere Dialog

Du möchtest mehr darüber erfahren, wie du einen freundlicheren inneren Dialog mit dir entwickeln kannst? Dann kann ich dir die Bücher von Kristin Neff empfehlen.

Die Psychologieprofessorin hat Pionierarbeit in der Erforschung von Selbstmitgefühl geleistet. Sie geht davon aus, dass Selbstmitgefühl aus drei Komponenten besteht. Alle drei können wir mit Yoga, und gerade hier in den Balancehaltungen, üben:

1. Freundlichkeit (mit sich selbst oder auch einzelnen Körperbereichen)
2. geteilte Menschlichkeit (d.h. das Verständnis, dass es anderen auch so oder so ähnlich geht)
3. Achtsamkeit (z.B. durch die bewusste Fokussierung des Blicks)

Besonders bei Balancehaltungen gehen Achtsamkeit und eine wohlwollende innere Haltung Hand in Hand: Beide sind wichtig, um uns in unserem Gleichgewicht zu unterstützen.

Baum

Verlagere für dieses Asana dein Gewicht auf deinen rechten Fuß. Beuge dein linkes Knie und setze den Fuß, gerne mit Unterstützung deiner Hände, an die Innenseite deines rechten Beins. Das kann unter- oder oberhalb des Knies sein, nur nicht direkt auf dem Kniegelenk selbst. Auch kannst du die Zehen deines linken Fußes am Boden lassen, wenn dir das die nötige Stabilität für die Haltung gibt. Vermutlich ist die Haltung ein bisschen wackelig, was auch völlig normal ist. Jeder gesunde Baum bewegt sich schließlich ein bisschen hin und her.

In dieser Haltung kannst du die Hände vor deinem Brustraum zueinander bringen (in der klassischen sogenannten Namaste-Geste) oder auch eine andere Variation für deine Arme finden, sollte das für dich stimmiger sein. Auch kannst du einen Stuhl oder eine Wand als Stabilität gebende Unterstützung mit dazu nehmen. Entscheide für dich, wie lange du in der Haltung bleibst, bevor du den linken Fuß wieder zum Boden bringst und zur zweiten Seite wechselst.

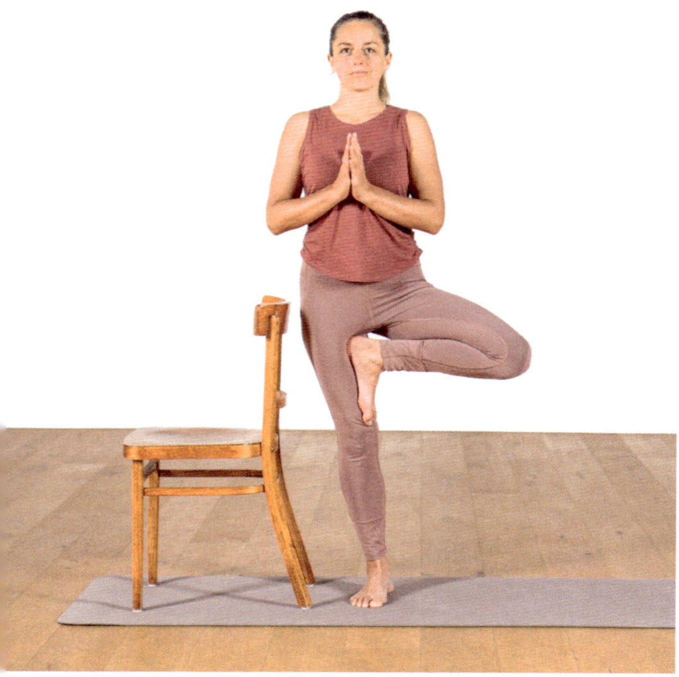

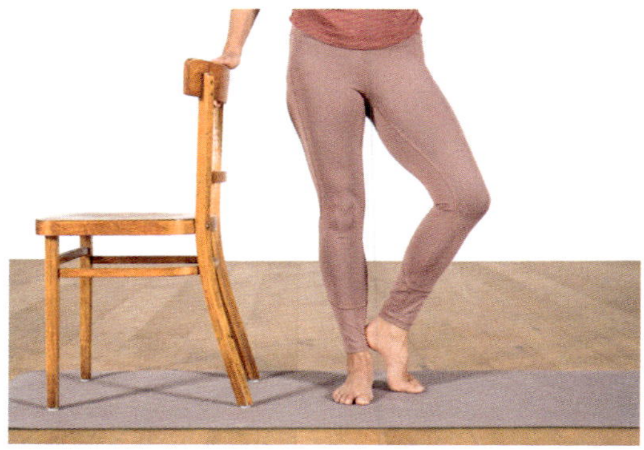

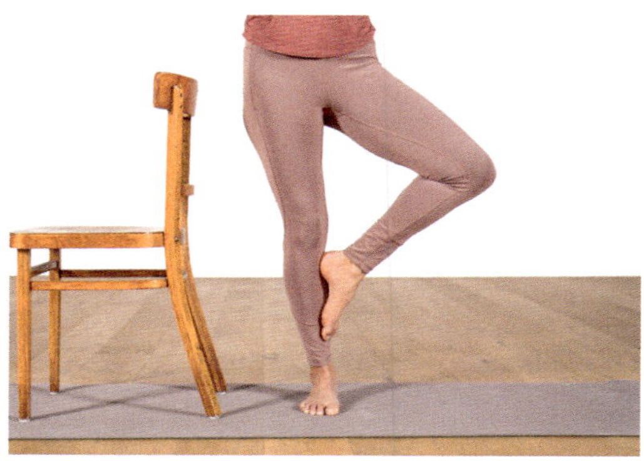

Seiltänzerin

Setze in dieser Haltung die Füße direkt voreinander (als würdest du auf einem Seil balancieren), sodass die Zehen des einen Fußes die Ferse des anderen berühren. Wenn du möchtest, strecke als Unterstützung für deine Balance deine Arme weit zu den Seiten aus, ganz so, wie es eine Seiltänzerin machen würde. Auch kannst du deine Beine mit etwas Kraft zueinanderschieben, was zudem das Balancehalten erleichtern kann.

Du kannst in dieser Haltung bleiben oder auch einige Schritte wie auf einem Seil gehen. Solltest du merken, dass sich die Übung für dich heute sehr instabil anfühlt, könntest du die Füße auch mit etwas Abstand zueinander platzieren, so als würdest du auf zwei Seilen balancieren, die nahe beieinanderliegen.

Sollte dir die Balance heute sehr leichtfallen, kannst du auch ausprobieren, einige Schritte rückwärtszugehen.

Beende die Übung, wann immer du möchtest.

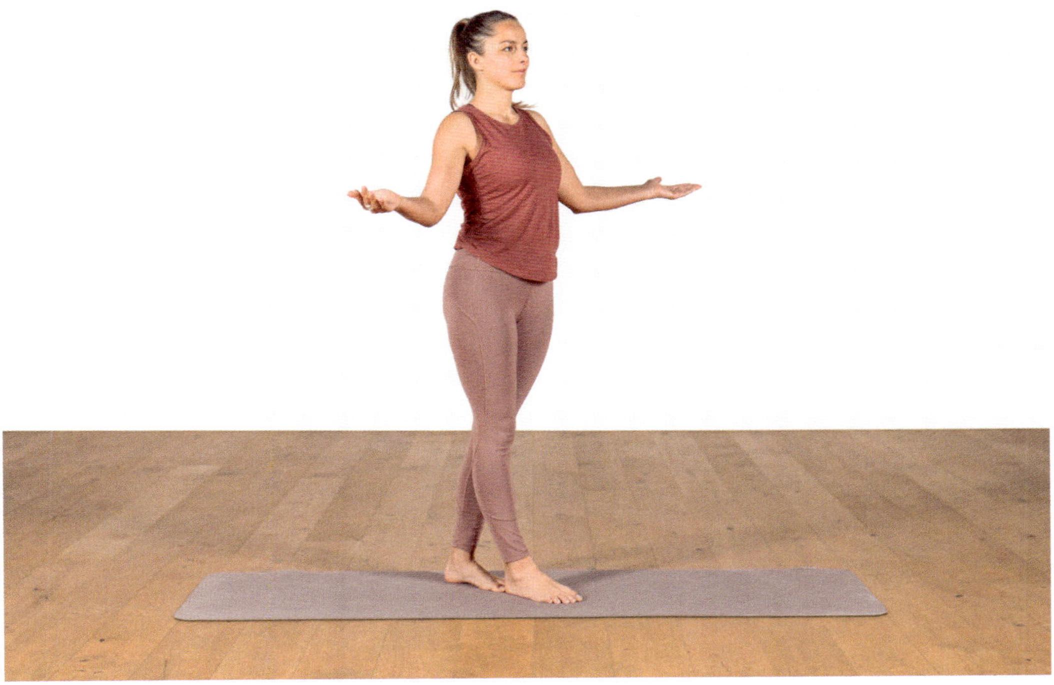

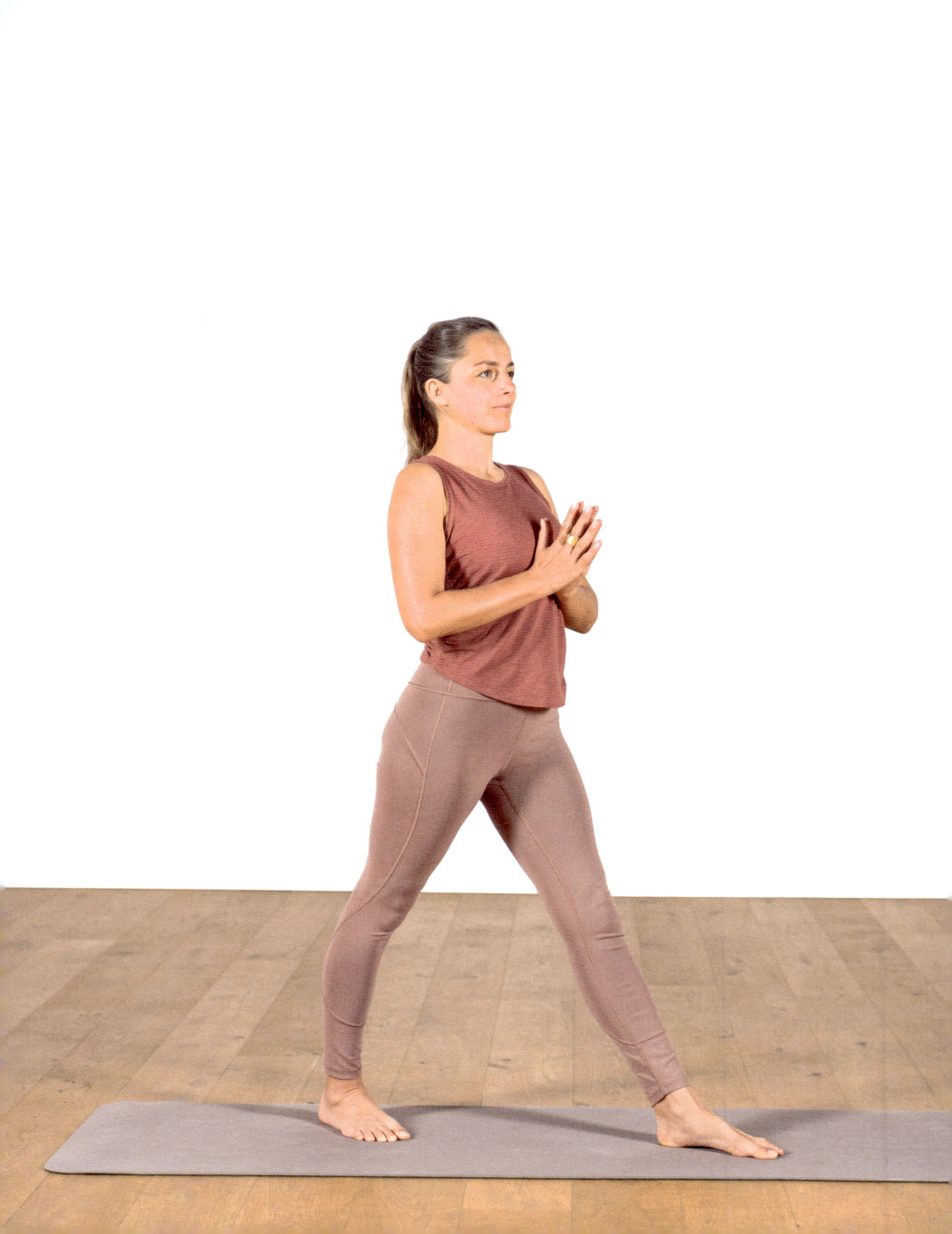

Krieger 3

Ich möchte dir diese eigentlich statische Haltung in einer Variation zeigen, die ein Wechselspiel zwischen Stabilität und Balance sowie zwischen Kräftigung und Dehnung beinhaltet.

Komm für diese Übung in einen Ausfallschritt, bei dem der linke Fuß vorne und der rechte Fuß hinten steht.

Verlagere dein Gewicht mehr auf deinen vorderen Fuß, bis das hintere Bein immer weniger Kontakt zum Boden hat und sich, wenn du möchtest, vom Boden abhebt.

Lehne deinen Oberkörper so weit nach vorne, wie es für dich passend ist.

Setze den rechten Fuß in deiner Zeit wieder da ab, wo er gerade stand. Verlagere dann dein Gewicht mehr nach hinten, in dein rechtes Bein.

Wenn du die Balancehaltung in dieser Dynamik übst, merkst du vielleicht, wie das vordere Bein gekräftigt wird, wenn du dein Gewicht nach vorne verlagerst. Je nachdem, wie groß der Schritt ist, den du gewählt hast, spürst du auch jedes Mal eine Dehnung in der rechten Beinrückseite, wenn du den rechten Fuß abstellst und dein Gewicht nach hinten verlagerst. Auch hier hast du mehrere Möglichkeiten, was du mit deinen Armen machen kannst. Vielleicht hältst du sie nah am Körper, vielleicht magst du sie, wie in der Übung davor, zu den Seiten ausstrecken. Entscheide zudem, wie weit du deinen Oberkörper nach vorne lehnen möchtest und wie weit du dein hinteres Bein anheben magst.

Wenn du die erste Seite geübt hast, wechsle in deiner Zeit zur zweiten.

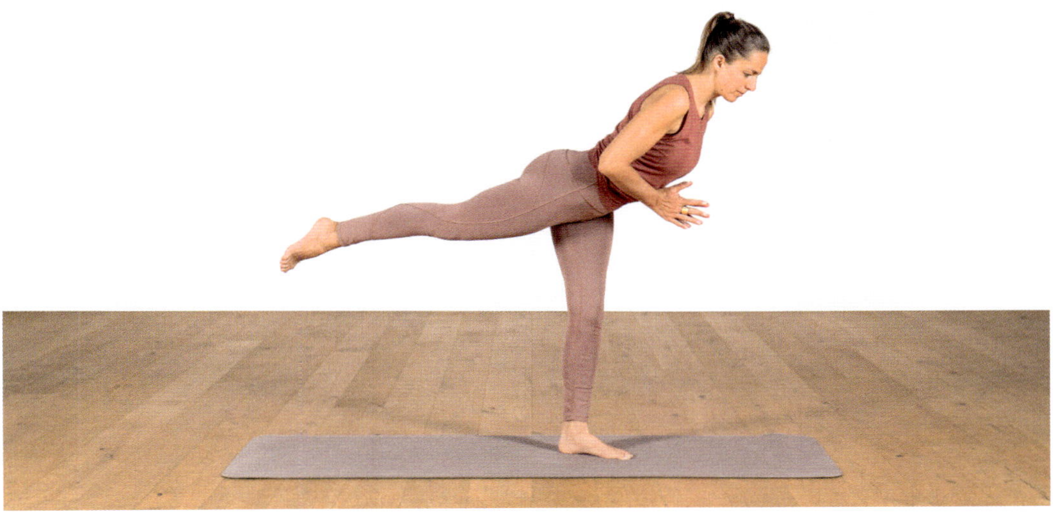

Der gedrehte Baum – eine balancierende Abfolge

Diese Abfolge steht bewusst am Ende der Standhaltungen. Denn hier werden ein paar balancierende Übungen aneinandergereiht. Übe diese kleine Sequenz also am besten dann, wenn du dich in den vorherigen Standhaltungen verhältnismäßig stabil fühlst. Auch kannst du diese Abfolge in kleinere Segmente unterteilen, immer wieder unterbrechen und mit beiden Füßen fest auf dem Boden stehen.

Verlagere für diese Abfolge zunächst dein Gewicht auf deinen linken Fuß.
Hebe das rechte Bein an, umarme das Knie und ziehe es so zu dir heran. ① Greife dann in deine Kniekehle und strecke das Bein so weit, wie es dir mit aufgerichtetem Oberkörper gut möglich ist. ② Wenn du das Knie wieder beugst, achte nochmals auf deine Aufrichtung.
Drehe dich dann aus dieser Aufrichtung heraus nach rechts und nimm deinen rechten Arm, wenn du möchtest, mit in die Bewegung. ③ Diese Drehhaltung eignet sich auch gut, um mit Unterstützung eines Stuhls geübt zu werden. ④ Sobald du dich wieder zur Mitte drehst, setze deinen rechten Fuß wieder ab.
Möglicherweise magst du für einige Momente in der stabilen Berghaltung stehen, bevor du zur zweiten Seite wechselst.

Noch ein Hinweis zu Balancehaltungen
Balanceübungen eignen sich auch gut für den Alltag. So kann man beispielsweise beim Warten an der Supermarktkasse auf einem Fuß balancieren oder sich darin üben, sich immer mal wieder beim Stehen im Bus oder in der Bahn nicht festzuhalten.
Gleichzeitig können sehr viele aneinandergereihte Balancehaltungen dazu führen, dass man sich mit der Zeit eher instabiler fühlt. Wenn dir also Balancehaltungen guttun und du sie ausgiebig üben möchtest, wäre mein Tipp, dass du dazwischen immer wieder sehr stabile Haltungen, wie die Berghaltung oder die Stuhlhaltung, als Ausgleich übst.

①

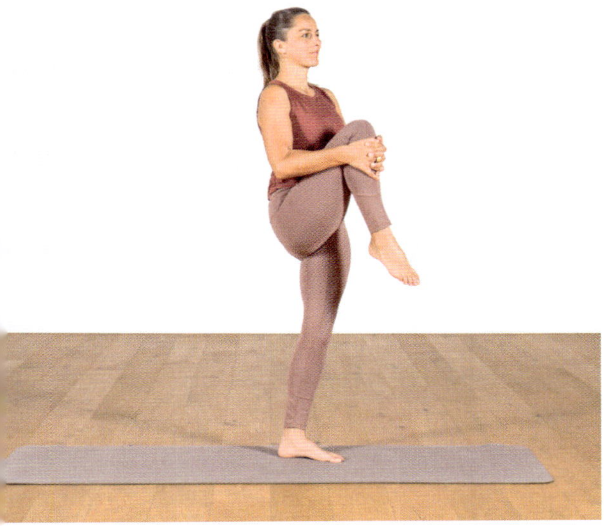

②

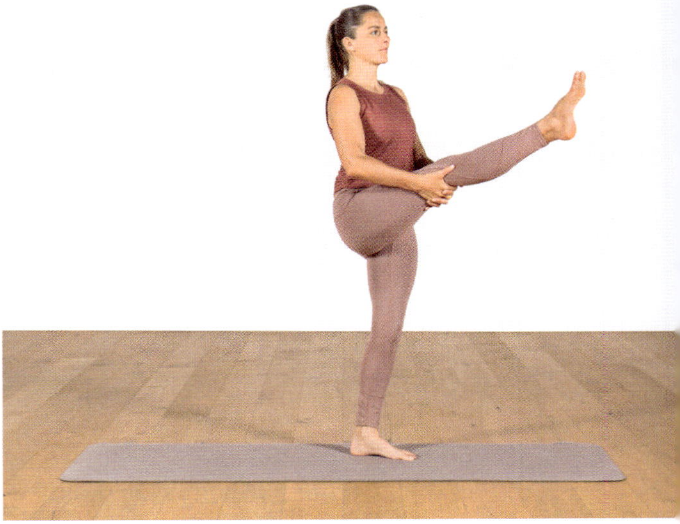

③

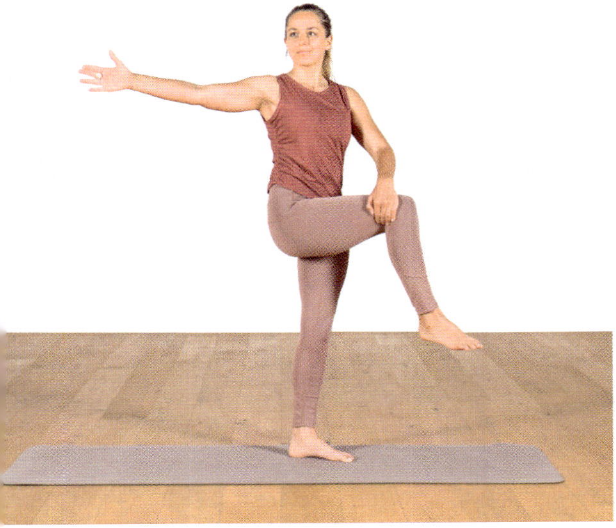

④

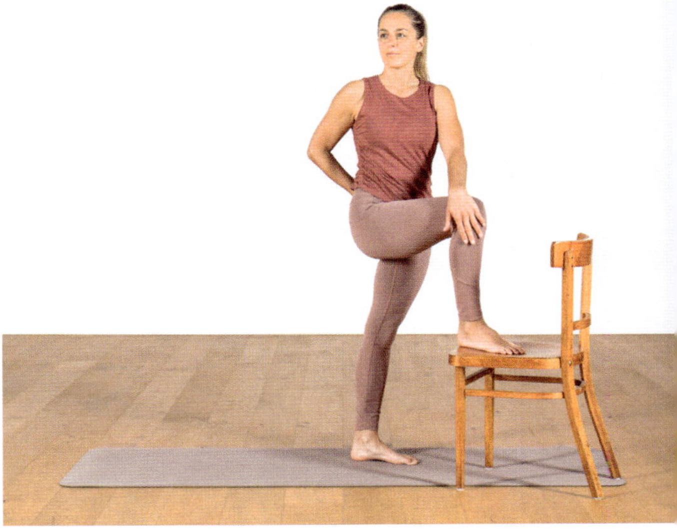

Sitzhaltungen: geerdet und zentriert – auf der Yogamatte

In den Balancehaltungen eben ging es nicht nur um das Balancieren an sich, sondern auch darum, die körperlichen Haltungen zu nutzen, um eine wohlwollende innere Haltung zu finden. Da es für unser Erleben von Sicherheit so wichtig ist, dass wir uns selbst nicht strafend oder abwertend, sondern achtsam oder gar freundlich begegnen, möchte ich auf diesen Punkt noch von einer etwas anderen Perspektive aus eingehen. Während es gerade darum ging, ganz generell eine freundliche innere Haltung zu kultivieren, lade ich dich in den nächsten Übungen dazu ein, diesen freundlichen Blick quasi schärfer zu stellen und dich einzelnen Körperbereichen mit Wohlwollen zuzuwenden. Dafür erfährst du in jeder Übung ein paar Details zur Anatomie und auch darüber, was einzelnen Körperbereichen guttun könnte, sodass du für dich stimmige Entscheidungen treffen kannst.

Katze-Kuh im Sitzen

Wenn du diese Übung ausprobieren möchtest, komm in einen stabilen Sitz mit deinen Füßen aufgestellt und deinen Knien gebeugt. Greife dann in deine Kniekehlen.
Beginne, deinen Oberkörper zu bewegen, indem du deinen Rücken rund werden lässt (eine Art Vorbeuge) und dann in die Gegenbewegung gehst, in der du die Oberkörpervorderseite weit werden lässt (eine Art Rückbeuge).

Warum diese Übung für deinen Körper gut ist

Unsere Bandscheiben, die einen Teil der Wirbelsäule und damit des Rückens darstellen, werden nicht durchblutet, sondern vielmehr durch Zug und Druck mit Nährstoffen versorgt. Durch den Wechsel zwischen Vor- und Rückbeuge kannst du somit deinen Bandscheiben etwas Gutes tun. Gleichzeitig wird in der Vorbeuge die Rückenmuskulatur gedehnt und in der Rückbeuge gekräftigt. Dieser Wechsel ist deshalb auch hilfreich, um Verspannungen im Rücken zu lösen und dir selbst sprichwörtlich den Rücken zu stärken.

Wie du diese Übung wohlwollend ausführen kannst

Während du durch die Bewegungen gehst und dich dabei auf deinen Rücken konzentrierst, kann es sein, dass dir Unterschiedliches auffällt. Vielleicht merkst du beispielsweise, dass dir die Bewegung in eine Richtung leichter fällt oder besser tut als in die andere. Vielleicht spürst du Verspannungen in manchen Bereichen deines Rückens oder findest auch blockierte Stellen. Wenn du freundlich mit deinem Rücken umgehst, wie bewegst du dich dann durch diese Bewegung? Probiere gerne Verschiedenes aus. Entscheide, wie groß oder klein deine Bewegungen sein sollen. Wähle, ob du dynamisch durch die Bewegungen gehst oder an einer Stelle auch eine gewisse Zeit lang verweilst. Exploriere gerne unterschiedliche Möglichkeiten, sodass du mit der Zeit immer deutlicher wahrnehmen kannst, was sich für deinen Rücken jetzt passend und unterstützend anfühlt.

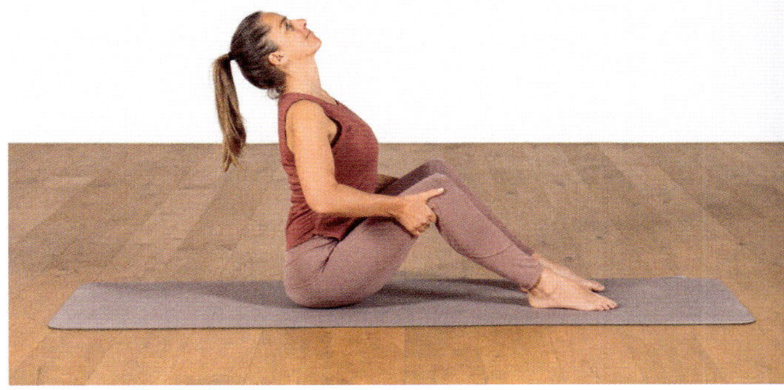

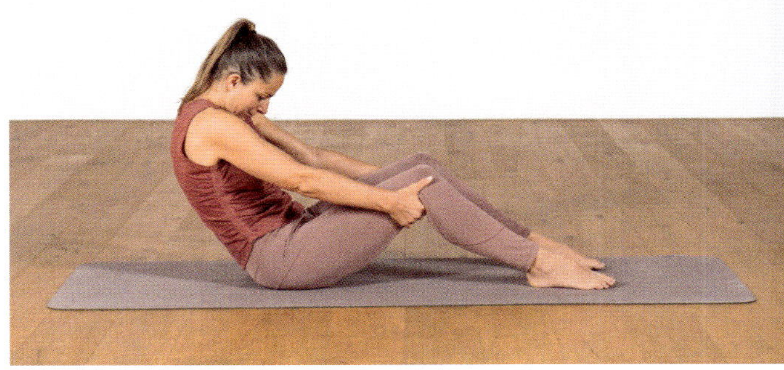

Boot

Komme für dieses Asana in die gleiche Ausgangsposition wie für die vorherige Übung. Wenn du dich nun mit aufgerichtetem Oberkörper etwas zurücklehnst, wird das Gewicht auf den Füßen immer leichter, bis sie sich vom Boden abheben lassen. Du kannst für etwas mehr Unterstützung in die Kniekehlen greifen oder strecke alternativ die Arme nach vorne aus. Fühl dich frei, jederzeit, wenn du die Übung beenden möchtest, deine Füße wieder abzusetzen.

Warum diese Übung für deinen Körper gut ist

Diese Übung kräftigt die Bauch- und Rückenmuskulatur.

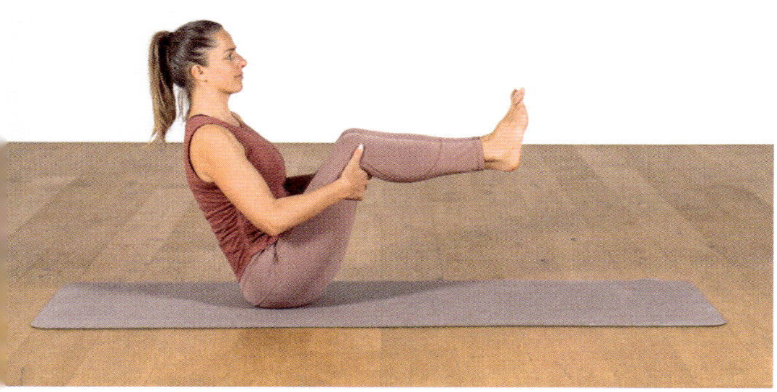

Wie du diese Übung wohlwollend ausführen kannst

Damit du deinen Rumpf sicher kräftigst und dabei nicht zu viel Druck auf den Bandscheiben landet, ist es in dieser Übung notwendig, den Rücken nicht zu runden, sondern lang zu halten.

Folgendermaßen kannst du darauf achten: Nimm, solange deine Füße noch am Boden sind, eine Hand an deinen unteren Rücken. Der untere Rücken hat ein ganz natürliches, leichtes Hohlkreuz. Lehne dich dann nur so weit zurück, wie du dein natürliches Hohlkreuz behalten kannst. Sollte die Übung sehr fordernd für dich sein, kannst du deinen Rücken auch dadurch unterstützen, indem du deine Füße am Boden lässt, während du dich zurücklehnst.

Wenn du in der Haltung bist, spürst du vermutlich recht deutlich, dass deine Bauchmuskulatur gekräftigt wird. Falls du einen Menstruationszyklus hast, achte darauf, in welcher Phase du gerade bist. Ein freundlicher Umgang mit dem Bauchraum bedeutet oftmals, auf kräftigende Übungen während der Menstruation zu verzichten.

Halber Drehsitz

Strecke für den halben Drehsitz das linke Bein nach vorne aus. Beuge das rechte Knie und stelle den rechten Fuß an die Außenseite deines linken Knies.

Finde Länge und Aufrichtung in deinem Oberkörper und drehe dich aus dieser Länge heraus nach rechts. Um die Länge und die Drehung im Rücken zu unterstützen, kannst du mit deiner linken Hand beziehungsweise deinem linken Arm dein rechtes Knie halten und die Fingerspitzen der rechten Hand hinter dir aufstellen.

Dein Kopf kann der Bewegung deines Oberkörpers folgen, sodass dein Blick, wenn du möchtest, über deine rechte Schulter gerichtet ist.

Beende die Übung, wann immer es für dich stimmig ist, und wechsle zur zweiten Seite.

Warum diese Übung für deinen Körper gut ist

Diese Übung unterstützt die Flexibilität der Wirbelsäule. Sie stärkt und dehnt die Rückenmuskulatur sowie die seitlichen Bauchmuskeln und massiert die Bauchorgane.

Wie du diese Übung wohlwollend ausführen kannst

Auch in dieser Haltung ist es für deine Wirbelsäule und insbesondere für deine Bandscheiben am besten, wenn du aus einem aufgerichteten Rücken in die Drehung gehst. Zudem ist es hilfreich zu wissen, dass die einzelnen Wirbelkörper nicht alle gleich beweglich sind, sondern es je nach Abschnitt der Wirbelsäule Unterschiede gibt. Unsere Halswirbel sind dabei die Wirbel, in denen am meisten Drehung möglich ist. Gleichzeitig sind sie aber auch am filigransten und somit die Wirbel, auf die wir besonders achten sollten. In Drehungen empfiehlt es sich also, den Kopf freundlich und ohne unnötigen Zug mit in die Bewegung zu nehmen.

In der Drehung selbst kann es sein, dass relativ viel Kraft von den Armen und dem Schulterbereich ausgeht und sich eine gewisse Anspannung im Schulter- und Nackenbereich aufbaut. Solltest du das bei dir beobachten, versuche, die Kraft für die Drehung eher aus dem Bauchbereich entstehen zu lassen, sodass die Schultern sich aus ihrer Anstrengung lösen können.

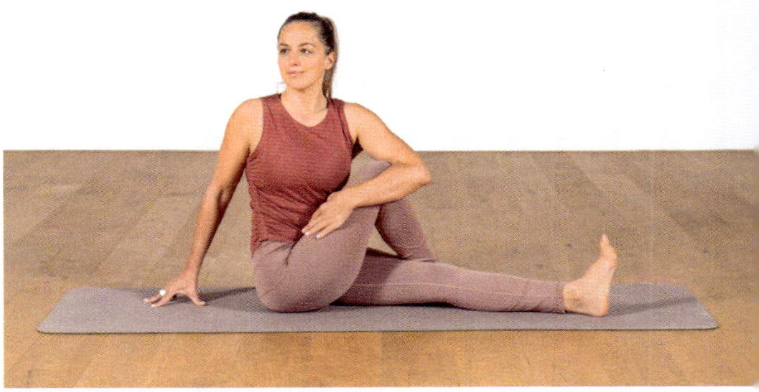

Tisch

Stelle für die Tischhaltung deine Füße circa zwanzig Zentimeter vor deinem Becken auf. Lass deine Füße hüftweit auseinanderstehen. Setze deine Hände circa schulterbreit hinter dir auf.

Bringe, wann immer du so weit bist, Kraft in deine Arme und Beine und hebe deinen Oberkörper an. Achte darauf, dass dein Rücken dabei lang bleibt.

Sorge gut für dich, insbesondere da diese Übung in der Regel recht anstrengend sein kann. Entscheide, wann es für dich ein guter Moment ist, um sie wieder zu lösen.

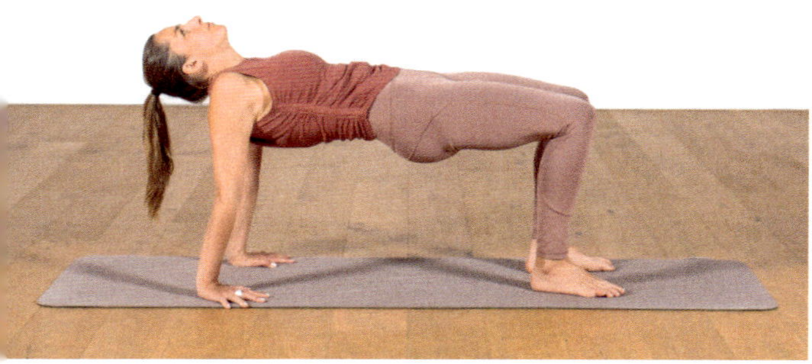

Warum diese Übung für deinen Körper gut ist

Mit dieser Übung unterstützt du die Kraft in deinen Armen, im Oberkörper und auch in deinen Beinen. Zudem wird der Schulterbereich gedehnt und Weite im oberen Brustraum gefördert.

Wie du diese Übung wohlwollend ausführen kannst

In der klassischen Form wird die Haltung so geübt, dass die Hände mit nach vorn zeigenden Fingern aufgesetzt sind. Doch nicht für alle Schultern ist das ideal. Probiere gerne ein bisschen aus und lass deine Finger auch mal zu den Seiten und nach hinten zeigen. So kannst du mit der Zeit die für dich passende Ausrichtung in deinen Händen und damit auch in Armen und Schultern finden.

Sobald du in der Haltung bist, ist es für die Halswirbelsäule vermutlich am angenehmsten, wenn sie in Verlängerung mit dem Rest der Wirbelsäule sein kann. Das heißt, dass dein Blick je nachdem, wie weit du deinen Oberkörper anhebst, vermutlich entweder leicht gehoben nach vorne oder nach oben zur Decke hin geht.

Vorbeuge im Sitzen

Wenn du diese Haltung üben möchtest, komme in einen aufrechten Sitz und strecke deine Beine nach vorne aus. Solltest du merken, dass es dir nicht möglich ist, die Beine auszustrecken und dabei im Oberkörper aufrecht zu bleiben, ist das gar kein Problem. Winkele schlicht deine Beine weit genug an, sodass du dich aus dem Becken heraus gut aufrichten kannst.

Lass als Nächstes deinen Oberkörper über deine Beine nach vorne sinken. Lege deine Hände je nachdem, was für dich stimmiger ist, auf deinen Beinen oder deiner Unterlage ab.

Beende die Übung, indem du dich wieder aufrichtest, wann immer du möchtest.

Warum diese Übung für deinen Körper gut ist

Diese Übung dehnt die gesamte Körperrückseite. So unterstützt sie dabei, Verspannungen im Rücken zu lösen und Verkürzungen in den Beinrückseiten vorzubeugen.

Wie du diese Übung wohlwollend ausführen kannst

Wie schon erwähnt, ist es für diese Übung wichtig, im Oberkörper aufrecht zu sein, bevor du in die Vorbeuge gehst. Der Grund dafür ist, dass du so nicht deine untere Wirbelsäule stauchst, sondern eine gleichmäßige Länge und Dehnung über deinen gesamten Rücken erzeugst. Um den Einstieg zu erleichtern, kann es hilfreich sein, dir eine gerollte Decke oder etwas Ähnliches unter die gebeugten Knie zu legen. So können deine Knie während der Vorbeuge angewinkelt sein, ohne dass sich die Beine dafür anstrengen müssen.

Zudem ist es hilfreich zu wissen, dass sich Vorbeugen sehr unterschiedlich auswirken können. Für manche Menschen haben Vorbeugen etwas sehr Beruhigendes und angenehm Nach-innen-Gekehrtes. Doch besonders bei einer hohen Stressbelastung kann genau das die Herausforderung sein. Ein freundlicher Einstieg kann somit auch so aussehen, dass du die Vorbeuge eventuell gar nicht statisch übst, sondern vielmehr einige Male dynamisch im Wechsel die Haltung einnimmst und sie dann wieder auflöst.

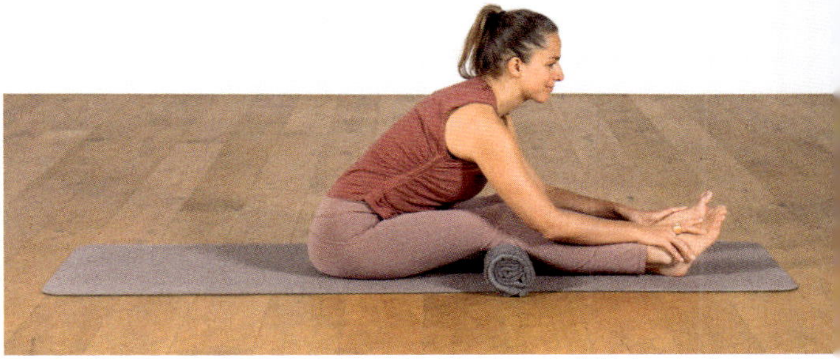

Kopf-Knie-Haltung

Diese Übung ist der vorherigen recht ähnlich. Auch hier ist die Idee, aus einem aufgerichteten Rücken heraus in eine Vorbeuge zu gehen. Der Unterschied ist der, dass hier ein Bein gebeugt und aus der Hüfte leicht ausrotiert wird. So kann die Fußsohle an der Innenseite des anderen Beins ruhen. Der Oberkörper verlängert sich in der Vorbeuge gleichmäßig über das lang ausgestreckte Bein. Beide Seiten werden im Wechsel und jeweils gleich lang geübt.

Warum diese Übung für deinen Körper gut ist

Auch in dieser Übung wird die Körperrückseite gedehnt. Im Gegensatz zur vorherigen Übung ist die Dehnung im Rücken hier nicht gleichmäßig, sondern auf der Seite verstärkt, auf der das Knie gebeugt ist. Zudem unterstützt die Haltung die Flexibilität der Hüfte.

Wie du diese Übung wohlwollend ausführen kannst

Zusätzlich zu den in der vorherigen Übung genannten Punkten empfiehlt es sich in dieser Haltung, gut für dein gebeugtes Knie zu sorgen. Sollte dein gebeugtes Knie weit vom Boden abgehoben sein, gehe sorgsam mit ihm um. Lege dir zur Unterstützung eine Decke, ein Kissen oder etwas Ähnliches unter dein Knie. Auf dem Foto siehst du, dass ich einen Block als Unterstützung gewählt habe. Dieser ist absichtlich leicht angewinkelt, da so das Bein eine sattere Auflagefläche hat.

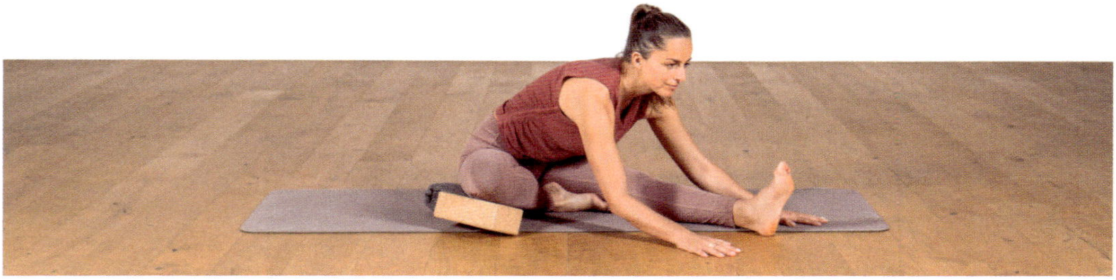

Flankendehnung im (Schneider-)Sitz

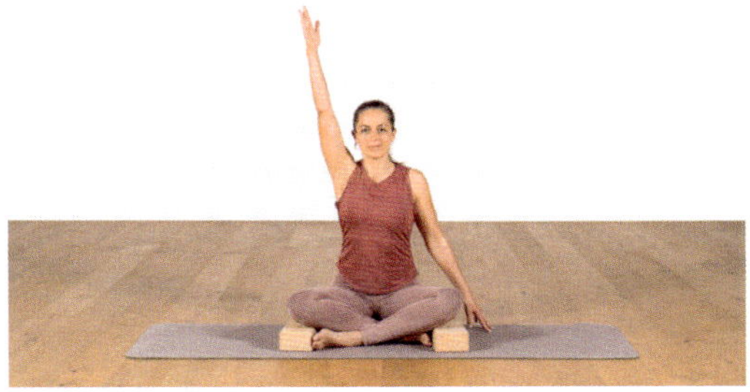

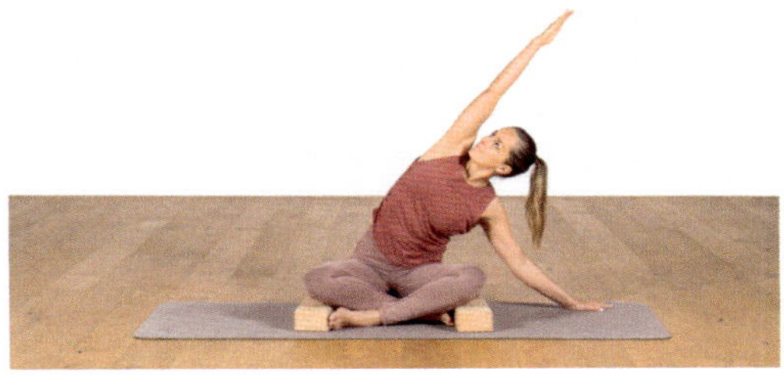

Komme für dieses Asana in den Schneidersitz. Sollte diese Sitzhaltung für deine Knie keine gute Idee sein, wähle natürlich gerne eine andere. Es kann eine gute Unterstützung für die Aufrichtung in deinem Oberkörper sein, wenn du dich etwas erhöht auf eine Decke, ein Kissen oder Ähnliches setzt.
Stütze dich mit deiner linken Hand neben dir ungefähr auf Hüfthöhe ab und hebe deinen rechten Arm. Während du mit deiner linken Hand nach links wanderst, verlängere deinen rechten Arm am Ohr vorbei.
Du kannst in dieser Seitneige statisch bleiben oder ausprobieren, sie einige Male dynamisch zu machen. Richte dich dafür immer wieder mittig im Oberkörper auf und hebe dabei deinen rechten Arm wieder senkrecht an. Gehe dann erneut in die Seitneige.
Sobald du die rechte Seite für dich lang genug geübt hast, wechsle zur linken Seite.

Warum diese Übung für deinen Körper gut ist

Mit dieser Übung werden die Seiten des Oberkörpers gedehnt. Du schaffst Raum zwischen den einzelnen Rippen, was sich positiv auf die Qualität deiner Atmung auswirken kann.

Wie du diese Übung wohlwollend ausführen kannst

Auch in dieser Übung ist es notwendig, zu Beginn eine Haltung zu finden, in der du dich mühelos aufrichten kannst. Dich etwas erhöht auf eine Unterlage zu setzen kann dabei unterstützen, den unteren Rücken aufzurichten und unnötigen Druck von den Beininnenseiten zu nehmen. Auch eine Unterlage kann für deine Knie eine Entlastung sein.
Wenn du die Flankendehnung langsam einnimmst und dabei in einer wohlwollenden Beobachtung bleibst, hat der Körper die Möglichkeit, sich auf die teilweise recht intensive Dehnung einzulassen, und du kannst leichter für dich einen Ort finden, aus dem die Dehnung die für dich passende Intensität hat. Zudem kannst du deinen gehobenen Arm nutzen, um die Dehnung mit zu beeinflussen. Wenn du deinen Arm mit mehr Kraft am Kopf entlang streckst, wird die Dehnung in der Flanke intensiviert. Ist dein Arm eher locker, reduziert sie sich.

Sitzhaltungen: geerdet und zentriert – auf dem Stuhl

In den nun folgenden Übungen möchte ich dich dazu einladen, zwei weitere, bereits angesprochene Aspekte zu erforschen: Zum einen die Wahlmöglichkeit, deine Aufmerksamkeit im Hier und Jetzt dahin zu lenken, wo du möchtest, und zum anderen die Einladung, wann immer es sich für dich sicher genug anfühlt, dein Gewahrsein mehr nach innen zu richten. Wie du inzwischen weißt, kannst du deine Aufmerksamkeit in drei Richtungen lenken:

1. nach außen,
2. zu dem Kontakt zwischen dir und deiner Umwelt und
3. nach innen.

Bei allen im Folgenden vorgestellten Übungen werde ich dir diese Möglichkeiten aufzeigen.

Und ich möchte dich außerdem dazu ermutigen, deine Körperempfindungen zu erkunden, sodass das innere Gewahrsein geschult wird und dir als Kompass durch die Übungen im Yoga - und vielleicht auch zur Navigation durch deinen Alltag - dient. Die Übungen habe ich mit der Intention ausgewählt, das innere Erleben so zugänglich und sicher wie möglich zu gestalten.

Dafür stelle ich dir bei den meisten Übungen ein paar Fragen. Es ist nicht notwendig, direkt eine Antwort auf sie zu haben. Denn besonders, wenn es ungewohnt ist, nach innen zu spüren, kann es überfordernd sein, direkt konkrete Antworten zu erwarten. Vielmehr sollen dir die Fragen Anhaltspunkte geben, wohin du deine Aufmerksamkeit lenken kannst, und sie sollen dich zu einem neugierigen

Yoga bietet uns die Möglichkeit, auf sichere Art und Weise die eigenen Körperempfindungen zu erforschen. Diese können uns als Kompass durch die Yogapraxis und darüber hinaus dienen.

Erforschen einladen. Zudem kann die aufrichtige Frage danach, was dem eigenen Körper jetzt besonders guttun würde, oftmals viel hilfreicher sein als das Festhalten an fixen Antworten.

Abschließend möchte ich darauf hinweisen, dass die nun folgenden Übungen gut in Alltagskleidung geübt werden können. Sie eignen sich auch als zusammenhängende Sequenz und als kleine Pause im (Arbeits-)Alltag.

Was Körperempfindungen sind und wobei sie uns helfen

Wenn wir über Körperempfindungen sprechen, ist es hilfreich, sich den Unterschied zwischen diesen und Emotionen anzuschauen. Wenn du beispielsweise sagst, dass du fröhlich bist, dann benennst du damit eine Emotion. Doch woher weißt du, dass du fröhlich bist? Aufschluss können dir hier deine Körperempfindungen geben. Vielleicht sind deine Gesichtszüge entspannt, dein Brustraum weit und du spürst eine angenehme Bewegung im Bauchraum. Körperempfindungen sind gewissermaßen Rohdaten, aus deren komplexem Zusammenspiel sich Emotionen ableiten lassen. Die Konzentration auf Körperempfindungen und auch auf Emotionen kann uns unmittelbar mit der Gegenwart verbinden. Gleichzeitig birgt die Auseinandersetzung mit intensiven Emotionen die Gefahr, dass emotionale Erinnerungen wachgerufen werden und die Aufmerksamkeit in die Vergangenheit abdriftet. Auch wenn es hilfreich sein kann, sich mit alten Emotionen auseinanderzusetzen, ist meine Empfehlung, dies nicht während der Yogapraxis zu tun. Denn hier soll es darum gehen, das Erleben der Gegenwart zu erforschen und zu stärken.

Im Yoga bietet uns jede Haltung eine ganze Reihe von Körperempfindungen. Wenn es uns gelingt, diese nicht wegzudrücken, sondern sie da sein zu lassen und uns ihnen mit Neugier zuzuwenden, dann können wir von ihnen jede Menge lernen. Wir können beispielsweise erkennen, wann es wirklich Zeit ist, eine Haltung zu lösen, da sie uns nicht guttut, und wann es körperlich zwar fordernd, aber grundsätzlich okay ist, noch in der Haltung zu bleiben. Indem wir die eigene Beobachtungsfähigkeit stärken, vergrößern wir außerdem unsere Kapazität, auch unangenehmere Empfindungen halten zu können.

Berghaltung im Sitzen

Finde, so wie auch in der Berghaltung im Stehen, im Sitzen zunächst eine Haltung, die so stabil, aufrecht und angenehm wie jetzt möglich ist. Beide Füße haben dafür einen satten Kontakt zum Boden. Sollte der Boden für deine Füße zu weit weg sein, lege dir etwas Stabiles unter deine Füße, sodass du einen guten Bodenkontakt sicherstellen kannst. Finde eine neutrale Position im Becken, sodass du deinen Oberkörper aufrichten kannst und alle Seiten des Oberkörpers gleichermaßen Raum haben. Entscheide, ob du deine Hände auf deinen Oberschenkeln ablegen möchtest oder deine Arme hängen lässt.

Wähle, wohin du während der Übung deine Aufmerksamkeit lenken magst:

- nach außen – für mehr Orientierung im Raum. Du könntest dich beispielsweise darauf konzentrieren, was du aus dieser Perspektive sehen kannst.
- zu dem Kontakt zwischen dir und deiner Umwelt. Du könntest dich beispielsweise auf den Kontakt zwischen deinen Fußsohlen und dem Boden konzentrieren.
- nach innen, beispielsweise zu der Kraft und Aktivität in deinem Rücken, die dich in deiner Aufrichtung unterstützt.

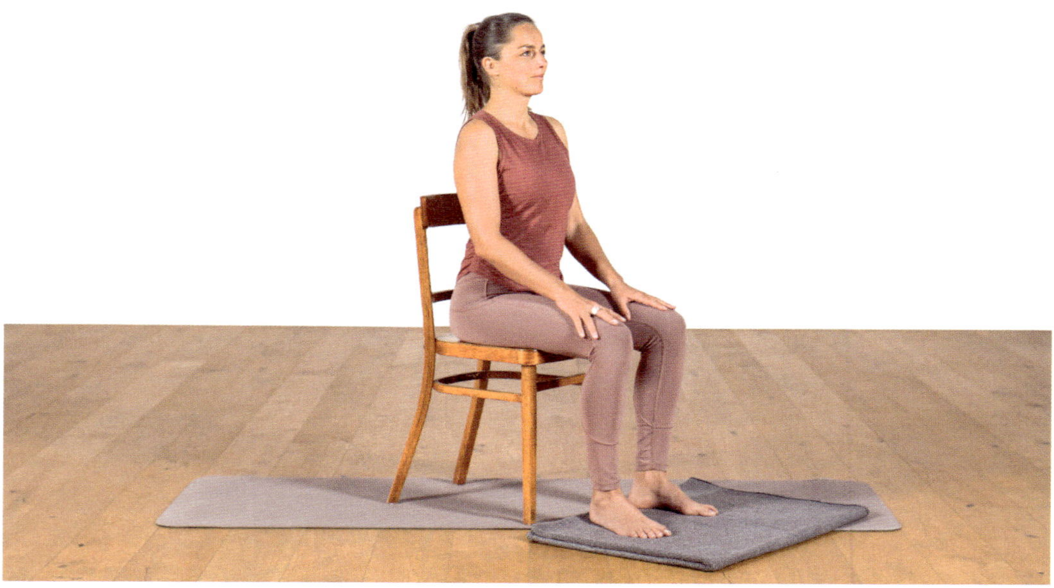

Die Schultern kreisen

Wenn du möchtest, beginne aus deinem aufrechten Sitz heraus deine Schultern zu kreisen. Experimentiere damit, die Schultern sowohl in die eine als auch in die andere Richtung zu kreisen. Du kannst deine Aufmerksamkeit dabei durch den Raum schweifen lassen. Doch wenn es für dich okay ist, dich auf deine Schultern zu konzentrieren, dann tue das gerne. Denn so bekommst du ein besseres Gefühl dafür, welche Art der Bewegung für deine Schultern jetzt gerade passender ist. Fühlt es sich stimmiger an, die Schultern nach vorne oder nach hinten zu kreisen? Sind für deine Schultern gerade kleinere oder größere, langsamere oder schnellere Bewegungen stimmiger? Probiere neugierig unterschiedliche Bewegungsformen aus, um ihre Wirkungsweisen kennenzulernen.

Wann immer du die Übung beendest, nimm dir einen Moment Zeit, um nachzuspüren, wenn du möchtest. Was kannst du jetzt in deinen Schultern spüren? Vielleicht gibt es in deinen Schultern etwas zu entdecken, vielleicht auch nicht. All das ist Teil der jetzigen Erfahrung.

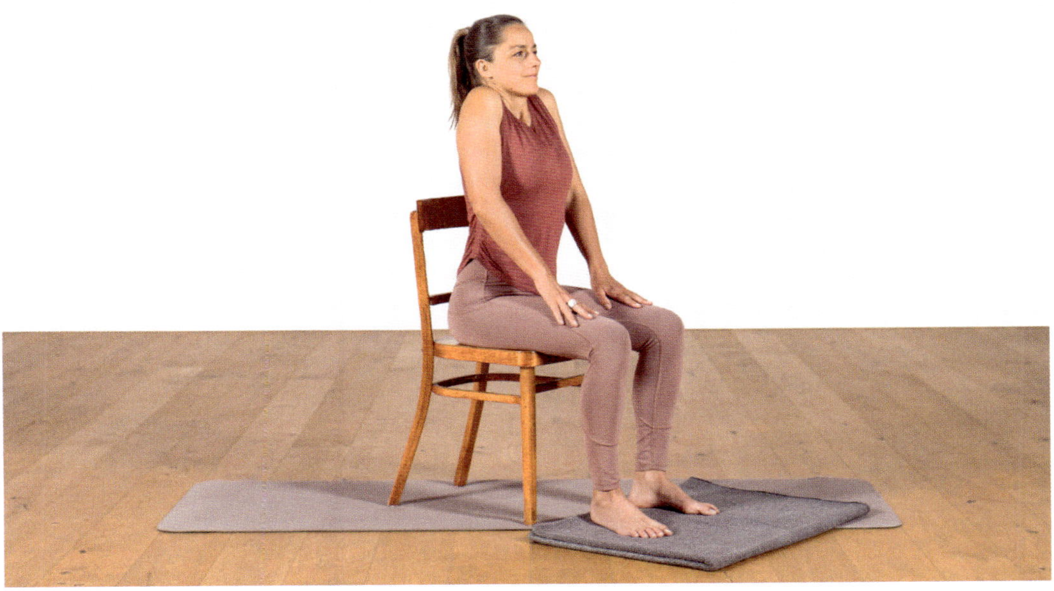

Den Kopf kreisen

Wenn du Lust hast, die nächste Übung auszuprobieren, dann beginne, mit deinem Kopf Kreise zu ziehen. Du kannst sie so ziehen, dass du mit deinem Kinn sowohl senkrechte als auch waagerechte Kreise entstehen lässt. Auch hier kannst du deine Aufmerksamkeit an unterschiedliche Orte lenken: Du kannst dich auf das konzentrieren, was du während der Bewegung sehen kannst. Du kannst dich auf die Lage deines Kopfes im Raum konzentrieren oder deine Aufmerksamkeit mehr nach innen nehmen und spüren, wie sich welche Bewegung auf deinen Nacken auswirkt. Wenn du dich für Letzteres entscheidest, kann dir auch hier wieder dein inneres Gewahrsein als Kompass durch die Bewegungen dienen. Wie groß oder klein möchtest du die Bewegungen sein lassen? Wie schnell oder langsam? Gibt es Stellen innerhalb der Bewegung, wo es für deinen Nacken hilfreich wäre, noch ein bisschen zu bleiben? Auch hier gibt es kein Richtig oder Falsch, sondern die Möglichkeit zum Erforschen des eigenen Körpers im Augenblick. Du könntest beispielsweise die Dehnung spüren, die Gewichtsverlagerung deines Kopfes oder eine Zugempfindung.

Beende auch diese Übung, wann immer du möchtest.

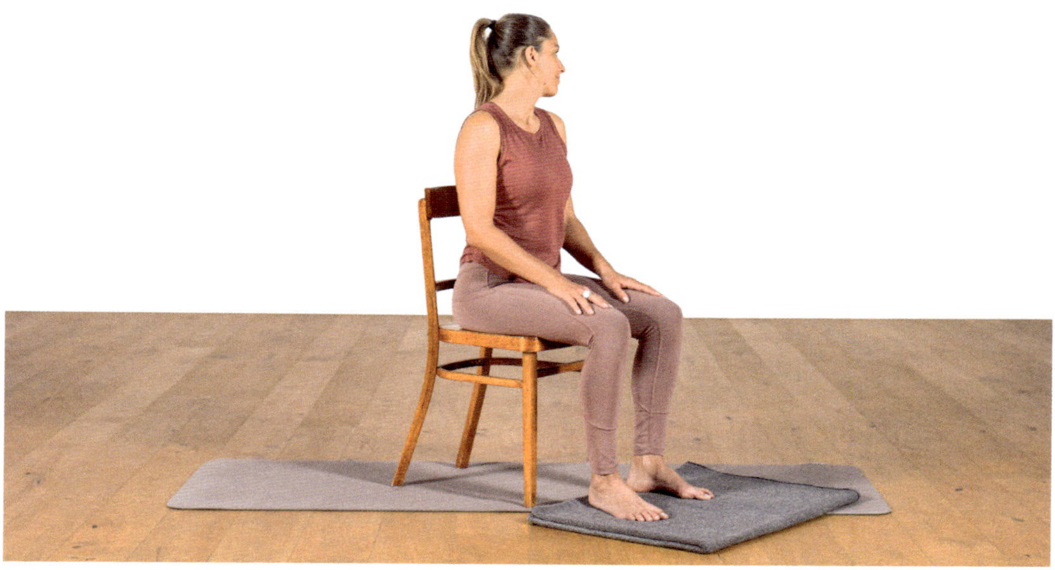

Den Nacken dehnen

Greife für diese Übung mit deiner rechten Hand an die Sitzfläche deines Stuhls und halte dich dort fest. Lehne deinen Kopf nach links und neige dann behutsam deinen Oberkörper ebenfalls zur linken Seite.

Wenn du dich nun auf deine Körperempfindungen konzentrierst, merkst du vermutlich, dass sich eine Dehnung zwischen dem rechten Ohr und der rechten Schulter aufbaut. Wie intensiv möchtest du die Dehnung erleben? Neige deinen Oberkörper, je nachdem wie die Dehnung sich gut für dich anfühlt, mehr oder weniger nach links. Zudem gibt es die Möglichkeit, in der Bewegung noch feiner zu werden. Dafür kannst du in der Seitneige deinen Kopf behutsam so bewegen, dass dein Kinn mal mehr in Richtung deiner linken Schulter zeigt, mal mehr in Richtung Brust und mal mehr geradeaus. Wie wirkt sich die Veränderung in deiner Kopfhaltung auf das Dehnungsempfinden aus?

Nimm dir für diese Haltung so viel Zeit, wie du möchtest. Wenn du die Haltung löst, dann spüre in der Berghaltung im Sitzen nach. Wie fühlt sich dein Nacken auf der rechten Seite im Vergleich zur linken Seite an? Gibt es Unterschiede, Gemeinsamkeiten oder auch nichts zu spüren? Möglicherweise fühlt sich die gedehnte Seite länger, wärmer oder entspannter an.

Wann immer du möchtest, wechsle zur zweiten Seite.

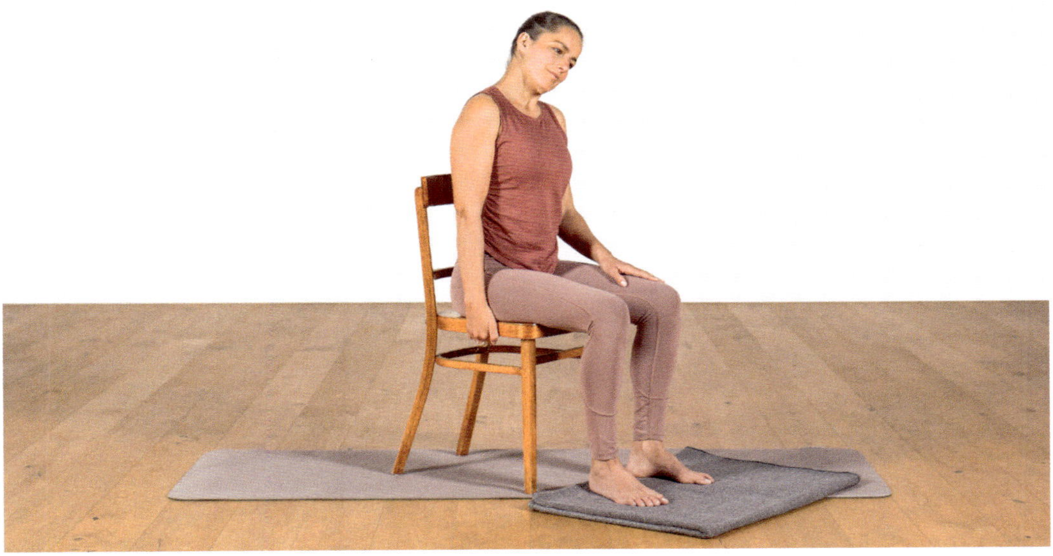

Den Torso kreisen

Wenn du diese Übung machen möchtest, ist es hilfreich, etwas weiter vorne auf deinem Stuhl zu sitzen, sodass du hinter dir zwischen Rücken und Lehne noch ein bisschen Platz hast.

Beginne, mit deinem Oberkörper um die eigene Achse herum Kreise zu ziehen.

Auch hier kannst du dabei deine Aufmerksamkeit in den Raum lenken. Wenn du dich jedoch mehr auf dich selbst konzentrieren magst, so kannst du dich beispielsweise auf die Lage deines Körpers im Raum konzentrieren. Vielleicht hilft dir dabei die Vorstellung, dass du mit deinem Oberkörper eine Art Kreis in die Luft malst. Du entscheidest bei jeder Bewegung, wie groß oder klein, eher kugelrund oder oval etc. die Form sein darf. Wenn es für dich stimmig ist, deine Aufmerksamkeit noch weiter nach innen zu lenken, dann könntest du dich darauf konzentrieren, was du in den unterschiedlichen Bereichen deines Oberkörpers innerhalb der Bewegung spürst. Vielleicht spürst du eine Dehnung an manchen Stellen, vielleicht eine Kräftigung an anderen. Was kannst du noch wahrnehmen? Beobachte neugierig alles, was sich dir zeigt. Auch könntest du das Torsokreisen so verändern, dass du die Bewegung von unterschiedlichen Körperbereichen aus beginnst. Wie verändert sich die Bewegung, wenn du sie beispielsweise von deiner Nasenspitze aus anführst? Oder von deiner linken Schulter aus? Oder von rechts neben deinem Bauchnabel? Experimentiere mit dieser Übung, solange du möchtest, und kehre, wann immer du so weit bist, in die Berghaltung im Sitzen zurück. Wenn du in der Ruhe der Haltung nachspüren möchtest, nimm dir so viel Zeit dafür, wie für dich jetzt gerade stimmig ist.

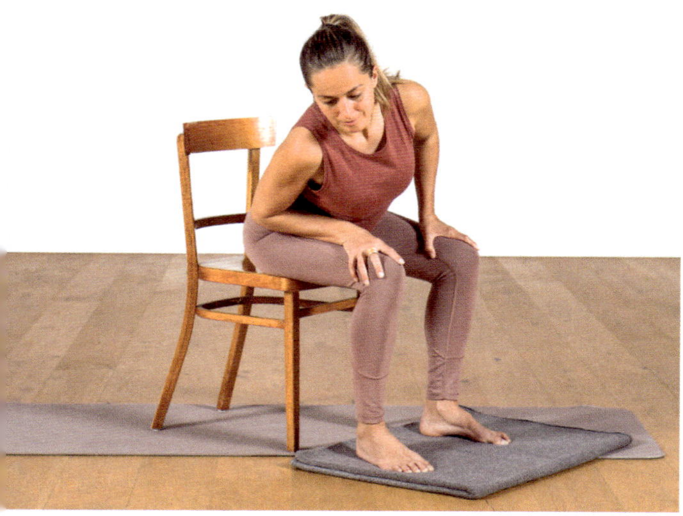

Halbes Boot

Diese Übung besteht aus zwei Teilen und verbindet die Katze-Kuh-Bewegung mit der Boothaltung, die du beide bereits kennst.

Teil 1

Hebe dein rechtes Bein an und greife mit beiden Händen in deine Kniekehle. Lass deinen linken Fuß weiterhin auf dem Boden stehen.
Strecke und beuge nun dein rechtes Bein im Wechsel einige Male. Jedes Mal, wenn du dein Bein mehr in Richtung Streckung bringst, richte dich im Oberkörper lang auf. Jedes Mal, wenn du dein Knie beugst, runde deinen Rücken und bringe Knie und Nase möglichst nah zueinander. Dieser Teil der Übung mobilisiert deinen Rücken und dehnt deine Beinrückseite.
Wenn du möchtest, könntest du dich hierbei darauf konzentrieren, wo dein Fuß jedes Mal, wenn du dein Bein ausstreckst, hinzeigt. Wenn du jedoch den Fokus mehr auf deine Körperempfindungen legen magst, dann konzentriere dich gerne auf die Dehnung in der Beinrückseite. Kannst du beobachten, wie sich die Dehnung beim Strecken deines Beins aufbaut? Wie intensiv erlebst du die Übung? Wenn du dein Körperempfinden schulst, bekommst du ein Gefühl dafür, wie weit du dein Bein strecken kannst, ohne zu stark in der Dehnung zu werden.

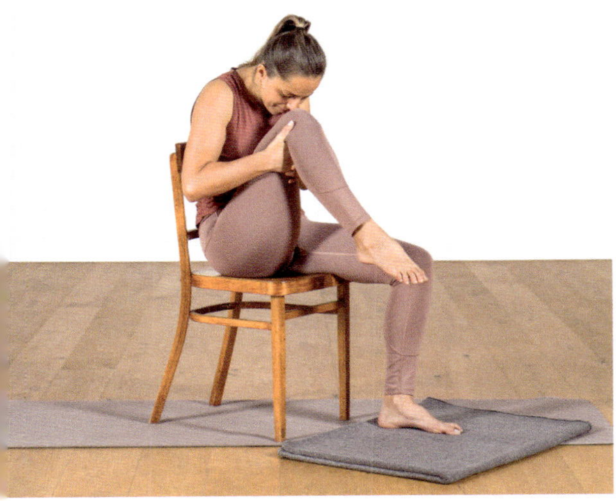

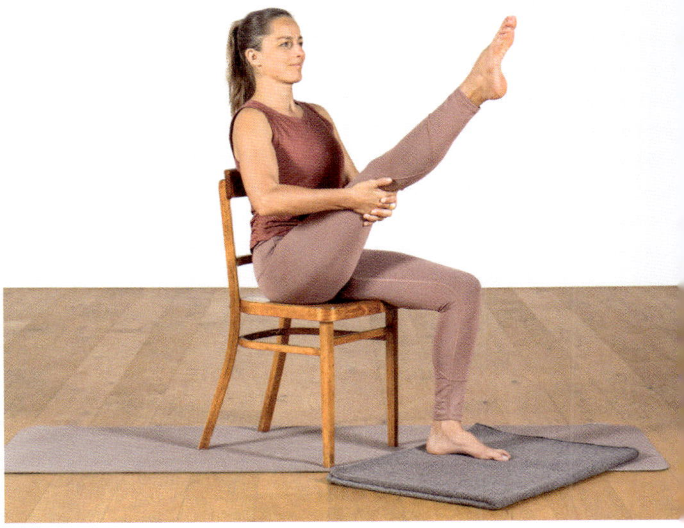

Teil 2

Wann immer du zum zweiten Teil und damit zur Kräftigung der Rumpfmuskulatur übergehen möchtest, halte dein Bein gebeugt, deinen Rücken lang ausgerichtet und strecke deine Arme nach vorne aus.

Auch hier kann dir dein Körperempfinden Aufschluss darüber geben, wie lange es für dich sinnvoll ist, in der Position zu verweilen. So können beispielsweise ein Zittern in der Bauchmuskulatur, ein Anspannen im Kiefer oder ein Stocken in der Atmung Zeichen dafür sein, dass es Zeit ist, die Haltung zu lösen. Wann immer du die erste Seite beendet hast, wechsle zur zweiten.

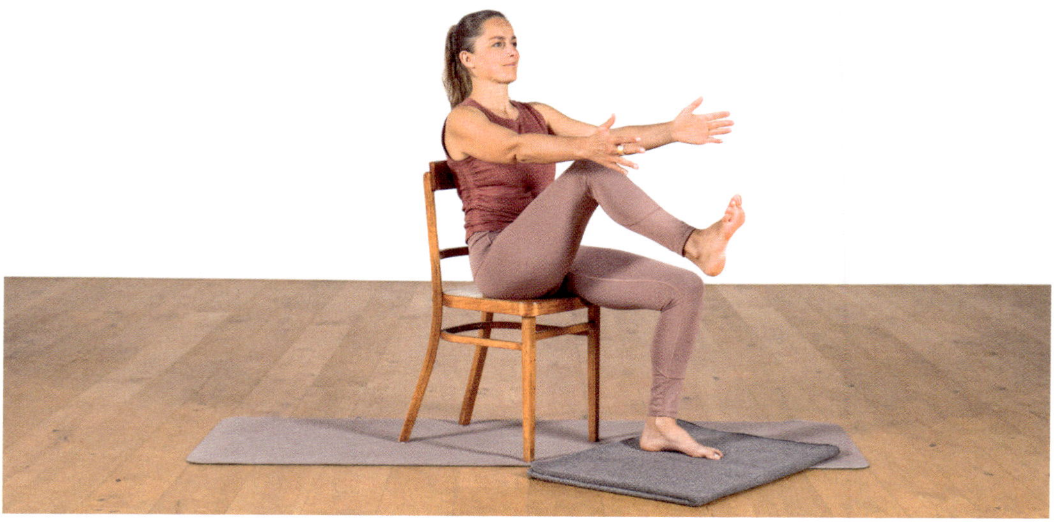

Nadelöhr

Du kannst diese Übung ganz eigenständig üben. Alternativ kann sie auch Teil der vorherigen »Halbes Boot«-Sequenz sein. Setze dafür die Außenseite deines rechten Fußgelenks auf deinen linken Oberschenkel. Achte dabei darauf, dass dein Fußgelenk nicht verdreht ist, sondern in seiner natürlichen Ausrichtung sein kann. Falls es sich unterstützend anfühlt, nimm die linke Hand an deinen linken Fuß und die rechte Hand an dein rechtes Knie.

Wann immer du so weit bist, lehne dich mit lang aufgerichtetem Oberkörper etwas nach vorne. Dabei kann die Aufmerksamkeit in den Raum gehen und hin zu dem, was du gerade sehen kannst. Wenn es für dich okay ist, nimm dein Gewahrsein jedoch näher zu dir und hin zu der möglichen Dehnungsempfindung in deiner rechten Gesäßmuskulatur. Je weiter du dich mit deinem Oberkörper nach vorne lehnst, desto intensiver wird die Dehnung. Solltest du bereits im aufrechten Sitz eine Dehnung erleben, dann ist das auch wunderbar, und du kannst einfach in der aufrechten Haltung verweilen. Je näher du bei deiner momentanen Empfindung bleibst, desto leichter kannst du das für dich passende Maß der Dehnung finden.

Halte die Dehnung so lange, wie es für dich stimmig ist, und wechsle dann zur zweiten Seite.

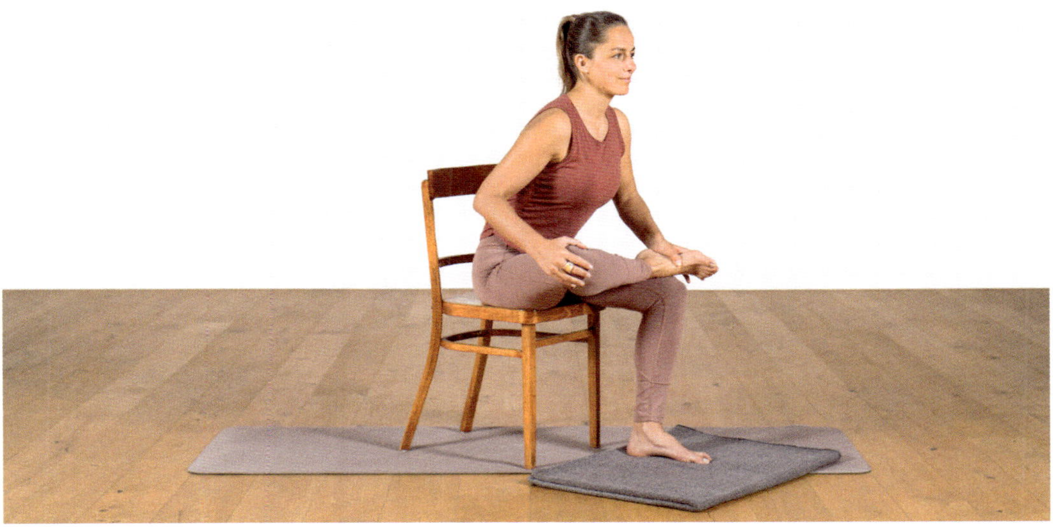

Drehsitz

Drehe dich für dieses Asana aus einer aufrechten Sitzhaltung mit dem Oberkörper nach rechts. Du kannst, wenn du möchtest, deine Arme als Unterstützung mit dazunehmen: Dafür legst du die linke Hand auf deinen rechten Oberschenkel und stützt die rechte Hand entweder an der Arm- oder Rückenlehne deines Stuhls ab.

Deine Aufmerksamkeit kann in den Raum gehen, oder du kannst dich dafür entscheiden, dein inneres Gewahrsein zu schulen. Was kannst du in dieser Haltung spüren? Vielleicht spürst du eine Kräftigung in der rechten seitlichen Bauchmuskulatur und eine Dehnung auf der linken Seite des Bauchraums. Möglicherweise zeigt sich eine Kräftigung in deiner Rückenmuskulatur, du spürst eine Gewichtsverlagerung mehr auf deinen rechten Sitzhöcker, oder es zeigt sich eine Weite in deinem Brustraum. Vielleicht nimmst du noch weitere Empfindungen wahr, vielleicht ganz andere oder auch keine.

Wann immer du möchtest, löse die Haltung auf dieser Seite auf und wechsle zur anderen.

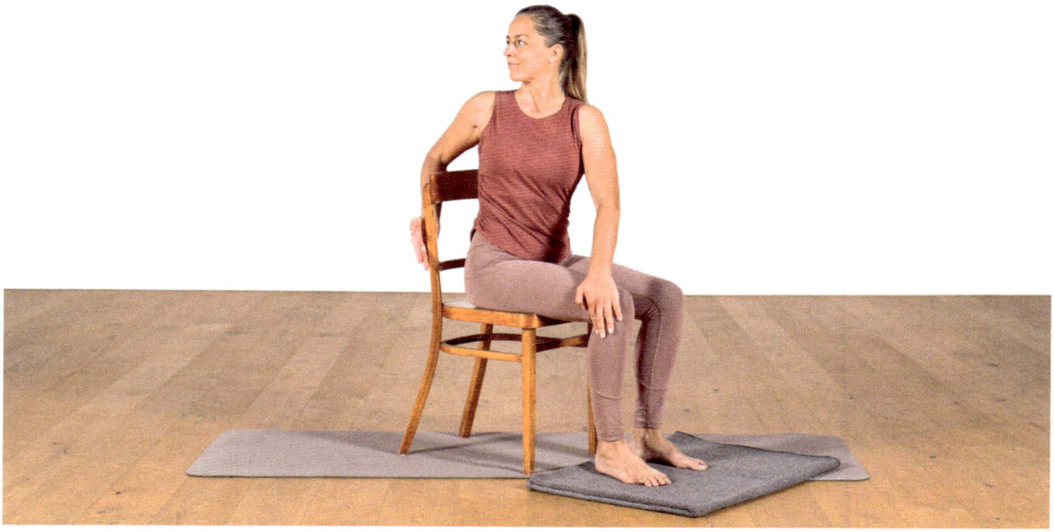

Vorbeuge auf dem Stuhl

Stelle deine Füße ein bisschen weiter als hüftbreit auf, um für die Vorbeuge ausreichend Platz zu haben. Lehne dich dann mit deinem Oberkörper so weit nach vorne, wie du möchtest. Wenn du gerne etwas mehr Orientierung im Raum behalten möchtest, empfiehlt es sich, die Unterarme auf den Oberschenkeln abzustützen und eher in einer nach vorne geneigten Haltung zu verweilen. Wenn es für dich in Ordnung ist, kannst du auch tiefer in die Vorbeuge gehen und den Oberkörper ganz nach unten hängen lassen.

Auch in dieser Übung kann das Gewahrsein deiner Körperempfindungen geschult werden. Wenn du auf deinen Oberschenkeln abgestützt bist, kann es sein, dass du eher eine Kräftigung im Rücken spüren kannst. Lässt du dich mehr in die Vorbeuge sinken, erfährst du vermutlich eher eine Dehnung im Rücken. Entscheide für dich, wann du die Haltung lösen möchtest.

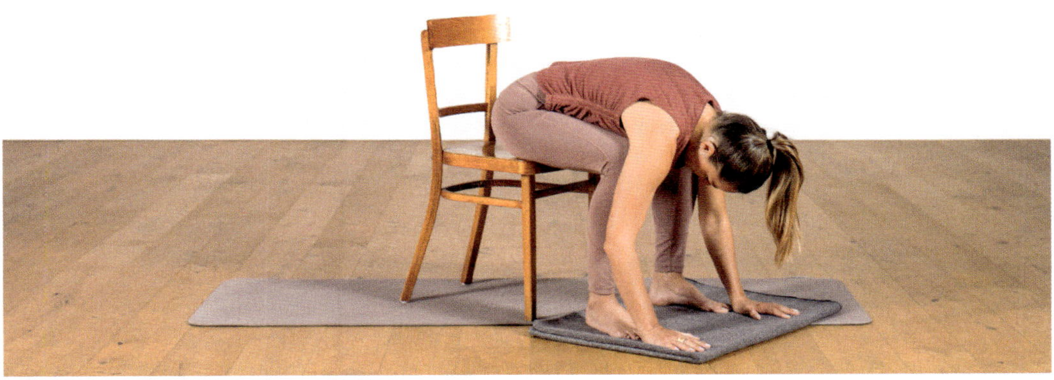

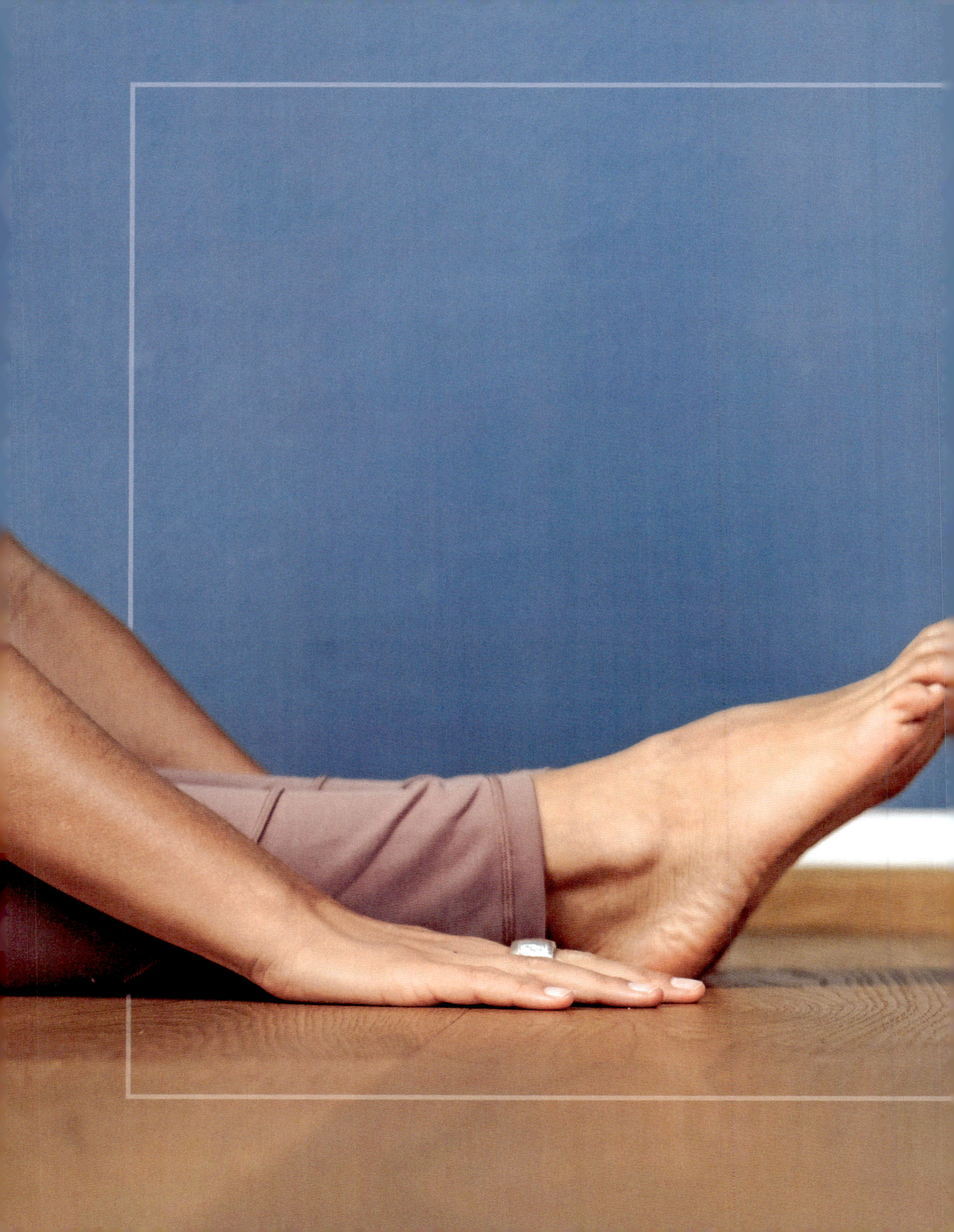

KAPITEL 4

ENTSPANNUNG

Warum Entspannung so schwerfällt: sich selbst besser verstehen

Vielen Menschen fällt es schwer, zur Ruhe zu kommen und sich zu entspannen. Je angespannter und gestresster der Mensch in seinem Alltag ist, desto weniger kann die wirklich erholsame Entspannung gelingen. Bei chronischem Stress und insbesondere bei erlebten Traumata geht diese Fähigkeit oft ganz verloren. Wenn du selbst von einer hohen Stressbelastung betroffen bist, wirst du sicherlich schon den Rat bekommen haben, dich doch einmal so richtig zu entspannen. Seien wir mal ehrlich: Wenn das so einfach wäre, dann hättest du diesen Rat schon längst befolgt.

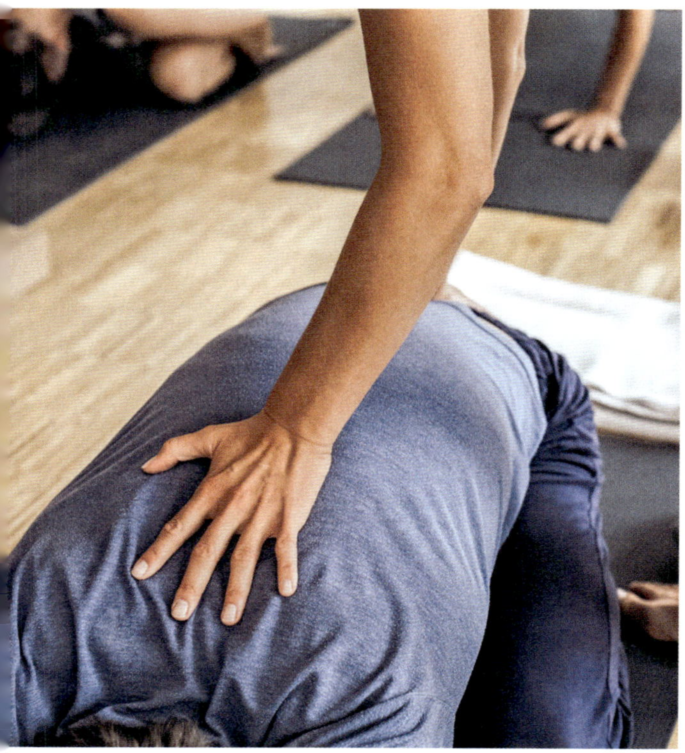

Doch so belastend ein hoher Stresslevel auch ist: Der Teil deines Nervensystems, der für das hohe Stresserleben verantwortlich ist, verhält sich absolut sinnvoll und möchte dich schützen. Im ersten Kapitel haben wir uns mit dem autonomen Nervensystem (ANS) befasst. Du hast gesehen, dass das ANS permanent die äußere und innere Welt nach möglichen Gefahren abscannt und sich entsprechend dazu verhält. Diese Fähigkeit nennt der Neurowissenschaftler Stephen Porges »Neurozeption«. Dabei verhalten sich nicht alle Nervensysteme gleich. Je öfter ein Mensch Gefahr und Bedrohung erleben musste, desto wahrscheinlicher ist es, dass das Nervensystem zum Schutz der Person sensibel auf potenziell gefährliche Reize reagiert und schneller Alarm schlägt. Das Nervensystem beurteilt also nicht jede Situation von Grund auf komplett neu, sondern greift bei seiner Beurteilung auf frühere Erfahrungen zurück.

Die Intelligenz des Nervensystems und seine Aufgabe, für ein inneres Gleichgewicht zu sorgen und uns dabei so gut es geht in Sicherheit zu halten, lässt sich gut an Tamaras Geschichte verdeutlichen.

Fallbeispiel Tamara

Tamara leidet unter einer komplexen posttraumatischen Belastungsstörung. Während eines Klinikaufenthaltes fiel dem Personal dort auf, dass sie nicht wirklich zur Ruhe kam, sehr schreckhaft war, in den Nächten oft wach lag und nicht gut schlafen konnte. Folglich wurde Tamara ein Kurs mit Entspannungstechniken angeboten. Tamara erzählte mir, dass dieser Kurs für sie die belastendste Erfahrung während ihres Klinikaufenthaltes war. Sie lag mit den anderen Kursteilnehmenden in einem leicht abgedunkelten Raum auf einer Yogamatte. Der Kursleiter hingegen saß erhöht auf einem Stuhl und hatte, damit sie nicht gestört werden würden, die Tür des Raumes abgeschlossen.

Nach der Stunde erzählte Tamaras Zimmernachbarin, die wegen eines Burn-outs in der Klinik war, dass sie so erholt sei wie schon lange nicht mehr. Tamara hingegen litt unter einer maximalen Anspannung. Sie berichtete mir später, dass sie mit Herzrasen und schweißnassem Rücken auf ihrer Matte gelegen habe und ihre ganze Energie dafür aufbrachte, um stillzuliegen, nicht zu dissoziieren und nicht aufzufallen.

Wie kann es sein, dass der Kurs auf Tamara und ihre Zimmernachbarin so unterschiedliche Auswirkungen hatte? Die Antwort darauf ist in der unterschiedlichen Art und Weise zu finden, wie das jeweilige Nervensystem der beiden die Situation einschätzte.

Während das Nervensystem von Tamaras Zimmernachbarin den abgedunkelten Raum und das Liegen, ohne etwas tun zu müssen, als etwas sehr Wohltuendes und Sicheres bewertete, kam Tamaras Nervensystem zu einem anderen Schluss. Aufgrund der Erfahrungen, die sie mit Männern bei einem gewissen Hierarchiegefälle in Räumen, in denen keine Fluchtmöglichkeit bestand, machen musste, ging ihr Nervensystem von Gefahr und Bedrohung aus. Es half Tamara nicht, dass sie vom Verstand her wusste, dass sie in Sicherheit war. Die Reaktionen ihres Körpers sprachen eine andere Sprache.

Aus Tamaras Geschichte lässt sich ganz generell das Fazit ziehen:

Um uns entspannen zu können,
müssen wir uns nicht hinlegen.
Um uns entspannen zu können,
müssen wir uns sicher fühlen.

Gefühlte Sicherheit als Voraussetzung für Entspannung

Wenn unser ANS von Gefahr oder gar Bedrohung ausgeht, mobilisiert es Kräfte, mittels derer wir im Notfall kämpfen oder fliehen können. In einer solchen Situation würde Entspannung nicht nur keinen Sinn ergeben, sie könnte sogar äußerst schädliche Folgen für uns haben.

Sich von gewissen Übungen Entspannung zu erhoffen, während unser Nervensystem uns in Gefahr wähnt, ist also völlig unrealistisch und gegen unsere Natur. Viel zielführender ist es, unser ANS dabei zu unterstützen, sich sicher zu fühlen, sodass eine gewisse Entspannung vielleicht schon von alleine einsetzt beziehungsweise durch unsere Unterstützung gelingen kann.

In diesem Buch werden dafür viele Übungen vorgestellt. Auch die Art und Weise, wie die Yogahaltungen in diesem Buch geübt werden können, stärkt den ventralen Vagus und fördert die gefühlte Sicherheit. Dazu gehören beispielsweise die Orientierung im Außen, die Fokussierung auf angenehme Körperempfindungen und die Art und Weise, wie du mit dir selbst in Kontakt bist. Darüber hinaus gehören auch wohlwollende Eigenberührungen, die wir uns in diesem Kapitel anschauen, sowie Stabilisierungsübungen, die in Kapitel 7 folgen werden, dazu. Sie unterstützen das Dasein im Hier und Jetzt, was sich oftmals beruhigend auf unser Nervensystem und unser Sicherheitsempfinden auswirkt.

In diesem Kapitel stelle ich dir nun eine Reihe von Entspannungsübungen vor. Du kannst sie alle der Reihe nach, quasi als eine Art Entspannungssequenz, üben oder auch nur einzelne Übungen für dich ausprobieren. Ich habe sie so ausgewählt, dass du - je nachdem, was sich für dich am stimmigsten oder sichersten anfühlt - zwischen mehreren Optionen wählen kannst:

- Du kannst Übungen im Sitzen oder Liegen wählen.
- Du kannst dich entscheiden, ob du deine Augen offen oder geschlossen haben möchtest.
- Du kannst entscheiden, ob du in den Haltungen etwas tun möchtest und Bewegungen einlädst oder lieber in der Ruhe der Position verweilst.

Und wie sie dennoch gelingen kann: traumasensible (Yoga-)Übungen zur Entspannung

Modifizierter Bodyscan mit den Händen und Armen

Komm für diese Übung in eine für dich passende Haltung. Du könntest dich beispielsweise an die Wand lehnen oder auch frei im Raum sitzen, beispielsweise auf einem Stuhl oder auf deiner Yogamatte. Lass deine Hände sich berühren und finde eine Art der Berührung, die für dich jetzt gerade die stimmigste ist. Vielleicht hält eine Hand die andere, vielleicht streichst du mit einer Hand sanft über die andere oder massierst sie. Wie fühlen sich deine Hände an? Sind sie vielleicht warm oder eher kühl? Weich oder rau? Gibt es noch weitere Aspekte, die du spüren kannst?

Gehe, wann immer du so weit bist, mit deiner rechten Hand den linken Arm entlang, von der Hand bis zur Schulter, und dann auch wieder den Weg zurück, von der Schulter bis zur Hand. Benenne dabei gerne die einzelnen Körperbereiche, an denen du vorbeikommst: linke Hand, linker Unterarm, linker Ellbogen, linker Oberarm und linke Schulter. Verweile bei allen Bereichen so lange, wie du möchtest. Lass auch hier die Berührung die Qualität haben, die für dich am stimmigsten ist. Wechsle dann zur anderen Seite und beende die Übung, wann immer du möchtest.

Wofür diese Übung hilfreich ist

Diese Übung kann hilfreich sein, um die eigenen Körpergrenzen deutlicher zu spüren und bei sich selbst anzukommen. Du kannst die Übung auch auf den ganzen Körper ausweiten oder auf einzelne Körperbereiche anwenden, bei denen die Eigenberührung für dich stimmig ist.

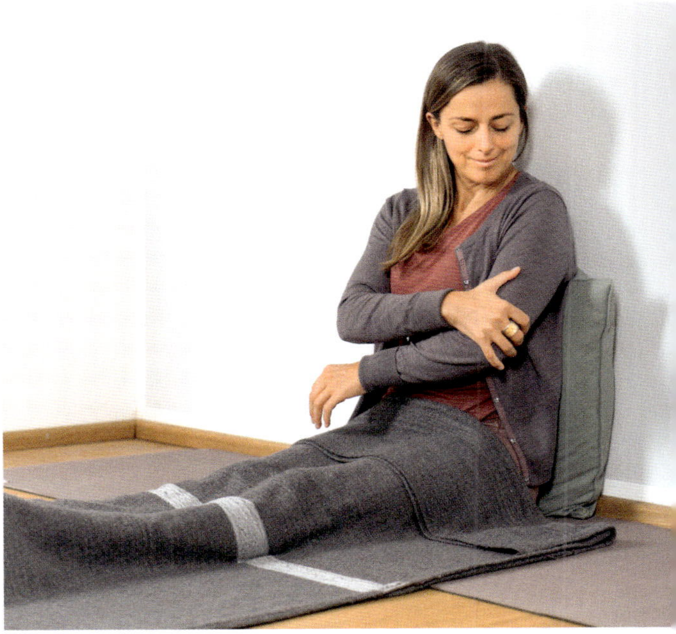

Kopf- und Gesichtsmassage

Diese Übung kannst du mit offenen oder mit geschlossenen Augen machen. Berühre dafür mit deinen Händen dein Gesicht und finde auch hier, wie in der Übung zuvor, eine Art der Berührung, die für dich am passendsten ist. Das kann Streichen, Klopfen, Massieren, Halten oder etwas Ähnliches sein. Wann immer du magst, gehe in deiner Zeit mit der Berührung weiter. Streiche dir beispielsweise über die Kopfhaut. Ist hier die gleiche Art der Berührung stimmig für dich oder eher eine andere? Wenn du magst, berühre auch Hals und Nacken und finde dabei auch hier eine passende Art der Berührung für dich.
Bleibe in der Übung, solange sie dir guttut, und beende sie dann.

Wofür diese Übung hilfreich ist
Auch diese Übung kann den Kontakt zu dir selbst stärken. Je nach Art der Berührung kannst du sie zudem nutzen, um eine beruhigende oder aktivierende Qualität mit einzuladen.

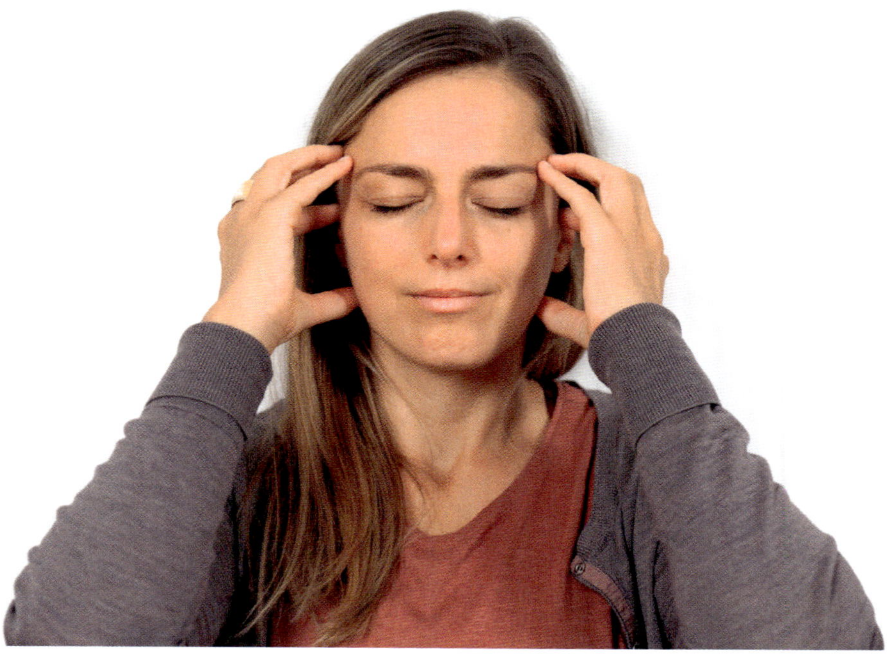

Schmetterlingsumarmung

Diese Übung kann sowohl frei im Raum als auch an eine Wand angelehnt geübt werden. Umarme dich selbst für die Schmetterlingsumarmung auf Höhe deiner Schultern. Tippe dir dabei sanft mit der einen und dann mit der anderen Hand auf die jeweilige Schulter. Wenn es deine Position zulässt, kannst du dich dabei auch mit dem Oberkörper ein bisschen zu den Seiten wiegen. Wenn du möchtest, verbinde die Berührung deiner Hände mit einem inneren Satz, beispielsweise »Ich bin«, während du auf die eine Schulter tippst, und »jetzt hier« auf der anderen Schulter. Bleibe auch bei dieser Übung, solange du möchtest.

Wofür diese Übung hilfreich ist

Auch diese Übung kann dich darin unterstützen, bei dir anzukommen. Das ruhige Tappen der Hände und auch das mögliche sanfte Wiegen des Oberkörpers können zudem eine beruhigende Wirkung haben.

Tipp

Wenn du statt der Schultern deine Ellbogen greifst, kannst du die Übung recht unauffällig auch zum Beispiel in der Bahn, an der Supermarktkasse oder während Videocalls üben.

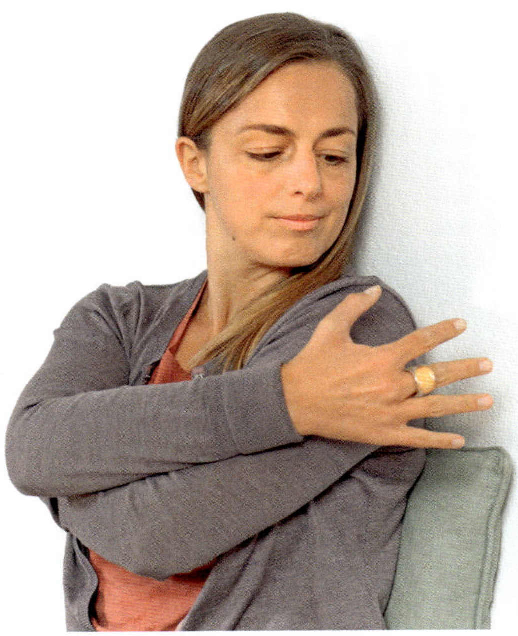

Kindshaltung

Die Kindshaltung ist eine klassische Übung aus dem Yoga. Sie lädt dazu ein, ganz bei sich zu sein und den Blick nach innen zu richten. Meiner Erfahrung nach ist ihre Wirkung ganz unterschiedlich: Für manche Menschen mit traumatischen Erfahrungen ist sie sehr angenehm, und sie können die ruhigen, nach innen gerichteten Qualitäten der Haltung annehmen und genießen. Für andere jedoch lösen die Ruhe in der Haltung und die abgelegte Stirn (wodurch man die Umgebung nicht mehr sehen kann) eine enorme Unruhe und Unsicherheit aus.
Deshalb möchte ich dir die Haltung in zwei Varianten vorstellen, von denen du dir die für dich passendere auswählen kannst:

Variante 1
Lege für diese Variante deine Schienbeine ab, bringe dein Gesäß in Richtung deiner Fersen, den Oberkörper nach vorne und lege die Stirn auf deinen Händen ab. Um deine Fuß- und Kniegelenke zu unterstützen, könntest du dir noch eine Decke unter die Beine legen und/oder ein Kissen zwischen Fersen und Gesäß bringen. Verweile in der Haltung, solange du möchtest.

Variante 2
In dieser Variante ist der Oberkörper leicht erhöht, und die Arme sind (beispielsweise auf einem Block) abgestützt. So hast du einen besseren Überblick über den Raum. Zusätzlich kannst du auch leichte Bewegungen in deinen Oberkörper einladen und beispielsweise mal den einen, mal den anderen Ellbogen deutlicher in die Unterlagen schieben und dabei mit dem Oberkörper leicht zu den Seiten pendeln. Vielleicht fühlt sich die Übung für dich auch geschützter an, wenn du dich dabei (teilweise) mit einer Decke bedeckst. Probiere gerne Verschiedenes in der Haltung aus, sodass sie für dich am stimmigsten ist.

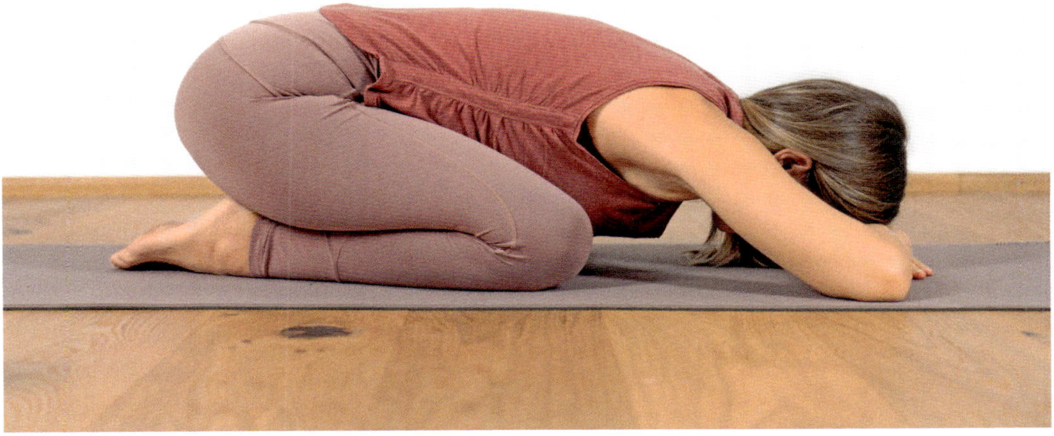

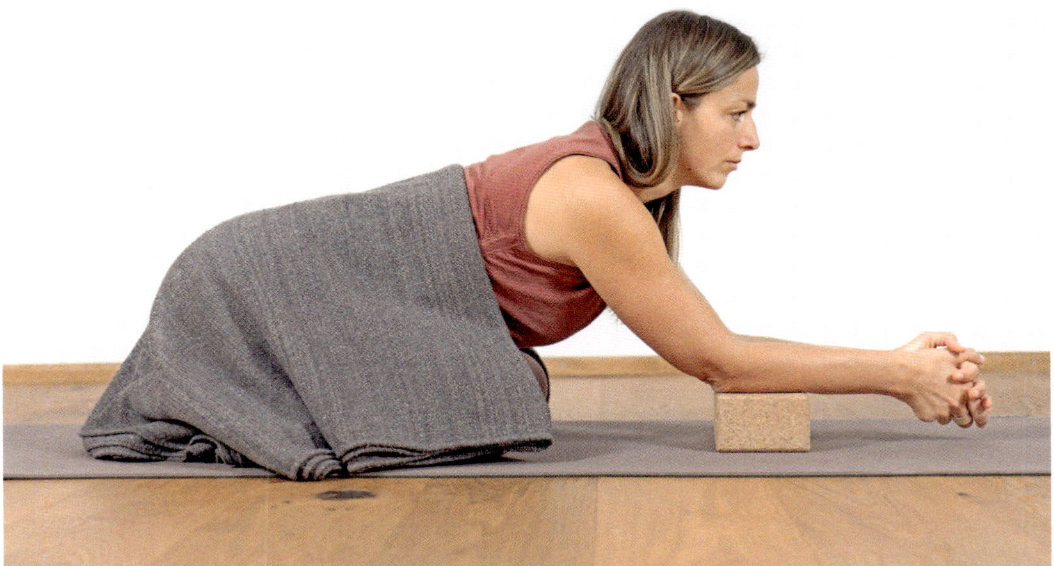

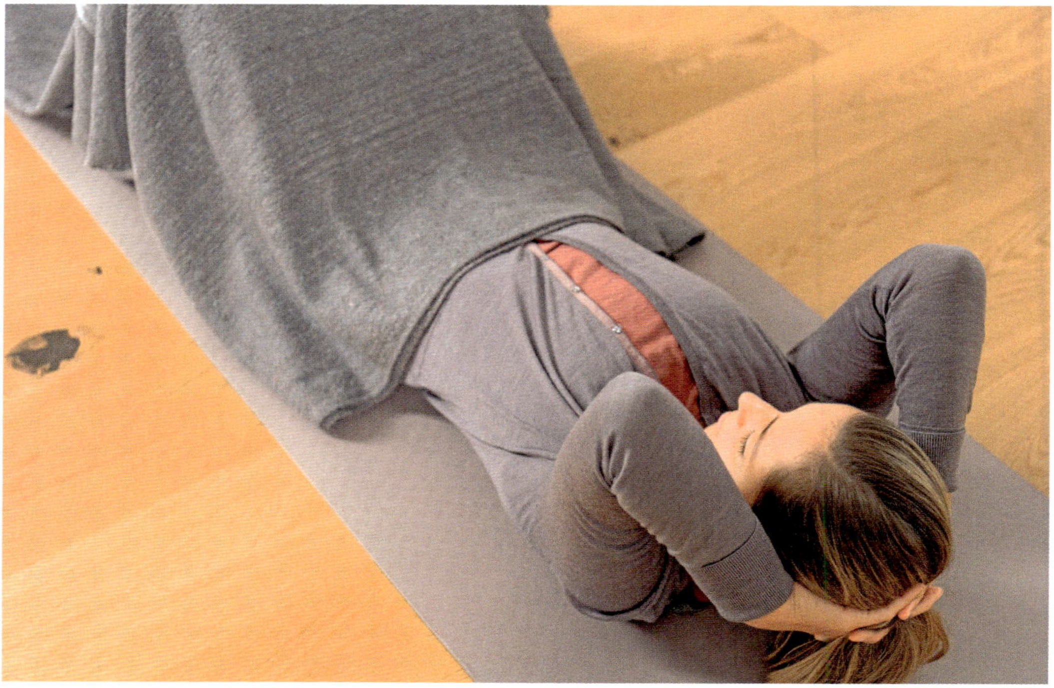

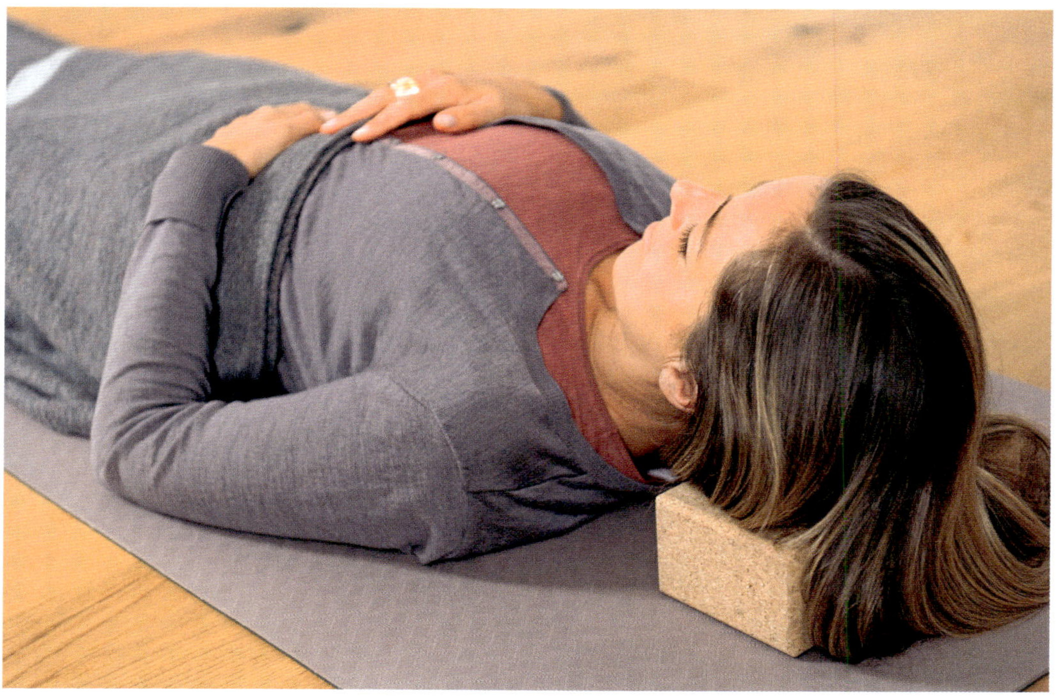

Endentspannung im Liegen

Wenn du die Endentspannung im Liegen üben möchtest, stelle ich dir zwei Varianten vor, die es ermöglichen, zwar auf dem Rücken zu liegen, aber dennoch, wenn du möchtest, einen Überblick über den Raum zu haben.

Variante 1

Komm zunächst in der Rückenlage an. Entscheide, ob du deine Füße aufgestellt haben oder deine Beine lieber ausstrecken möchtest.

Falte deine Hände hinter dem Kopf und hebe ihn leicht an. Hier geht es nicht darum, Situps zu machen, sondern vielmehr eine Art Hängematte für deinen Kopf zu schaffen. Das heißt, dass die Arme mit der nötigen Kraft halten, während der Kopf sich in die Hände hinein entspannen kann. Wenn du magst, wiege deinen Kopf mithilfe der Arme leicht hin und her und schau dich dabei im Raum um. Falls du magst, kannst du jederzeit den Kopf auch auf der Matte ablegen.

Beende die Übung, wann immer du möchtest.

Variante 2

Komm auch hier in die Rückenlage und entscheide, ob du deine Beine ausstrecken oder deine Füße aufstellen magst. Lege deinen Kopf etwas erhöht ab. Du kannst dafür beispielsweise einen Yogablock oder ein dickes Kissen nutzen. Je nachdem, wie es für dich stimmiger ist, kannst du in der Haltung ruhig liegen oder sanft auf der Kopfrückseite zu beiden Seiten rollen.

Bleibe auch hier in der Haltung, solange du möchtest.

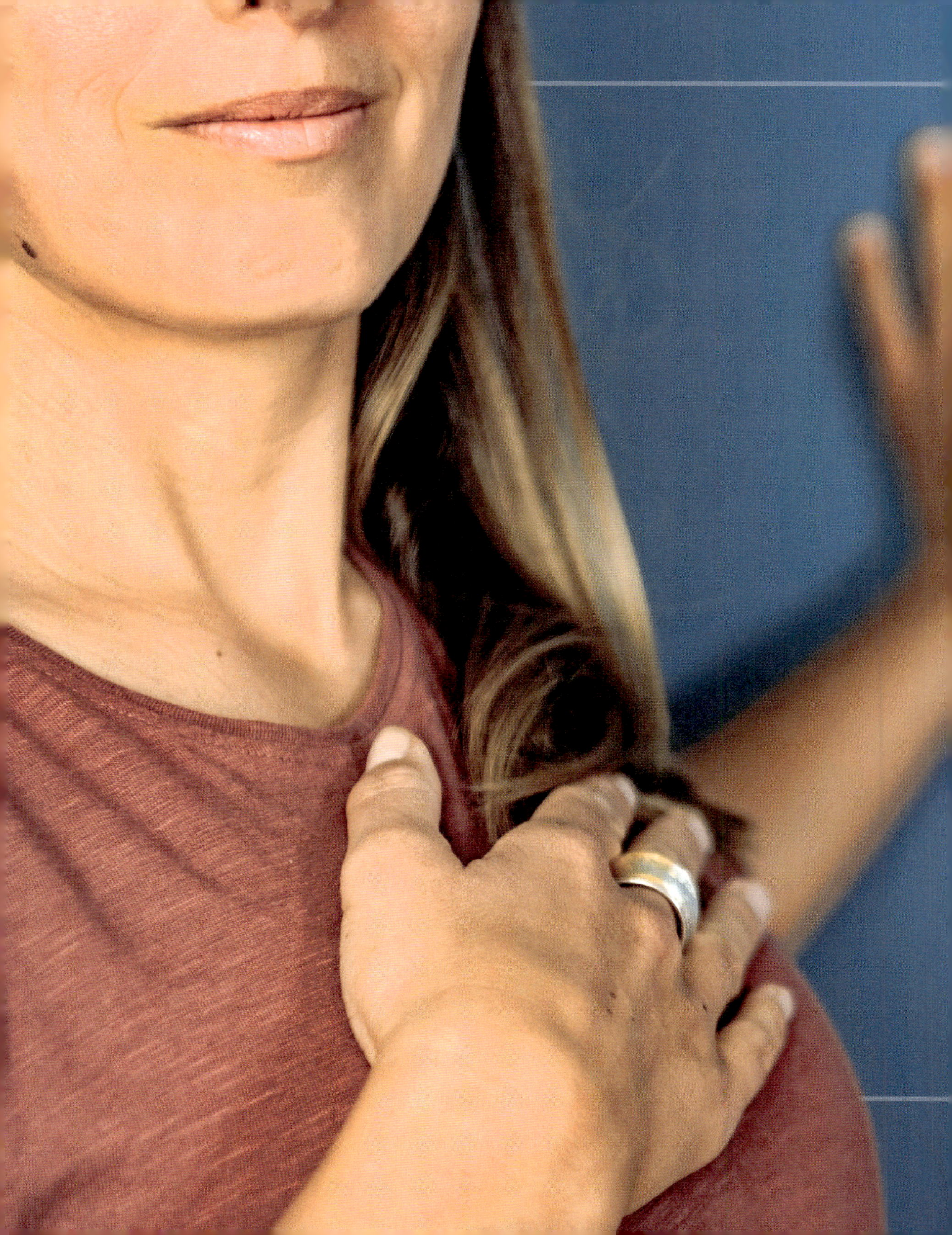

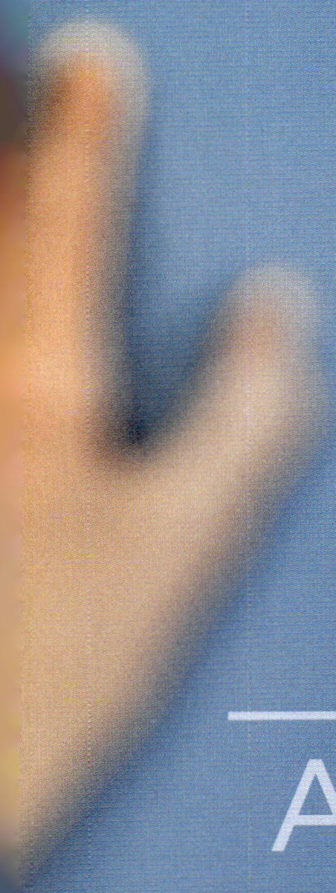

KAPITEL 5

ATEMÜBUNGEN

Warum es hilfreich ist, Atemübungen zu praktizieren

Unser Atem ist ein Meister der Ausdauer und der Selbstständigkeit. Er begleitet uns durch unser gesamtes Leben. Ohne unser Zutun fließt er ununterbrochen, versorgt uns mit Sauerstoff, nährt die inneren Organe und baut Kohlendioxid ab. Dabei fließt die Atmung nicht durchgängig gleichmäßig, sondern sie nimmt innere und äußere Impulse sehr fein wahr und passt sich daraufhin an. Sind wir beispielsweise gerade körperlich sehr aktiv oder im Stress, fließt unsere Atmung schneller, um uns bei der Bewältigung der Aufgabe mit vermehrtem Sauerstoff zu unterstützen. Sind wir hingegen entspannt, strömt sie langsamer und ruhiger. Zudem ist unsere Atmung mit unserer Stimmung verknüpft. Unsere Sprache ist voll von Redewendungen, die dieses Phänomen zum Ausdruck bringen: Wenn uns *etwas den Atem raubt,* bringen wir damit zum Ausdruck, dass uns eine Situation sprachlos gemacht oder gar überwältigt hat. Die Aussage: *»Ich muss erst einmal wieder Luft holen«* beschreibt hingegen, dass es Zeit ist, eine Pause einzulegen und sich zu erholen. Und wenn wir jemandem raten, *mal die Luft anzuhalten,* dann meinen wir damit, dass jemand sich zurücklehnen und kurz abwarten soll.

Dass die Auseinandersetzung mit der eigenen Atmung viele positive Effekte sowohl auf den Körper als auch die Psyche haben kann, zeigen sowohl Studien aus der Atemtherapie als auch zu Atemübungen aus dem Yoga. So konnte nachgewiesen werden, dass sich mit Atemübungen Ängste[16] und Depressionen[17] reduzieren lassen und das eigene Schmerzempfinden[18] positiv beeinflusst werden kann. Und dies sind alles Symptome, die Menschen, die unter Traumafolgestörungen leiden, oftmals auch erleben. Doch auch weniger intensive Symptome können mit Atemübungen adressiert werden.

Wie du inzwischen weißt, arbeitet unser autonomes Nervensystem selbstständig. Eine Möglichkeit, die wir jedoch haben, um auf das autonome Nervensystem Einfluss zu nehmen, ist über die Atmung. Je nachdem, wie wir atmen, kann die Atmung einen aktivierenden oder beruhigenden Effekt haben. Denn mit jeder Einatmung wird der Sympathikus aktiviert und sorgt dafür, dass das Herz ein bisschen schneller schlägt. Mit jeder Ausatmung wird hingegen der Parasympathikus aktiviert, und die Herzfrequenz sinkt etwas. Dieser Effekt wird umso deutlicher, desto länger unsere Atemzüge sind. Vielleicht hast du selbst schon erlebt, dass dir eine verlängerte Ausatmung geholfen hat, um dich ein kleines bisschen mehr zu entspannen, und dass ein paar beherzte

Einatmungen hilfreich waren, um mehr in Schwung zu kommen.

Wie wir im ersten Kapitel bereits gesehen haben, ist unser Ziel nicht ein völlig entspanntes, sondern ein flexibles und damit auch belastbares Nervensystem. Ein Nervensystem also, mit dem wir genauso in die Aktivität und Kraft wie auch in die Entspannung und Erholung kommen können. Die Flexibilität des autonomen Nervensystems wird hierbei an der sogenannten Herzratenvariabilität (kurz HRV) gemessen. Dies ist die Fähigkeit des Herzens, den Herzschlag zu variieren und je nach Bedarf mal schneller und mal langsamer zu schlagen. Diese Fähigkeit reduziert sich sowohl mit steigendem Alter als auch bei andauernder hoher Stressbelastung. Das ist genau der Punkt, an dem viele der Atemübungen ansetzen: Es wird zum einen die Verlängerung der Atemzüge generell geübt (um unter anderem die HRV zu erhöhen) und zum anderen auf die Verlängerung der Ausatmung geachtet (um der hohen Stressbelastung, von der viele Menschen betroffen sind, entgegenzuwirken).

Ein weiterer wichtiger Punkt ist dabei, dass bei fast allen Atemübungen die Nasenatmung der Mundatmung vorgezogen wird und diese auch für das Atmen im Alltag empfohlen wird. Wenn wir durch die Nase atmen, wird die Luft vorgesäubert und erwärmt, der Geruchssinn wird aktiviert, und die Sauerstoffversorgung steigt. Zudem verlangsamt die Nasenatmung unsere Atmungsgeschwindigkeit. Dies sind alles Faktoren, die dazu beitragen, dass der Körper sich entspannter fühlen kann als bei der Mundatmung, und die sich somit günstig auf die Aktivität des Parasympathikus auswirken.

Weshalb die Sauerstoffversorgung bei der Nasenatmung steigt

Stickstoffmonoxid wird in den Nasennebenhöhlen produziert und bei der Nasenatmung mit in die Lungen transportiert. Es sorgt dafür, dass sich die Lungenbläschen vergrößern, wodurch mehr Blut durch die Gefäße strömen kann und folglich mehr Sauerstoff aufgenommen werden kann. Stickstoffmonoxid hat zudem entzündungshemmende Eigenschaften, es verbessert das Immunsystem und unterstützt beim Schutz und der Reparatur von Zellen.

Warum es sich überfordernd anfühlen kann, Atemübungen zu praktizieren

In meiner Arbeit habe ich Klient*innen, die Atemübungen für sich nutzen und diese als sehr hilfreich erleben. Manche Menschen haben mir erzählt, dass sie Atemübungen ganz generell nutzen, um für einen Moment innezuhalten und sich mit sich selbst zu verbinden. Andere berichten, dass Atemübungen ihnen helfen, sich selbst in stressigen Situationen zu beruhigen. Ein paar wenigen gelingt es sogar, Atemübungen zu nutzen, um aufsteigende Panik abzuwenden.

Doch daneben gibt es genauso Menschen, denen die Konzentration auf die Atmung sehr schwerfällt. In manchen Fällen kann das fokussierte Atmen sogar Panikattacken auslösen. Gründe dafür kann es viele geben. Für manche Menschen stellt die Atmung etwas sehr Fragiles dar, und die Konzentration auf die Atmung ist wie eine Erinnerung an die eigene Endlichkeit. Für andere ist es so, dass sie das Geräusch der Atmung an einen Angreifer erinnert. Und für wieder andere ist die Konzentration auf die Atmung etwas so Intimes und Nach-innen-Gerichtetes, dass sie den Halt gebenden Kontakt zur Außenwelt dadurch verlieren. Gerade wenn man sich unter hoher Stressbelastung auf die Atmung konzentriert, kann es sein, dass das erlebte Atemmuster die Erinnerung an frühere traumatische oder belastende Erfahrungen weckt. Die Atmung ist also nicht für alle Menschen ein neutraler Anker, sondern kann sogar ein Trigger sein, der schmerzhafte oder gar überwältigende Erinnerungen wachruft.

Fallbeispiel Lu

Lu fährt oft mit öffentlichen Verkehrsmitteln. Sie nimmt andere Menschen und die mögliche räumliche Distanz zu ihnen sowie Gerüche und Gespräche sehr sensibel war. Oftmals entstanden daraus für sie Situationen, die sie als unangenehm erlebte und denen sie sich hilflos ausgeliefert fühlte. Sie nahm immer mehr innere Anspannungen wahr, die sie zu unterdrücken versuchte, um bis zu ihrer Haltestelle durchzuhalten. Eines Tages entdeckte sie eine Atemtechnik für sich, die sie seitdem anwendet: Wann immer sie heute einen Bus oder eine U-Bahn betritt, sucht sie nach einem Rechteck im Raum. Das kann eine Reklametafel, ein Fenster oder eine Rückenlehne sein. Sie zeichnet mit ihrem Blick das Rechteck nach und verbindet es mit ihrer Atmung: Von links unten nach oben und nach rechts atmet sie ein, und während ihr Blick nach unten und nach links weitergeht, atmet sie aus. So hat sie für sich eine hilfreiche Strategie entdeckt, um in Situationen, die für sie zwar anstrengend, aber nicht bedrohlich sind, gut mit sich verbunden zu sein und zu einer entspannten Wachheit beizutragen.

Fallbeispiel Fred

Fred erlebt einen für sich gut funktionierenden Alltag. Das Einzige, worunter er leidet, ist, dass er immer mal wieder »wie aus dem nichts« eine Panikattacke bekommt. Sein Arzt riet ihm, sich in solchen Fällen auf seine Atmung zu konzentrieren und zu versuchen, diese zu beruhigen. Nach dem Arztbesuch stand Fred im Stau und merkte, dass er panisch wurde. Er folgte dem Rat seines Arztes und konzentrierte sich auf seine Atmung. Diese war extrem flach und schnell. Zudem merkte Fred durch die Konzentration auf seine Atmung, wie rasend schnell sein Herz schlug. Diese Erkenntnis versetzte ihn in eine solche Angst, dass sie wie ein Katalysator wirkte und er tief in der nächsten Panikattacke landete. Erst als es ihm gelang, seinen Blick nach draußen zu richten, das Fenster zu öffnen, sich abzuklopfen und einen Schluck Wasser zu trinken, ebbte die Panik langsam ab.

Was du tun kannst, wenn dir die Konzentration auf die Atmung schwerfällt

Wir haben gesehen, dass die Arbeit mit der Atmung auf der einen Seite etwas sehr Unterstützendes sein und zur Regulation des Nervensystems beitragen kann. Auf der anderen Seite ist die Atmung nicht neutral, das heißt, sie kann mit ganz unterschiedlichen, möglicherweise auch bedrohlich wirkenden Emotionen verbunden sein. Es kann deshalb hilfreich sein, sich ihr mit Vorsicht zu nähern. Wenn dir die Konzentration auf die Atmung schwerfällt, du dich aber nun an Atemübungen heranwagen magst, können die folgenden Tipps und Übungen dir zur Orientierung dienen:

In den eben dargestellten Fallbeispielen von Lu und Fred hast du unterschiedliche Strategien für die Konzentration auf und die Arbeit mit der Atmung kennengelernt. Während sich Fred in einer sehr angespannten Situation unmittelbar auf seine Atmung konzentriert hat, hat Lu mit ihren Atemübungen bereits begonnen, als sie noch relativ entspannt war. Fred konzentrierte sich direkt auf seinen Körper, während Lu die Orientierung im Raum zusätzlich nutzte und ihre Atemübung fast beiläufig mit in die Augenbewegungen integrierte. An diesen beiden Herangehensweisen lassen sich schon zwei Faustregeln ablesen, die dir helfen können:

- Wenn Atemübungen neu für dich sind, dann beginne damit, dich in relativ neutralen oder gar entspannten Situationen auf deine Atmung zu konzentrieren. Die Wahrscheinlichkeit ist hier am geringsten, dass dein Atemmuster an eine frühere traumatische Situation erinnert. So kann die Atmung eher als ein neutraler Ort erlebt werden.
- Anstatt dich direkt und unmittelbar nur auf deine Atmung zu konzentrieren, lass die Konzentration auf deine Atmung fast wie beiläufig in eine andere Aktivität mit einfließen.

Im Folgenden stelle ich dir nun einige Atemübungen vor, die diese beiden Prinzipien beinhalten. Du kannst die Übun-

Hast du Atemübungen bereits ausprobiert?
Welche Erfahrungen hast du gemacht?
Vertraue deiner Wahrnehmung und übe, was dir gut tut.

gen einzeln ausprobieren oder sie auch als eine Sequenz, in der du eine Übung nach der anderen praktizierst, begreifen.

Noch ein paar Hinweise, bevor es losgeht: Bevor du mit Atemübungen beginnst, kann es hilfreich sein, dir im Außen einen Anker zu setzen, um dort deine Aufmerksamkeit hinzulenken, wenn die Konzentration auf die Atmung zu viel wird. Das kann beispielsweise ein Bild sein, das du mit einer angenehmen Erinnerung verknüpfst, eine schöne Pflanze oder ein Gegenstand, der dir Kraft gibt.

Viele Menschen merken während der Atemübungen, ob diese hilfreich für sie sind oder nicht. Anzeichen dafür, dass du mit der Übung aufhören solltest, können sein, dass du immer unruhiger wirst (und somit die Aktivität des Sympathikus steigt) oder dass du dich als immer weniger präsent erlebst. Manche Menschen wissen auch instinktiv, dass Atemübungen sie unnötig triggern würden, und verzichten ganz darauf. Bitte erinnere dich, dass alles, was du fühlst, in deiner Lebensgeschichte Sinn ergibt, und entscheide ganz frei, ob du die Übungen ausprobieren möchtest oder sie lieber überspringst.

Anleitung für die Atemübungen

Den Raum nutzen: die Viereck-Atmung nach Lu

Finde für diese Übung eine Haltung im Sitzen oder Stehen, die so angenehm wie möglich ist. Suche dir ein Rechteck innerhalb deines Sichtfeldes. Es wäre gut, wenn das Rechteck sich nicht direkt vor deiner Nase befindet, sondern in einiger Entfernung im Raum, sodass du die räumliche Orientierung mit nutzen kannst.

Führe deinen Blick einige Male an der Umrandung des Rechtecks entlang und versuche dabei, eine Gleichmäßigkeit in deine Augenbewegung zu bringen. Beginne, wann immer du möchtest, dich gleichzeitig auf deine Atmung zu konzentrieren – und zwar in dieser Weise: Wenn du das nächste Mal einatmest, wandere mit deinem Blick das Rechteck von links unten nach links oben und von dort in

die rechte obere Ecke. Und wenn du ausatmest, nimm deinen Blick nach rechts unten und dann in die linke untere Ecke, sodass du pro Atemzug einmal die Umrandung des Rechtecks entlanggegangen bist. Lass dabei die Geschwindigkeit deiner Augenbewegung sich dem Tempo deiner Atmung anpassen.
Übe diese Übung, solange du möchtest, und beende sie jederzeit.

Wofür diese Übung gut ist
Diese Übung kann unterschiedlich wirken. Zum einen hilft sie dabei, im Raum präsent zu bleiben, zum anderen eignet sie sich gut, um mit Atemübungen zu beginnen. Denn der Fokus kann hier leicht eher im Raum gehalten werden, und die Konzentration auf die Atmung kann fast beiläufig integriert werden. Das Ziel der Übung besteht darin, im Hier und Jetzt gut präsent zu sein und sich selbst als verhältnismäßig wach und entspannt zu erleben.

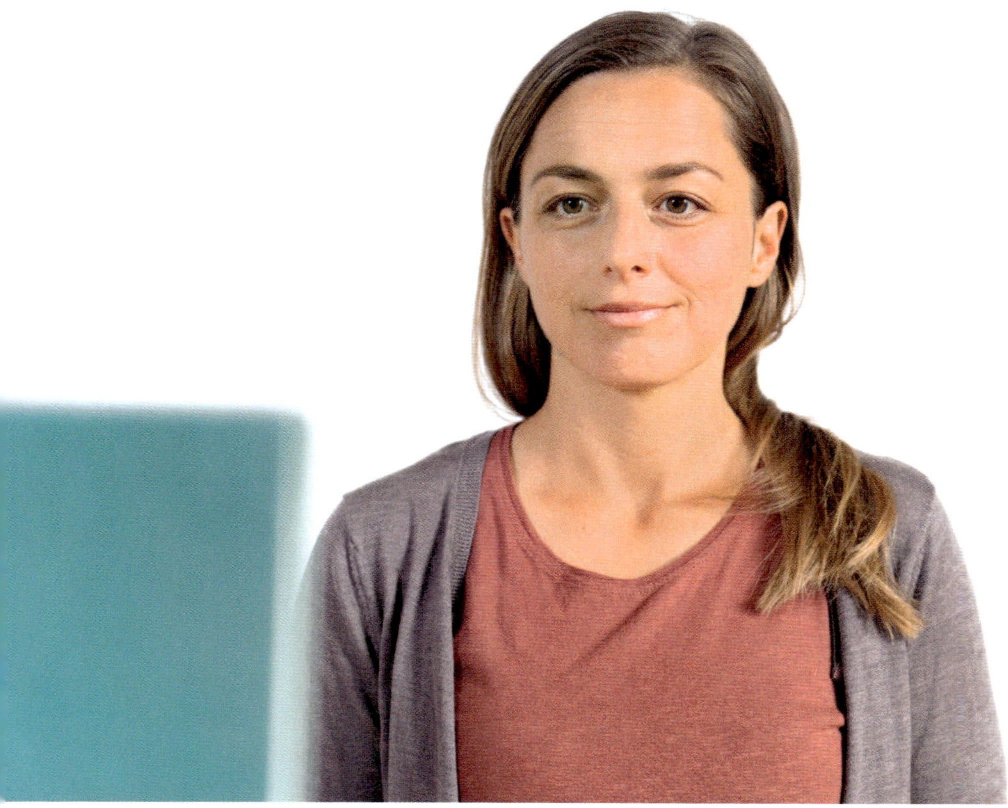

Den Körper spüren: Hände bei der Einatmung aufeinanderlegen und bei der Ausatmung falten

Während wir in der vorherigen Übung den Raum um uns mit einbezogen haben, hast du in dieser nun die Möglichkeit, die Aufmerksamkeit ein bisschen näher zu dir zu nehmen. Lege für diese Übung deine Hände aneinander. Wenn du möchtest, spüre den Kontakt der Hände zueinander. Welche Art der Berührung ist gerade am stimmigsten für dich? Vielleicht ein Halten oder Streichen oder etwas anderes? Was kannst du spüren? Ist die Haut deiner Hände beispielsweise eher warm oder kühl, eher rau oder glatt? Exploriere auch hier für einige Momente auf eine neugierige Art.

Beginne, wann immer du magst, die Hände im Wechsel aufeinanderzulegen und mit einer Hand die andere zu halten. Du kannst in jedem Durchgang wechseln, welche Hand vorne ist. Verbinde als Nächstes die Bewegung deiner Hände mit deiner Atmung: Lege bei jeder Einatmung die Handflächen aneinander und lass bei jeder Ausatmung deine Hände sich falten. Lass auch hier die Bewegung deiner Hände dem Rhythmus deiner Atmung folgen.

Während der Übung kannst du immer wieder entscheiden, ob du deine Aufmerksamkeit mehr auf die Bewegung deiner Hände oder deiner Atmung legst oder auch dein Gewahrsein zwischen den beiden hin- und herpendeln lässt.

Wofür diese Übung gut ist

Diese Übung wirkt ähnlich wie die vorherige, nur mit dem Unterschied, dass hier die Aufmerksamkeit noch näher zu sich selbst genommen wird und Körperempfindungen mit integriert werden können. Auch diese Übung hat eine wache und entspannte Präsenz zum Ziel.

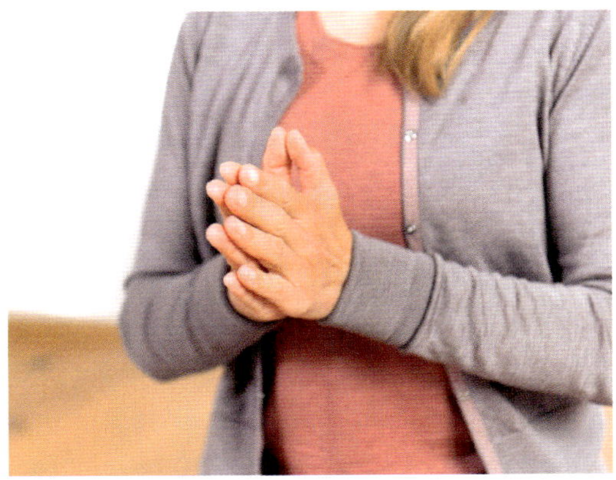

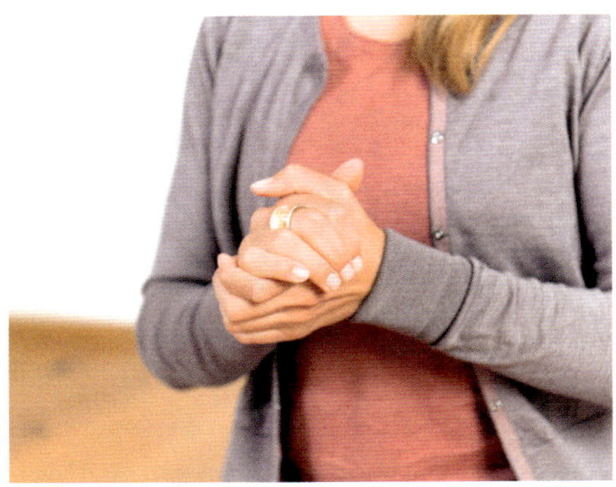

Den eigenen Raum erleben: im Rhythmus der Atmung die Arme heben und senken

Hebe und senke für diese Übung einige Male deine Arme. Wenn du möchtest, experimentiere dabei mit unterschiedlichen Bewegungsformen. Vielleicht hebst du deine Arme mal mehr über vorne, mal mehr über die Seiten und mal mehr über hinten, sodass du den eigenen Raum begreifst, den du mit deinen Armen und Händen in der Luft zeichnest.

Und wenn du möchtest, dann beginne, deine Arme im Rhythmus deiner Atmung zu bewegen. Hebe bei jeder Einatmung deine Arme an und lass sie bei der Ausatmung wieder sinken.

Auch hier hast du unterschiedliche Möglichkeiten, wohin du im Hier und Jetzt dein Gewahrsein lenken kannst. Vielleicht entscheidest du dich dafür, dich mehr auf die Bewegung deiner Arme zu fokussieren, oder vielleicht konzentrierst du dich mehr auf deine Atmung. Falls du dich für deine Atmung entscheidest, kannst du auch hier unterschiedliche Fokuspunkte setzen. Wenn du dich beispielsweise auf deine Nasenspitze konzentrierst, dann kannst du fühlen, wie bei der Einatmung kühlere Luft an deiner Nasenspitze vorbeiströmt und bei der Ausatmung etwas wärmere Luft ausströmt. So bist du dann zwar mit deinem Gewahrsein sehr nah bei dir, aber es gibt noch einen Kontakt zur Außenwelt. Wenn du dich hingegen darauf fokussierst, wie sich die Atembewegung im Bereich der Brust oder des Bauches anfühlt, ist das vermutlich die intimste Form der Atemwahrnehmung.

Beginne als Nächstes, die Länge von Ein- und Ausatmung zu zählen. Versuche, freundlich und geduldig die Länge der beiden einander anzugleichen. Wenn das gelungen ist, kannst du im nächsten Schritt versuchen, die Ein- und Ausatmung so weit zu verlängern, wie es ohne Anstrengung möglich ist – vielleicht um eine Taktzahl, vielleicht auch um zwei oder drei.

Beende auch diese Übung, wann immer du möchtest, und lass deine Atmung wieder ihren eigenen Rhythmus finden.

Wofür diese Übung gut ist

Diese Übung zeigt, wie gut sich Bewegung und Atmung verbinden lassen. Durch das bewusste Angleichen der Länge von Ein- und Ausatmung sowie der Verlängerung der Atemzüge generell wird die Herzratenvariabilität gestärkt und eine Regulation im Nervensystem begünstigt.

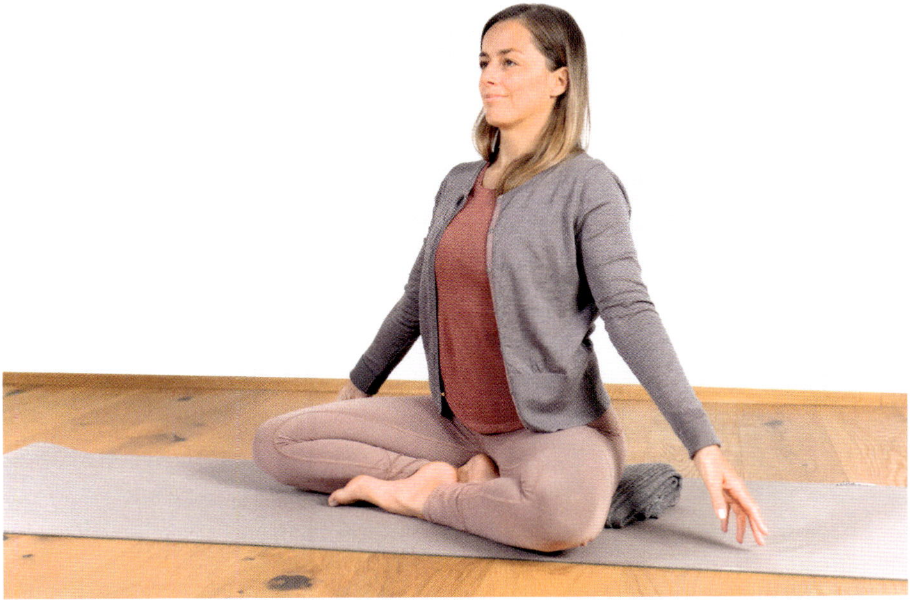

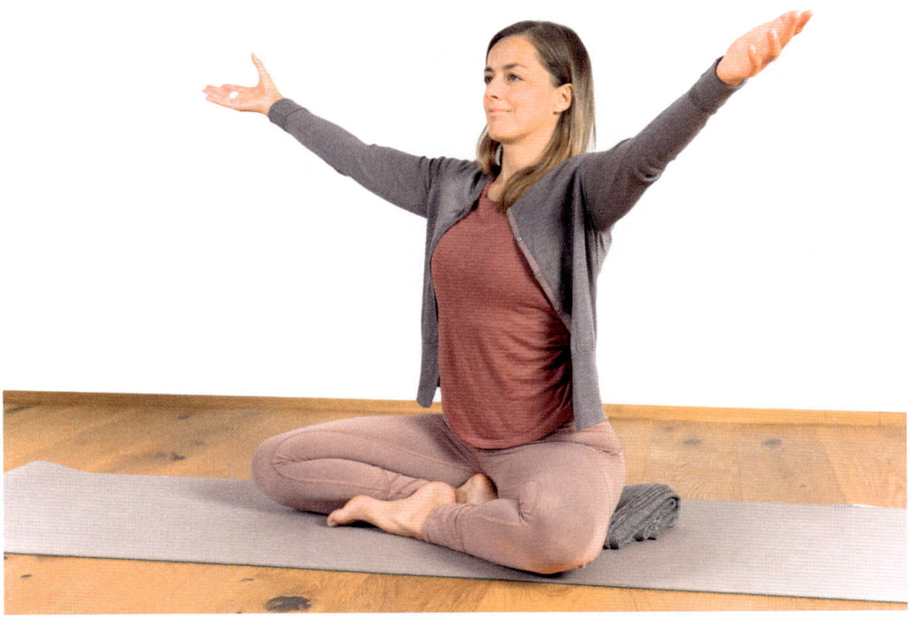

Kraftvolles Ausatmen: das Pferdeschnauben

Hast du schon mal ein Pferd schnauben sehen? Genau das können wir in dieser Übung ausprobieren. Atme dafür einige Male natürlich durch die Nase ein und schnaubend, wie Pferde es oft machen, wieder aus. Wenn es dir schwerfällt, die Lippen dabei so in Bewegung zu bringen, dass ein Schnauben leicht entstehen kann, kannst du folgenden Trick aus dem Stimmtraining ausprobieren: Lege, so wie auf dem Foto dargestellt, deine Zeigefinger wenige Zentimeter neben deinen Mundwinkeln an und ziehe die Haut leicht nach oben. Wenn du deine Finger da dann hältst und beginnst zu schnauben, sollte das Schnauben deutlich leichter gelingen.

Wofür diese Übung gut ist

Diese Übung wird oft empfohlen, wenn es darum geht, Stress und Anspannung abzubauen. Dabei sind unterschiedliche Wirkungen möglich: Zum einen können die Geräusche, die durch das Schnauben entstehen, das eine oder andere belastende Gedankenkarussell unterbrechen. Zudem können sich die Lippen und die Kiefermuskulatur lösen und sich so stressbedingte körperliche Verspannungen reduzieren. Eventuell gelingt es sogar, durch die vermutlich eher ungewöhnliche Übung, ein bisschen Humor und Leichtigkeit in anstrengende Situationen zu bringen.

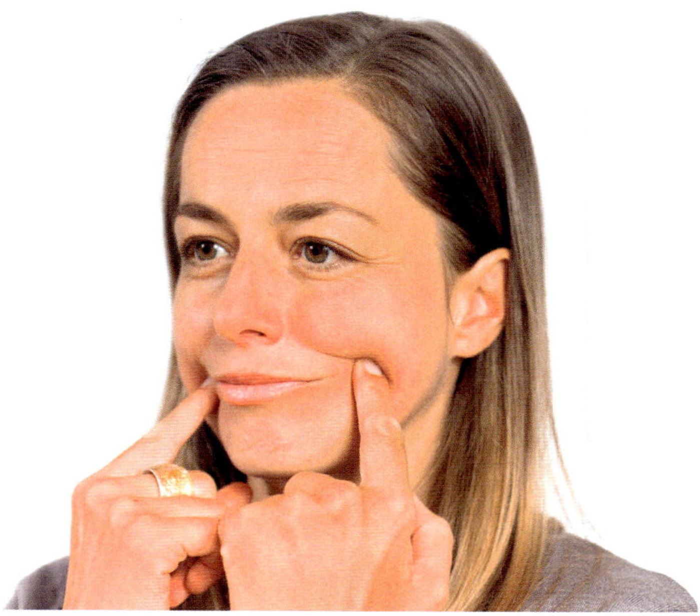

Die Ausatmung verlängern: die Bienenatmung

Dies ist eine klassische Atemübung aus dem Yoga. Wenn du sie üben möchtest, nimm zunächst einfach deine Atmung für einige Atemzüge bewusst wahr. Atme natürlich durch die Nase ein und beginne, wann immer du möchtest, bei der Ausatmung wie eine Biene zu summen oder zu brummen. Das kann ein lauter oder leiser, hoher oder tiefer Laut sein. Wichtig ist, dass du beim Summen den gesamten Mundraum recht locker lässt, sodass sich die Vibration, die durch das Summen entsteht, entfalten kann. Durch das Summen wird die Stimmritze verengt, und die Ausatmung wird dadurch verlängert. Lass die Ausatmung gerne deutlich länger sein als deine Einatmung, aber achte darauf, dass die Ausatmung nur so lang ist, dass die Einatmung, die darauf folgt, sich nicht gehetzt anfühlt.

Wenn du möchtest, kannst du zusätzlich noch die Ohren mit deinen Zeigefingern verschließen. Drücke dafür die Ohrknorpel sanft nach innen, wodurch das äußere Hören reduziert und das innere Erleben verstärkt wird.

Entscheide ganz frei, wann du die Übung beenden möchtest.

Es kann sein, dass du nach dem Üben ein sanftes Kribbeln oder auch eine Wärme im Körper spürst.

Wofür diese Übung gut ist

Diese Übung unterstützt durch die verlängerte Ausatmung die Aktivität des Parasympathikus und trägt somit zur Entspannung bei. Sie eignet sich gut für Situationen, in denen es dir wichtig ist, dich mehr zu erden und zu beruhigen, wie beispielsweise am Ende eines fordernden Tages oder vor einem wichtigen, aber auch aufregenden Termin. Dabei kann es hilfreich sein, während dem Üben immer wieder innezuhalten, um zu spüren, ob bereits ein Entspannungsimpuls eingesetzt hat. Je nach Wirkung kannst du so die Länge der Übung entsprechend anpassen.

Wie du diese Atemübungen in deinen Alltag und in deine Yogapraxis integrieren kannst

Es gibt verschiedene Möglichkeiten, wie du die hier vorgestellten Atemübungen für dich nutzen kannst.

Möglichkeit 1

Nimm dir jeden Tag, am besten immer zur gleichen Zeit, ein paar Minuten für eine oder mehrere Atemübungen. Für viele Menschen eignet es sich, recht zeitnah nach dem Aufstehen oder kurz vor dem Zubettgehen zu praktizieren. Eine feste Zeit hat den Vorteil, dass du damit eine Routine entwickeln kannst.

Möglichkeit 2

Lass die Atemübungen in deinen Alltag mit einfließen. Auch wenn sich manche der hier vorgestellten Übungen vielleicht nicht so gut dazu eignen, in der Öffentlichkeit praktiziert zu werden, geht das mit anderen doch recht gut. Das Warten beim Arzt, das Fahren in öffentlichen Verkehrsmitteln oder ein Spaziergang sind beispielsweise gute Möglichkeiten, um bestimmte Atemübungen unauffällig zu integrieren.

Möglichkeit 3

Die hier vorgestellten Übungen lassen sich auch sehr gut während des Yoga praktizieren, indem du Bewegung und Atmung in den Asanas miteinander verbindest: Zum Beispiel könntest du im Krieger 2 mit der Einatmung die Ferse heben und mit der Ausatmung sinken lassen oder im Dreieck die Einatmung auf dem Weg in die Haltung mit integrieren und dann die Ausatmung nutzen, um dich im Oberkörper wieder aufzurichten. Falls sich eine Haltung körperlich sehr fordernd anfühlt, du aber darin noch bleiben möchtest, können dir ein paar Atemzüge mit der Bienenatmung dabei helfen, ein bisschen Gelassenheit mit in die Übung zu bringen. Die beiden anderen Atemübungen – das Pferdeschnauben und das Falten der Hände – kannst du beispielsweise am Anfang oder am Ende deiner Praxis oder auch zwischen den aktiven Haltungen in der Berghaltung anwenden. Deiner Kreativität sind hier keine Grenzen gesetzt. Probiere gerne aus, was du als am hilfreichsten erlebst.

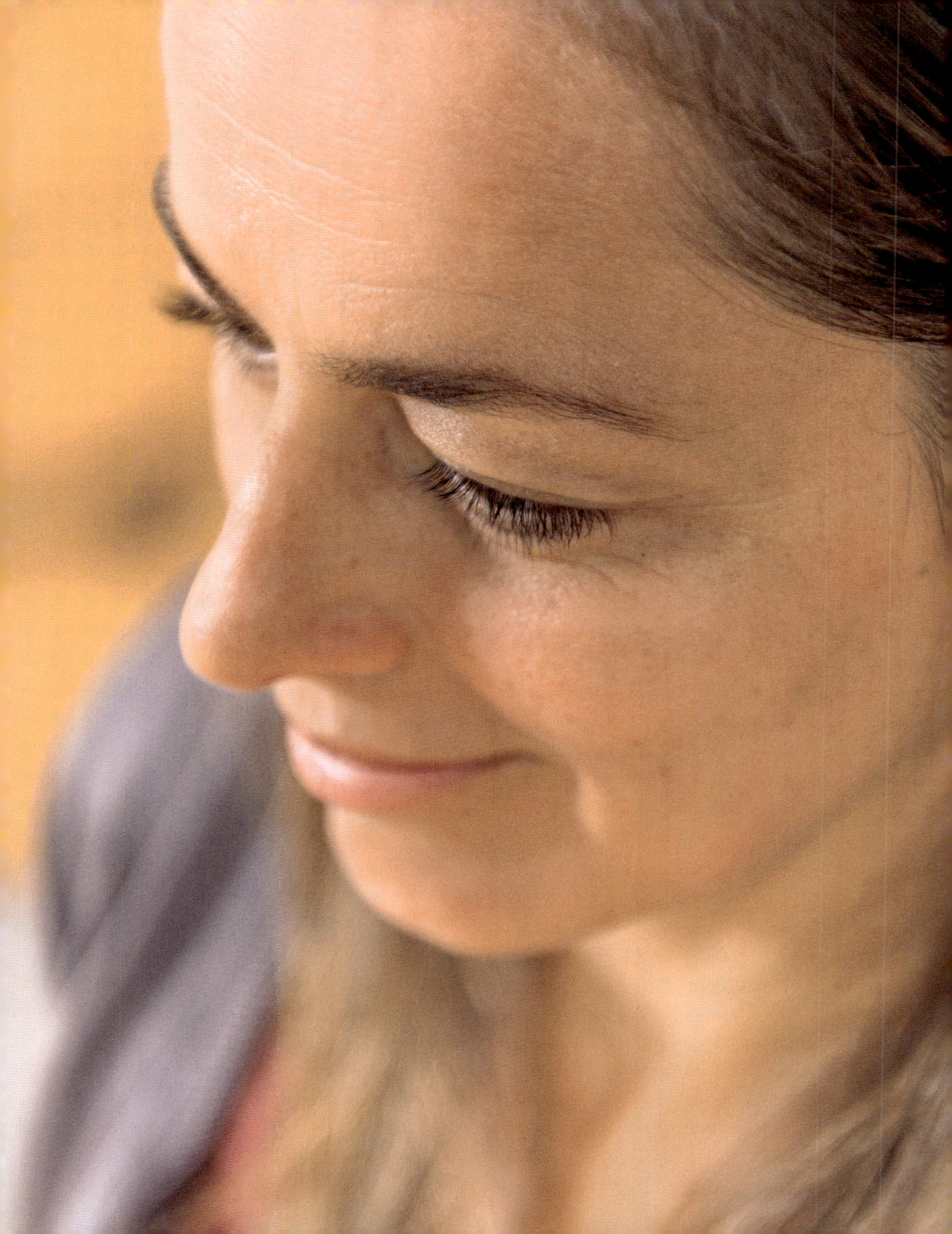

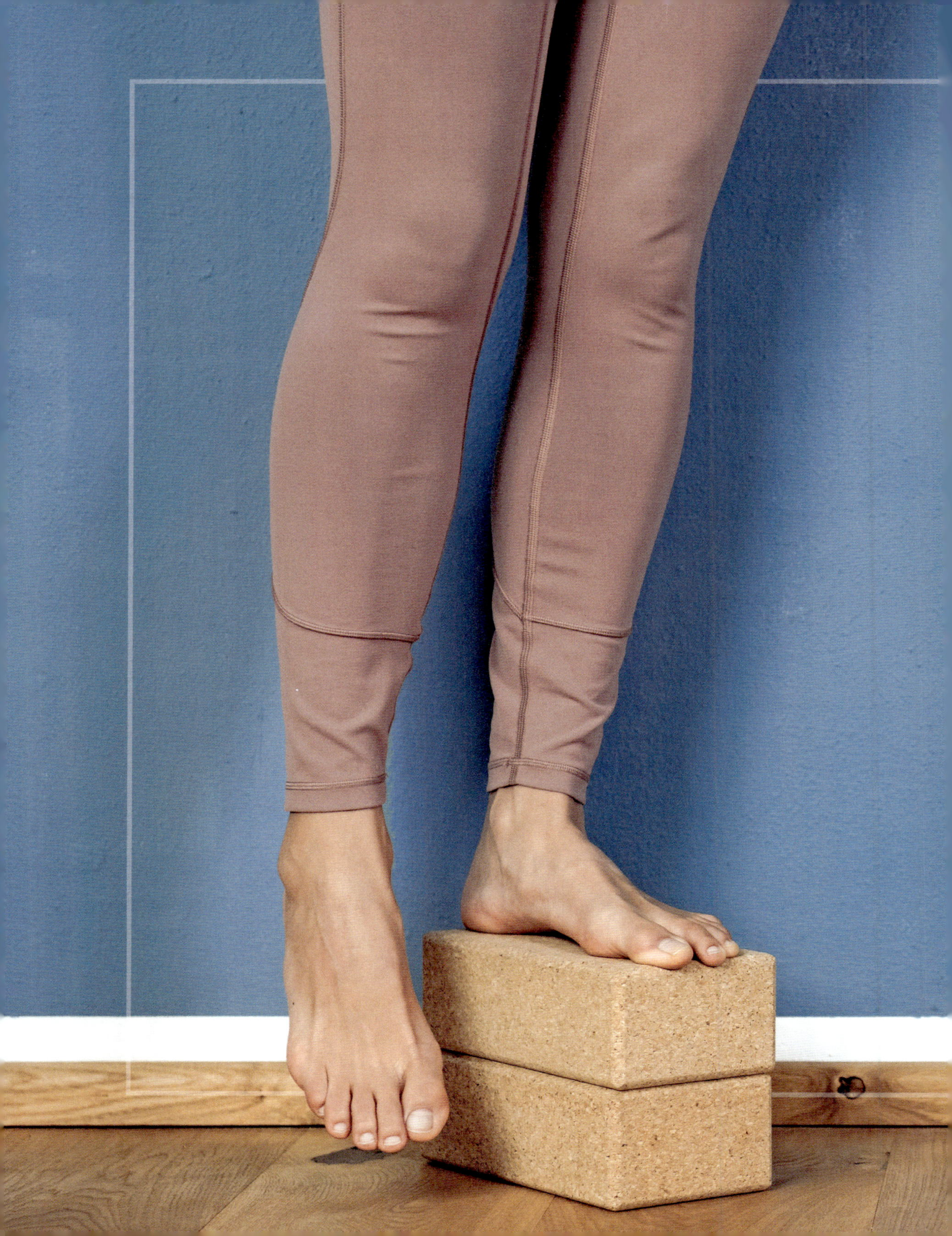

KAPITEL 6

DEIN NERVEN-SYSTEM AUSBALANCIEREN

In den letzten Kapiteln hast du eine ganze Reihe von Yoga-, Atem- und Entspannungsübungen kennengelernt. Davon sind einige sehr aktivierend und kraftvoll, während andere eher beruhigend wirken und bei der Entspannung unterstützen können. Warum du so unterschiedliche Übungen vorgestellt bekommen hast und wie du die Übungen am besten auf dich und deine momentanen Bedürfnisse anwenden kannst, ist das Thema dieses Kapitels.

Für ein besseres Verständnis ist es hilfreich, wenn wir uns noch eingehender und über die Informationen aus dem ersten Kapitel hinaus mit dem Nervensystem befassen.

Zur Veranschaulichung möchte ich dir zunächst eine Geschichte erzählen, die ich in dem Buch *Wie Siddharta zum Buddha wurde* von Thich Nhat Hanh gelesen habe:

Der Geschichte nach bemerkte Buddha, dass Sona, einer seiner Schüler, sich überanstrengt hatte. Er suchte ihn auf, um mit ihm über dessen Herausforderungen zu sprechen. Da der Schüler, bevor er Mönch wurde, Saiteninstrumente baute, wählte Buddha Worte, von denen er wusste, dass sie Sona erreichen würden. So fragte er Sona, was passiere, wenn man die Sitar spiele und die Saiten zu straff oder zu locker seien. Sona erklärte, dass die Saiten des Instruments reißen, wenn man sie zu eng spannt, und dass man mit dem Instrument keinen Ton erzeugen kann, wenn die Saiten zu locker sind. Es müsse also eine gewisse Grundspannung in den Saiten geben, die sich natürlich während des Spielens verändert. Doch immer in einem Rahmen, innerhalb dessen die Saiten weder reißen noch zu locker werden. So, erklärte Sona, lässt das Musikinstrument wunderbare Musik erklingen.
Sona erkannte durch seine eigene Antwort, dass es für ihn selbst, genau wie er es bei seinen Instrumenten angewandt hatte, wichtig war, den Weg der Mitte zu finden.

Diese Geschichte kann uns auch als ein hilfreiches Bild für das Verständnis unseres Nervensystems dienen. Das autonome Nervensystem beinhaltet in seinen Extremen, genau wie die Sitar, eine Überspannung und eine Unterspannung. Beides sind starre Ort, die auf Dauer nicht gesund sind. Zwischen diesen Extremen liegt jedoch ein Raum, in dem unser Nervensystem einigermaßen in Balance ist. Dort verfügt es über eine gewisse Grundaktivierung, aus der heraus es flexibel schwingen kann, sodass wir die Melodien unseres Lebens spielen können.

Das Modell des Toleranzfensters

Die unterschiedlichen Aktivierungszustände des Nervensystems lassen sich gut anhand eines Modells erklären. Das Modell des sogenannten Toleranzfensters wurde von Daniel Siegel[19], einem Professor für Psychiatrie, entwickelt. Schauen wir uns das Modell und die fünf Bereiche, in denen wir uns innerhalb dieses Modells befinden können, nun an.

Die fünf Bereiche des Toleranzfensters

Im Toleranzfenster

In der Mitte dieses Modells siehst du eine farbige Fläche. In dieser liegt das Toleranzfenster. Wenn wir uns in diesem Bereich befinden, dann sind wir wach und präsent und gleichzeitig auch relativ ruhig und entspannt. Zudem ist innerhalb des Toleranzfensters der ventrale Vagus aktiv. Hier gelingt es leichter, mit uns selbst, mit dem, was wir tun, und mit unserer Umwelt verbunden zu sein, uns mitzuteilen und mit anderen Menschen in Kontakt zu sein. Das Toleranzfenster ist also ein Bereich, in dem sich unser autonomes Nervensystem in einem gewissen Gleichgewicht befindet.

Im oberen Bereich des Toleranzfensters

Wenn wir uns noch innerhalb des Toleranzfensters befinden, aber eher im oberen Bereich, dann nimmt die Aktivierung des Sympathikus zu, während der ventrale

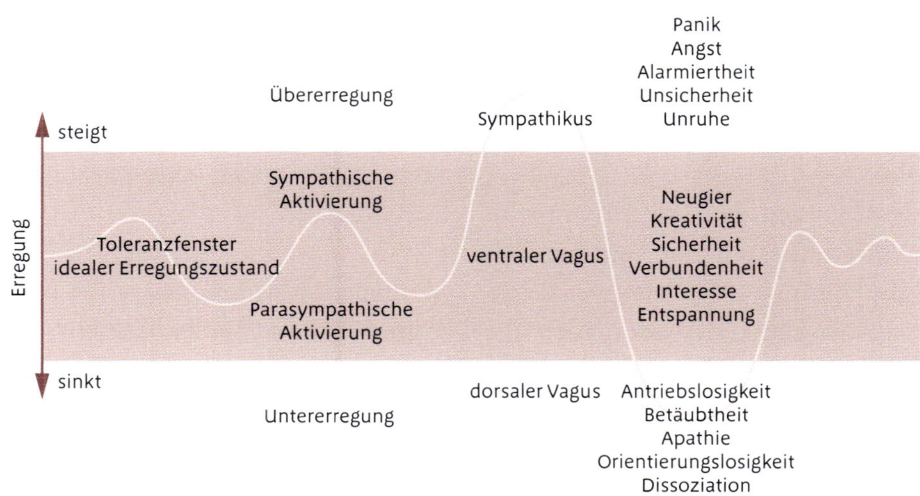

Toleranzfenster nach Daniel Siegel

Vagus noch immer aktiv ist. Das ist beispielsweise der Fall, wenn wir kraftvoll Yoga üben, uns selbst dabei wahrnehmen, uns freundlich zugewandt sind und auf die eigenen Grenzen achten. Andere Beispiele können eine anregende Diskussion oder das Austoben beim Mannschaftssport sein.

Oberhalb des Toleranzfensters

In diesem Bereich der Übererregung, wo der Sympathikus das Sagen hat, warten Stress und Angst bis hin zur Panik auf uns. Oberhalb des Toleranzfensters ist der ventrale Vagus nicht mehr aktiv. Der Mensch ist hier nicht mehr in der Lage, sich adäquat auszudrücken und um Hilfe zu bitten, was das eigene Stresserleben nur noch mehr befördert. Auch im Yoga lässt sich dieser Bereich erreichen: Wer mit ganzer Anstrengung übt, seinen Körper antreibt und eigene Grenzen missachtet, erhöht den eigenen Stresslevel und verliert mehr und mehr eine unterstützende Verbindung zu sich selbst.

Im unteren Bereich des Toleranzfensters

In diesem Bereich ist der Parasympathikus in Verbindung mit dem ventralen Vagus aktiv. Wenn wir beispielsweise entspanntere Yogaübungen oder auch die hier im Buch beschriebenen Atem- und Stabilisierungsübungen praktizieren, diese als entspannend erleben und dabei wach, präsent und gut mit uns verbunden sind, dann sind wir in diesem Bereich. Auch erholsame Momente in der Natur oder eine innige Verbindung zu einem geliebten Lebewesen dienen als Beispiele für diesen Zustand.

Unterhalb des Toleranzfensters

Wenn sich der Mensch unterhalb des Toleranzfensters wiederfindet, dann ist er in einem Bereich, wo der dorsale Vagus alleine (also ohne den ventralen Vagus) regiert. In diesem Zustand der Untererregung, der mit Antriebslosigkeit und Apathie einhergeht, fühlen sich Menschen oft, als wären sie nicht mehr richtig da. Sie haben die Verbindung zu sich selbst und zur Umwelt verloren und spüren sich nicht mehr wirklich. Auch hier können wir im Yoga landen: Insbesondere in lange gehaltenen, sehr ruhigen Haltungen, in denen keine oder kaum Bewegung möglich ist, kann es vorkommen, dass man immer weniger präsent ist. Das ist auch der Grund, weshalb ich in diesem Buch keine Haltungen vorstelle, in denen man lange verweilt, ohne etwas zu tun, sondern eher solche Übungen anbiete, in denen eine gewisse Aktivität und damit auch Verbindung gefördert wird.

Wir halten zusammenfassend also fest:

- Innerhalb des Toleranzfensters ist der Bereich, wo der Mensch verhältnismäßig präsent und verbunden mit sich selbst ist. Von hier aus kann er frei handeln. Wir können diesen Bereich also auch den »Ich kann«-Bereich nennen.

- Oberhalb des Toleranzfensters ist der Bereich, wo sich der Mensch eher angetrieben, gestresst und teils auch panisch fühlt. Die Flexibilität geht hier verloren, und wir können diesen Bereich somit den »Ich muss«-Bereich nennen.
- Unterhalb des Toleranzfensters ist der Bereich, wo sich der Mensch apathisch und betäubt fühlt. Auch hier ist kaum noch die Möglichkeit zur Einflussnahme da. Dieser Bereich der totalen Erschöpfung kann somit auch der »Ich kann nicht (mehr)«-Bereich genannt werden.

Zudem verändert sich auch, je nachdem, wo man sich gerade anhand dieses Modells befindet, die eigene Wahrnehmung. Wenn wir präsent und gut mit uns verbunden sind, nehmen wir Situationen in der Fülle der Eindrücke, aus denen sie bestehen, wahr. Je weiter man sich jedoch von seinem Toleranzbereich entfernt, desto mehr verändert sich die Wahrnehmung. Sowohl in der Über- als auch in der Unterspannung werden nur noch einzelne Eindrücke einer Situation verarbeitet. Den Bereich weit ober- oder unterhalb des Toleranzfensters, wo kaum noch Verbindung zu uns selbst und zur Gegenwart besteht, können wir demzufolge den »Ich bin weg«-Bereich nennen.

Toleranzfenster sind unterschiedlich groß

Vermutlich kennst du Menschen, bei denen man den Eindruck hat, dass sie nichts aus der Ruhe bringt, und wieder andere, bei denen man merkt, dass sie recht schnell ihre eigene Mitte verlieren. Auf der Basis dieses Modells gesprochen, hat das damit zu tun, dass wir alle ein unterschiedlich großes Toleranzfenster haben. Ist unser Toleranzfenster breiter, so können wir gelassener auf die Höhen und Tiefen des Alltags reagieren. Ist es schmaler, so werfen uns Widrigkeiten viel schneller aus der Bahn.

Wie breit oder schmal unser Toleranzfenster ist, hängt sehr von unseren Erfahrungen im Leben ab. Dabei spielt die Kindheit eine große Rolle. Menschen, die schon früh anhaltender Stressbelastung ausgesetzt waren, haben beispielsweise in der Regel ein schmaleres Toleranzfenster als Menschen, die in einer fürsorglichen Familie mit sicheren Bindungsstrukturen aufgewachsen sind. Doch auch Menschen, die sich viel später im Leben, beispielsweise bei ihrer Arbeit, über einen langen Zeitraum getrieben fühlen und permanent über ihre Grenzen gehen, erleben ihren Toleranzbereich kaum noch. So kann es sein, dass sie nach einer gewissen Phase in dem »Ich muss«-Bereich nach unten in den »Ich kann nicht (mehr)«-Bereich hinabfallen.

Einige meiner Klient*innen haben mir erzählt, dass sie sich nur selten im »Ich kann«-Bereich aufhalten. Andere erzählten, dass sie zwischen dem »Ich muss«- und dem »Ich kann nicht (mehr)«-Bereich hin und her wechseln. Nicht selten kommt es auch vor, dass Körper und Geist gewissermaßen getrennte Wege gehen: Der Geist arbeitet auf Hochtouren im »Ich muss«-Bereich, während der Köper in einem erschöpften »Ich kann nicht (mehr)«-Zustand verweilt. Wenn du dich in diesen Dynamiken wiedererkennst, ist es hilfreich zu wissen, dass wir, auch wenn wir quasi mit einem Toleranzfenster einer bestimmten Breite auf die Welt gekommen sind, doch heute unseren Teil zur Kräftigung des Toleranzbereichs und damit zur Stärkung unserer Resilienz beitragen können. So wie ein Muskel auch kräftiger wird, wenn wir ihn mehr trainieren, so wird auch das Toleranzfenster stabiler und größer, je öfter wir uns in ihm aufhalten.

Drei Schritte, um deinen Toleranzbereich zu kräftigen

Wenn du deinen Toleranzbereich kräftigen und dich selbst immer wieder auf deinem Weg in Richtung Präsenz und Verbundenheit unterstützen möchtest, gibt es drei Aspekte, die dir dabei helfen können:

1. Schau, welche Tätigkeiten dir dabei helfen, mehr im Toleranzbereich zu sein, und integriere sie regelmäßig in deinen Alltag.
2. Erkenne während des Tages immer mal wieder, wo du selbst - anhand des Modells - gerade bist.
3. Hole dich an diesem Ort ab und begleite dich immer mehr in Richtung deines Toleranzfensters.

Im Folgenden gehe ich auf diese drei Schritte näher ein:

1. Erkenne, welche Situationen dir helfen, um im Toleranzfenster (oder so nah wie möglich am Toleranzfenster) zu sein.

Eine Reflexionsübung

Wenn du möchtest, nimm dir ein paar Minuten, um folgende Fragen auf dich wirken zu lassen:

- Wann bist du selbst im Toleranzfenster?
- Wann erlebst du dich als verhältnismäßig präsent, wach und entspannt?

Menschen, denen ich diese Fragen stelle, fällt es zunächst oft schwer, eine Antwort zu finden. Lass dir ruhig etwas Zeit. Vielleicht magst du auf der Suche nach Antworten gedanklich durch die letzten paar Tage gehen und schauen, wann du im Toleranzfenster – oder diesem so nah wie möglich – gewesen bist. Das müssen keine großen Situationen sein. Schau gerne nach kleinen, verbundenen Momenten im Alltag. Viele Menschen denken dabei etwa an Momente in der Natur, Situationen, in denen sie sich mit einem anderen Lebewesen verbunden gefühlt, etwas Handwerkliches getan, gekocht oder eine bestimmte Art von Musik gehört haben. Vielleicht hast du auch bereits in diesem Buch eine Übung entdeckt, bei der du dich besonders wach und auf ruhige Art präsent gefühlt hast. Sobald du etwas gefunden hast, schau, ob du diese Handlung in deinen Alltag – nach Möglichkeit täglich – integrieren kannst. Denn je öfter wir uns bewusst im Toleranzfenster aufhalten, desto größer kann dieser Bereich werden.

2. Erkenne, wo im Modell du dich gerade befindest.

Sich immer mal wieder bewusst zu werden, wo man gerade steht, bewirkt, dass man sich selbst besser kennenlernt. So kannst du beispielsweise leichter erkennen, welche äußeren Einflüsse und inneren Faktoren einen gewissen Zustand in dir hervorrufen. Zudem bewirkt das Bewusstsein über die Aktivität des eigenen Nervensystems, dass man früher Einfluss nehmen und das Nervensystem bei der Eigenregulation unterstützen kann. So haben mir schon öfter Klient*innen erzählt, dass ihre Panikattacken aus heiterem Himmel kämen und sie nichts dagegen tun könnten. Anhand der Arbeit mit diesem Modell wurde ihnen bewusst, dass oftmals schon eine sehr hohe Aktivierung des Sympathikus der Panik vorausging. Je früher man also erkennt, dass man sich in einer Übererregung befindet, desto früher kann man Einfluss nehmen und der möglichen Panik vorbeugen.

Wo bist du selbst gerade? Eine kleine Übung, die du jetzt direkt ausprobieren kannst.

Halte während des Lesens für ein paar Momente inne.

- Wo würdest du dich selbst jetzt gerade einordnen?
- Hast du das Gefühl, dass du im Toleranzfenster bist? Oder eher darüber oder darunter?

Menschen, die in einer maximalen Über- oder Untererregung sind, werden vermutlich dieses Buch gerade nicht lesen. Sie wären schlichtweg nicht in der Verfassung dafür. Somit vermute ich, dass du dich entweder irgendwo innerhalb des Toleranzfensters oder an den Übergängen zur Über- oder Unterspannung befindest.

Wenn es dir im Moment verhältnismäßig leichtfällt, dieses Buch zu lesen, den Inhalten zu folgen und dich selbst dabei wahrzunehmen, dann kann das ein gutes Indiz dafür sein, dass du dich innerhalb deines Toleranzfensters befindest.

Wenn du möchtest, kannst du an dieser Stelle die Übung beenden und direkt weiterlesen. Solltest du hingegen gerade innere Anspannungen und Unruhe bemerken, die es dir schwer machen, dich auf diesen Text zu konzentrieren, dann kann es gut sein, dass du dich am oberen Rand des Toleranzfensters oder auch schon ein bisschen darüber befindest.

- Was könnte dir jetzt helfen, um dich mehr in Richtung des Toleranzfensters zu bewegen?

Folgende Vorschläge könntest du ausprobieren und schauen, ob die Übungen eine unterstützende Auswirkung auf dich haben: aufstehen und ein paar Schritte gehen, dich im Raum orientieren, dich sanft hin und her wiegen, ein Glas Wasser trinken, summen, dich selbst berühren.

Wenn du hingegen merkst, dass du gerade geistig gar nicht mehr so richtig anwesend bist und dich auch körperlich weniger wahrnimmst oder sehr erschöpft fühlst, dann kann es sein, dass du dich am unteren Rand des Toleranzfensters oder auch ein wenig darunter befindest. Auch hier lohnt es sich zu schauen, was förderlich sein kann, um dich aktiver und präsenter zu fühlen und mehr in Richtung des Toleranzfensters zu orientieren.

Du könntest folgende Ideen ausprobieren: aufstehen und dich schütteln oder hüpfen, singen, kaltes Wasser über die Hände und Unterarme laufen lassen oder dich abklopfen.

Wenn diese Überlegung neu für dich ist, kann es anfangs herausfordernd sein, dich selbst innerhalb des Modells einzuordnen. Das ist völlig normal. Doch je öfter du diesen Aspekt in deinen Alltag integrierst, desto leichter wird es dir fallen, die Aktivierung deines autonomen Nervensystems zum einen zu verstehen und zum anderen geeignete Tools zu erarbeiten, um dich da abzuholen, wo du bist, und dich mehr in Richtung des Toleranzfensters zu bewegen.

3. Hole dich an diesem Ort ab.

Schon im letzten Abschnitt haben wir uns nicht nur mit der Überlegung befasst, wo man selbst gerade ist, sondern direkt auch Ideen zur Einflussnahme angesprochen. Dennoch möchte ich diesem Punkt hier nochmals gesondert Aufmerksamkeit schenken, da er ein paar wichtige Nuancen für uns bereithält.

Es ist wichtig zu wissen, dass, egal wo wir uns innerhalb dieses Modells befinden, dieser Ort für unser Nervensystem Sinn ergibt. Das heißt, dass es nicht realistisch ist, wenn man in einer Übererregung ist, von sich selbst zu erwarten, direkt in die Entspannung zu finden. Denn bei dieser Fähigkeit spielt auch die gefühlte Sicherheit eine wichtige Rolle, mit der wir uns in Kapitel 4 befasst haben. Vielmehr können wir schauen, ob wir uns da, wo wir gerade sind, gut abholen und einen kleinen Schritt weiter in Richtung Balance gehen können.

Einen weiteren wichtigen Punkt haben wir uns bereits kurz im ersten Kapitel angeschaut. Da hast du lesen können, dass die Aktivität des autonomen Nervensystems wie eine Art Stufenleiter aufgebaut ist: Bei Gefahr schaltet sich erst der ventrale Vagus ab, dann der Sympathikus, und in einem letzten Schritt der versuchten Bewältigung ist nur der dorsale Vagus aktiviert. Das heißt, dass für einen Menschen, der sich lange unterhalb des Toleranzfensters in einer Art Kollaps befindet, der Weg zurück auch wieder in genau dieser Reihenfolge geschieht und über den Sympathikus zurück zum ventralen Vagus geht.

Erinnerst du dich noch an Sandras Geschichte aus Kapitel 3? Sie kam sehr niedergeschlagen und in einem Zustand unterhalb des Toleranzfensters (aus dem Bereich des dorsalen Vagus) in den Yogaunterricht. Die kraftvollen Übungen halfen ihr, sich mit ihrer gedeckelten Energie (aus dem Sympathikus) wieder zu verbinden, um so mehr zu sich und in ein inneres Gleichgewicht zu finden. Hätte man von Sandra erwartet, direkt in die Entspannung zu finden, wäre das für sie weder möglich noch hilfreich gewesen, da sie von ihrer eigenen Kraft abgeschnitten geblieben wäre.

Was diese Überlegungen für deine Yogapraxis bedeuten

Auch wenn du die in diesem Buch dargestellten Übungen natürlich nutzen kannst, wie du möchtest, kannst du sie auch so anwenden, dass sie dich in deiner Eigenregulation noch gezielter unterstützen. Dafür ist es hilfreich, vor dem Üben bei dir selbst »einzuchecken«, also dich mit dir selbst zu verbinden, und zu schauen, wo du gerade stehst. Je nachdem, wo du gerade bist, können bestimmte Übungen günstiger sein als andere.

Wenn du in einer Übererregung bist, kann es gut sein, dass dir erst einmal kraftvolle Übungen (wie der halbe Sonnengruß oder der Krieger 2) guttun, da sie dich bei deinem Energielevel am ehesten abholen. Mit der Zeit können dann ruhigere Übungen hilfreich sein, um dich langsam mehr in Richtung Entspannung zu begleiten.

Solltest du hingegen merken, dass du körperlich zwar erschöpft bist, aber dein Geist rast, dann könnten die Stabilisierungsübungen aus dem nächsten Kapitel gut geeignet sein, da sie dem Geist einen klaren Fokuspunkt geben. Danach könnte es hilfreich sein, deinen Körper mit sanfteren Übungen in die Bewegung einzuladen.

Falls du eher in einer Unterspannung in deine Yogapraxis startest, empfiehlt es sich, mit kleinen, mobilisierenden Bewegungen zu beginnen und langsam mehr in deine Kraft zu kommen. Du könntest beispielsweise in der Berghaltung die Arme schwingen lassen oder dich selbst abklopfen. Sollte das noch zu viel sein, so könntest du auch im Sitzen oder Liegen erst einmal damit beginnen, Hand- und Fußgelenke kreisen zu lassen.

Wenn du hingegen am Anfang deiner Yogapraxis merkst, dass du dich präsent und wach innerhalb deines Toleranzfensters befindest, dann kannst du aus dem Vollen schöpfen und völlig frei deine Yogahaltungen wählen. Innerhalb des Toleranzfensters zu sein ist zudem eine gute Voraussetzung, um sich zunehmend in der Wahrnehmung der Körperempfindungen zu üben.

Am wichtigsten bei all diesen Überlegungen sind deine eigenen Erfahrungen und dass du für dich erkennst, welche Übungen dich wobei am besten unterstützen. Dennoch habe ich in Kapitel 9 ein paar kurze Übungssequenzen zusammengestellt, die genau die hier genannten Punkte adressieren und dir als Vorlage dienen können.

Grenzen der Yogapraxis bei der Arbeit mit deinem Nervensystem

Vielleicht ist dir auch aufgefallen, dass es in letzter Zeit mehr und mehr Angebote (in Büchern, Podcasts, in den sozialen Medien etc.) zur Arbeit mit dem Nervensystem und zur Eigenregulation gibt. Diesen Ansatz finde ich – wie du in diesem Kapitel sehen kannst – auch sehr wichtig. Gleichzeitig müssen wir darauf achten, dass er nicht so verstanden wird, dass wir alles mit uns selbst ausmachen und in Balance bringen müssen, sondern ganz im Gegenteil: Die Sprache unseres Körpers kann uns sehr deutlich signalisieren, wo Belastungen lauern oder ob es auch Missstände im Außen gibt, die es zu adressieren gilt. Mit sich selbst immer wieder in eine gute Regulation zu kommen, kann somit auch bedeuten, sich mit der eigenen inneren Kraft und Klarheit zu verbinden, um Veränderungen, wenn nötig, im Außen anzustoßen.

Die Yogapraxis selbst schafft hierfür einen sehr hilfreichen Rahmen. Gleichzeitig stärkt die Verbindung zu anderen

Lebewesen die Aktivität des ventralen Vagus und gibt uns Möglichkeiten, uns über den Kontakt zu anderen zu regulieren. Somit ist es wunderbar, wenn du die in diesem Buch dargestellten Übungen nutzt. Gleichzeitig möchte ich dich auch dazu ermutigen, hier nicht aufzuhören, sondern deinen ventralen Vagus, und damit dein Toleranzfenster, auch im Kontakt mit anderen zu stärken.

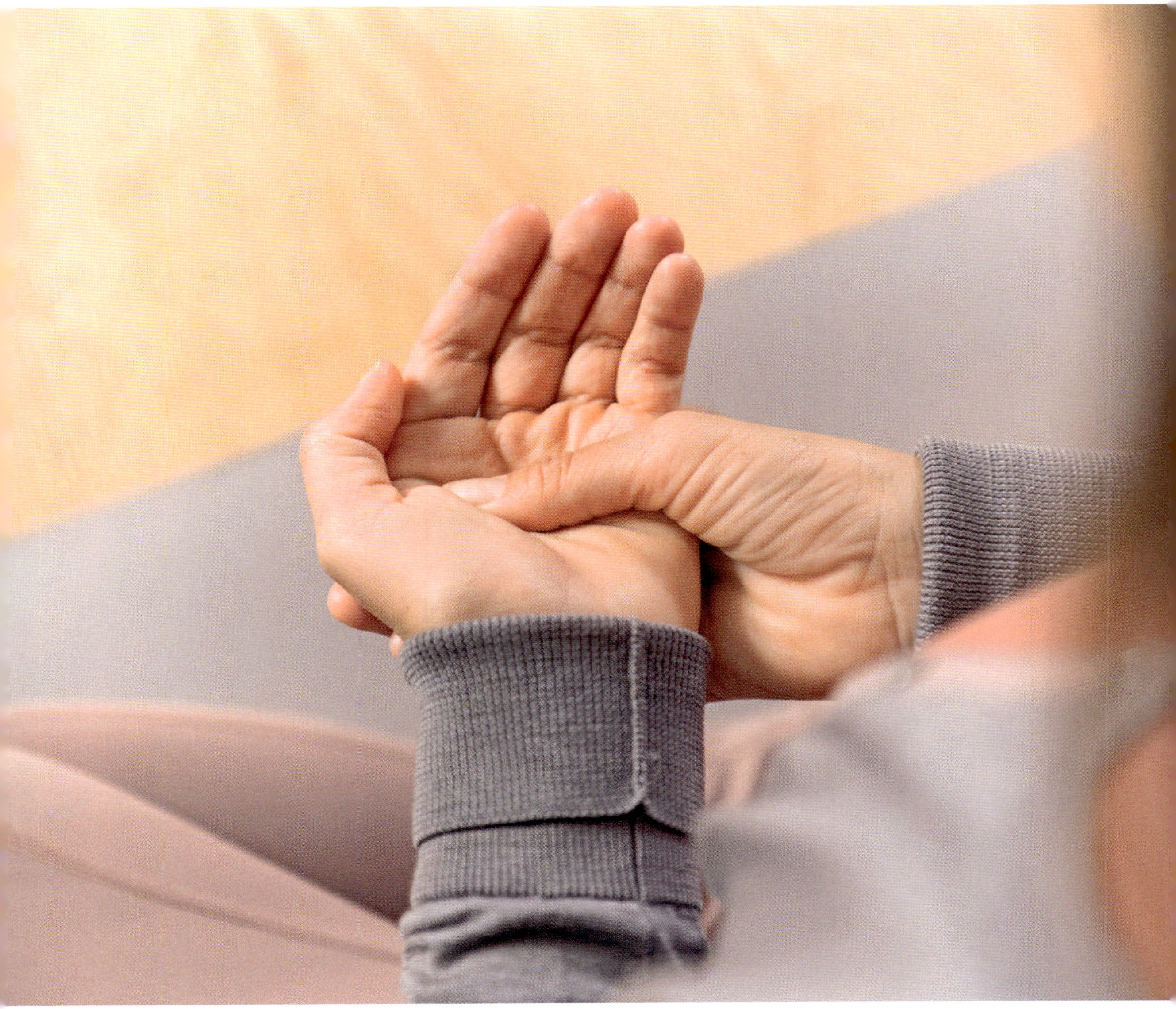

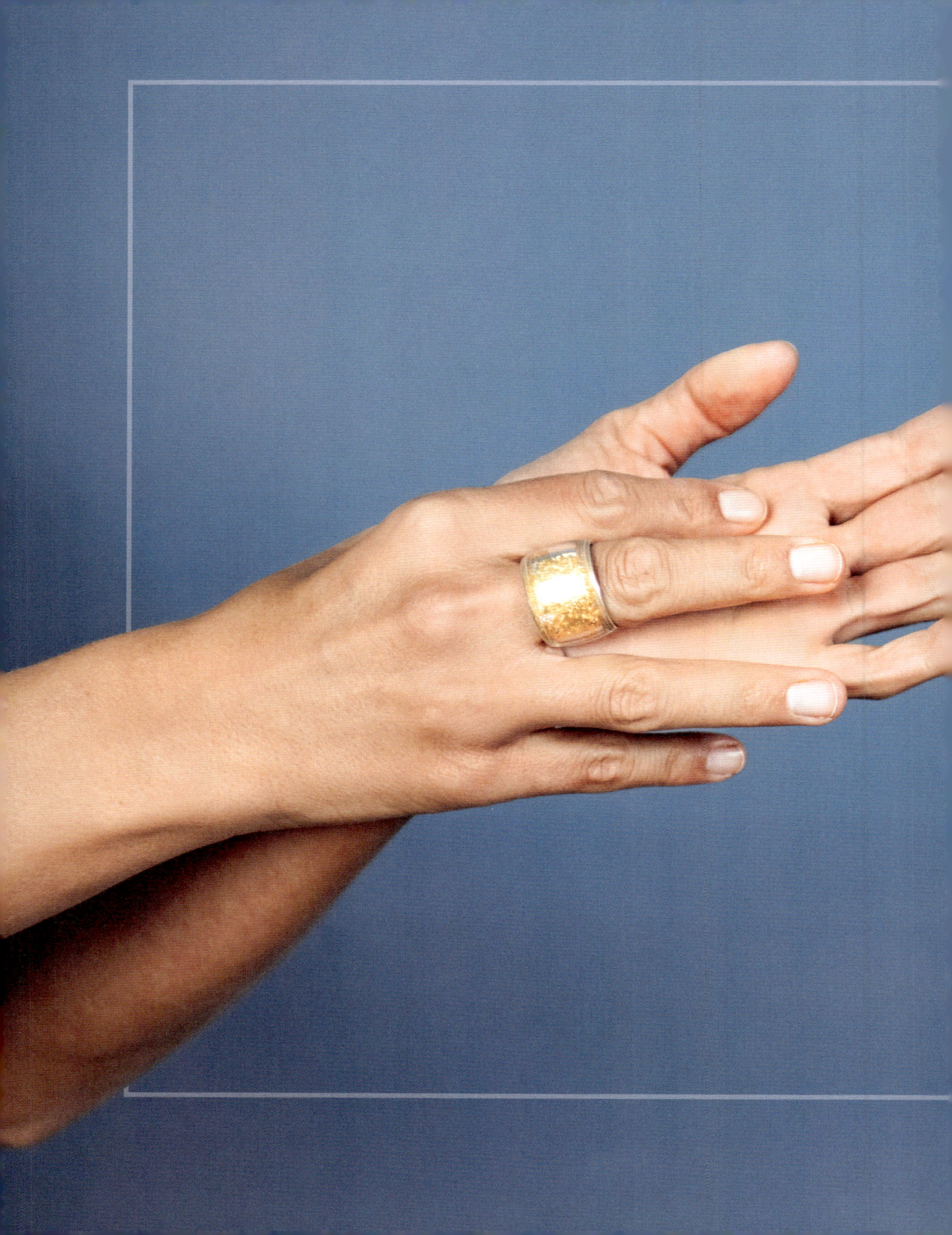

KAPITEL 7

STABILISIERUNGS-ÜBUNGEN FÜR DIE YOGAPRAXIS UND DEINEN ALLTAG

Stabilisierungsübungen sind eher kleine Übungen, die du gut in viele Tätigkeiten und in deinen Alltag integrieren kannst. Sie sollen dir dabei helfen, präsent und verbunden im Hier und Jetzt zu sein und dein Toleranzfenster zu stärken. Zudem können sie besonders bei einem unruhigen Geist hilfreich sein, um deine Gedanken mehr zu fokussieren und innerlich ruhiger zu werden.

Vielleicht kennst du bereits Stabilisierungsübungen und weißt, wie unterschiedlich sie sein können. Für dieses Buch habe ich mich bewusst für koordinative, körperliche Stabilisierungsübungen entschieden. Alle werden mit den Händen ausgeführt und lassen sich gut mit der Yogapraxis verbinden. Wenn du etwa während deiner Yogapraxis merkst, dass deine Aufmerksamkeit abdriftet und du die Übungen nur noch mechanisch ausführst, dann lohnt es sich, innezuhalten. An dieser Stelle bietet sich eine der folgenden Übungen an, um wieder in die Präsenz zu kommen - und danach bewusst weiterzuüben.

Du kannst die Stabilisierungsübungen auch eigenständig in deinen Alltag integrieren. So kannst du sie beispielsweise vor herausfordernden Situationen - wie einem wichtigen Gespräch oder sozialen Event - zur Zentrierung nutzen. Wenn du dich präsent und verbunden fühlst, dann wende die Übungen an, um diesen Zustand aufrechtzuerhalten.

Wenn die nun folgenden Übungen neu für dich sind und du sie ausprobierst, wirst du vermutlich merken, dass sie relativ komplex sind und es eher schwierig ist, sie auszuführen. Genau so soll es auch sein. Denn die Übungen sind besonders dann effektiv, wenn wir sie noch nicht so gut können und uns dabei konzentrieren müssen. Aus diesem Grund habe ich mich bewusst dafür entschieden, dir gleich vier Übungen vorzustellen, obwohl sie alle die gleiche Wirkung haben. So kannst du zwischen den Übungen wechseln, ohne dass sie zu einfach werden.

Wenn es dir möglich ist, nimm diese Übungen nicht zu ernst, sondern probiere sie mit einer spielerischen Neugier aus.

Stabilisierungsübung 1

Wandere für diese Übung mit den Spitzen deiner Daumen der Reihe nach die anderen Fingerspitzen der gleichen Hand entlang. Gehe also über die Zeigefinger zu den Mittelfingern und den Ringfingern bis hin zu den kleinen Fingern. Gehe dann von dort aus den Weg einfach wieder zurück.

Mache diese Übung einige Male, bis sie dir vertraut ist. Wenn die Daumen dann wieder bei den Zeigefingern ankommen, gehe nur mit deinem rechten Daumen einen Finger weiter. Jetzt berührt der linke Daumen den linken Zeigefinger, und der rechte Daumen berührt den rechten Mittelfinger. Fahre nun mit der Übung genauso fort wie vorhin. Nur mit dem Unterschied, dass der rechte Daumen immer einen Finger vor dem linken Daumen ist.

Beende die Übung, wann immer du möchtest.

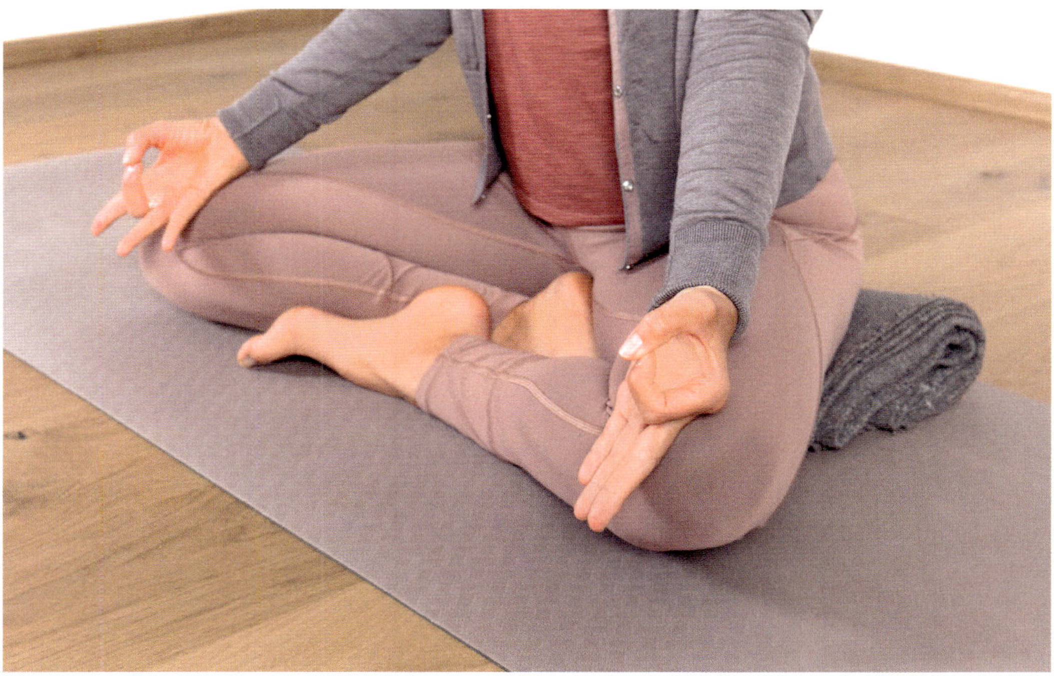

Stabilisierungsübung 2

Bringe die Fingerspitzen beider Hände zueinander. Bewege langsam die Hände ein paar wenige Zentimeter voneinander weg. Versuche dann, alle Fingerspitzen gleichzeitig wieder zueinanderzubringen. Sobald dir die Übung vertraut ist, kannst du sie dahingehend variieren, dass du deinen Blick nicht auf deine Hände richtest, sondern im Raum schweifen lässt.

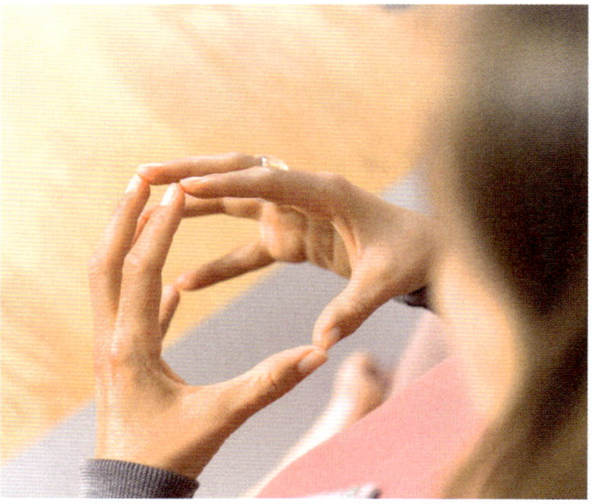

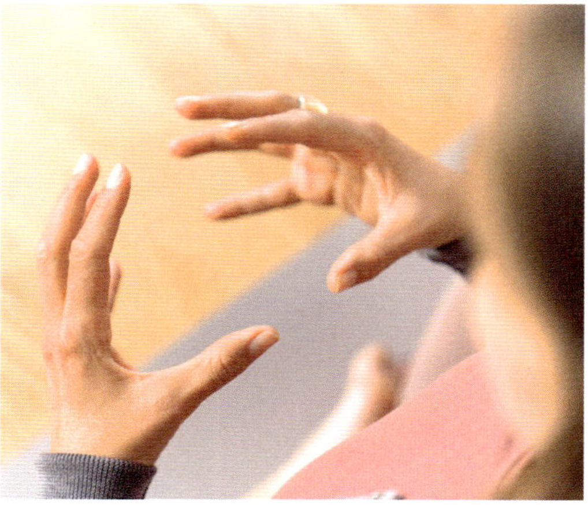

Stabilisierungsübung 3

Bringe die Spitzen deiner Daumen mit den Spitzen der kleinen Finger der jeweils anderen Hand zusammen. Beginne dann, mit den Daumen die einzelnen Fingerspitzen entlangzulaufen. Gehe also mit dem rechten Daumen vom linken kleinen Finger zum linken Ringfinger und mit dem linken Daumen vom rechten kleinen Finger zum rechten Ringfinger. Dann mit dem rechten Daumen zum linken Mittelfinger und mit dem linken Daumen zum rechten Mittelfinger. Fahre so fort, bis der rechte Daumen am linken Zeigefinger und der linke Daumen am rechten Zeigefinger angekommen ist. Gehe dann mit den Daumen den Weg zurück, bis sie wieder bei den kleinen Fingern ankommen.
Sobald dir die Übung zu vertraut ist, integriere einen weiteren Schritt: Anstatt mit den Daumen auf direktem Weg zu dem jeweils nächsten Finger zu wandern, drehe dazwischen beide Hände je um eine halbe Drehung.

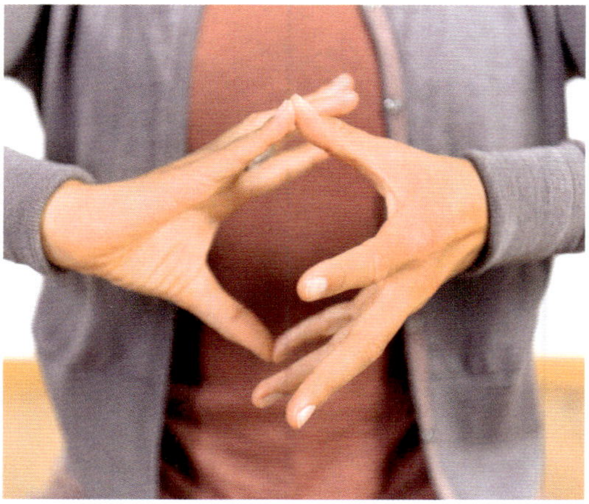

Stabilisierungsübung 4

Forme mit den Fingern einer Hand im Wechsel ein Peace-Zeichen und dann ein Okay-Zeichen. Sobald dir das gut möglich ist, übe das Gleiche mit der anderen Hand. Wenn dir das gelingt, dann forme mit beiden Händen gleichzeitig im Wechsel ein Peace-Zeichen und dann ein Okay-Zeichen. Wiederhole die Übung, bis du sie kannst. Wenn du möchtest, mache dann mit einer Hand ein Okay-Zeichen und mit der anderen Hand ein Peace-Zeichen. Wechsele zwischen Peace- und Okay-Zeichen hin und her.
Beende die Übung, wann immer du möchtest, aber definitiv, bevor du einen Knoten in deinen Fingern hast.

Weiter vorne im Buch hast du bereits Übungen kennengelernt, die sich zusätzlich als Stabilisierungsübungen nutzen lassen. In Kapitel 5, dem Kapitel mit den Atemübungen, eignen sich besonders die Viereck-Atmung und die Bienenatmung als stabilisierende Übungen während deiner Yogapraxis und auch im Alltag. Aus dem Kapitel 4, dem Kapitel mit den Entspannungsübungen, können insbesondere die Schmetterlingsumarmung und die Kopf- und Gesichtsmassage als stabilisierende Übungen genutzt werden.

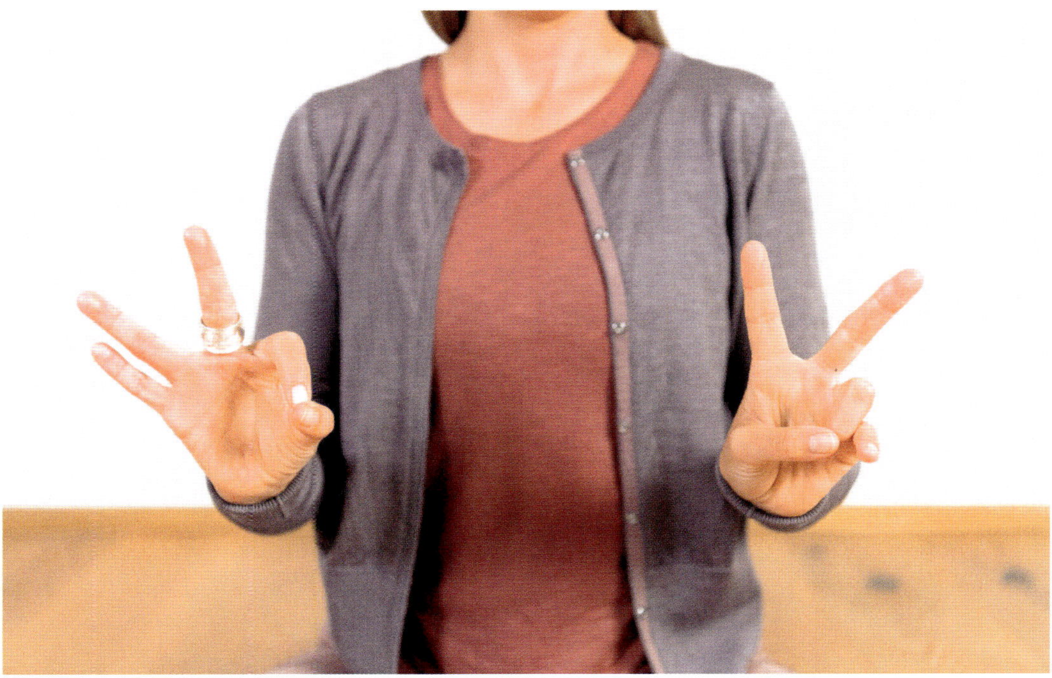

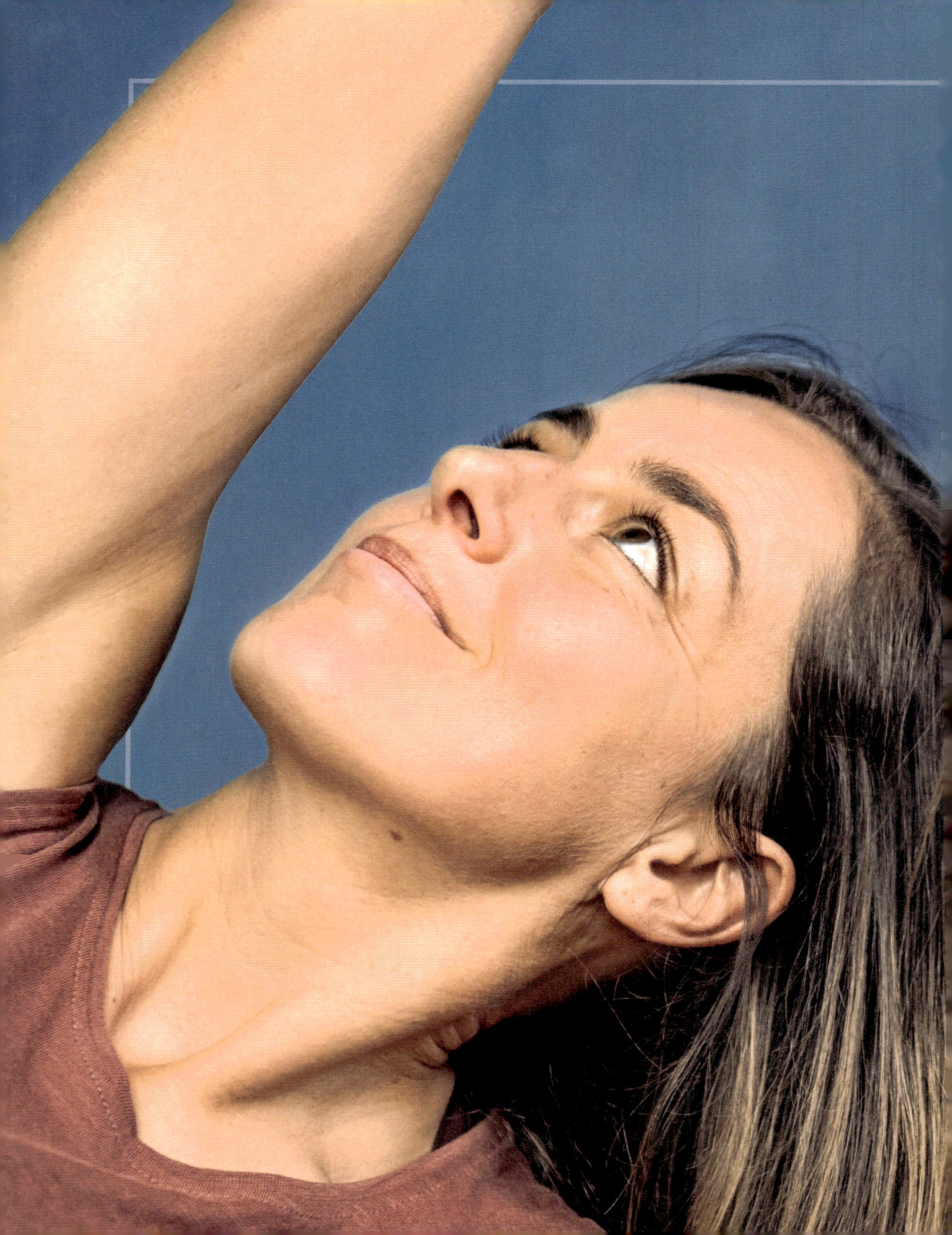

KAPITEL 8

DEINEN GEIST NUTZEN

Der innere Monolog und warum er bei vielen Menschen oft nicht freundlich ist

Wie du bereits gesehen hast, kann man Yoga als eine rein körperliche Praxis nutzen. Doch wir können die Asanas darüber hinaus auch als eine Art Bühne sehen, auf der wir unseren Geist beobachten und schulen können. Im zweiten Kapitel bin ich kurz darauf eingegangen, dass die Auseinandersetzung mit unserem Geist und der Art und Weise, wie wir mit uns selbst sprechen, ein sehr wichtiger Aspekt ist, um uns wohl und sicher zu fühlen. Dieses Thema möchte ich mir nun hier genauer mit dir anschauen.

Mal angenommen, man könnte den inneren Monolog, den Menschen so den ganzen Tag sich selbst erzählen, aufnehmen und würde diesen dann abspielen. Er klänge wohl bei den meisten von uns nicht freundlich und wertschätzend, sondern meistens eher selbstkritisch oder gar abwertend. Oftmals sind sogar Aussagen dabei, die man niemals zu einem anderen Menschen sagen würde.

Diese selbstkritische innere Stimme wird oftmals auch »innerer Kritiker« genannt. Es ist eine innere Stimme, die mit uns selbst viel strenger ist als mit allen anderen, die permanent rumnörgelt, der nichts an uns genug ist und die unrealistische Erwartungen an uns hat. Auch wenn vermutlich die meisten Menschen einen solchen inneren Kritiker haben, ist er doch bei uns allen unterschiedlich ausgeprägt und präsent.

Sollte dir der innere Kritiker sehr bekannt sein und er sich manchmal für dich auch sehr real anfühlen, ist Folgendes gut zu wissen: Selbstkritische oder gar abwertende Stimmen gehören nicht von Grund auf zu uns. Es sind vielmehr Stimmen, die der Mensch, meist schon sehr früh in seinem Leben, gehört und unbewusst übernommen hat. Wem beispielsweise oft das Gefühl vermittelt wurde, so wie sie oder er ist, nicht in Ordnung oder nicht gut genug zu sein, der wird in der Folge vermutlich oft selbst kritisch und hart mit sich ins Gericht gehen.

Besonders Menschen, die unter einem Bindungs- oder Entwicklungstrauma leiden, haben häufig in ihrer Kindheit sehr destruktive Glaubenssätze, Meinungen und Stimmen zu hören bekommen. Irgendwann werden diese Stimmen dann teilweise oder auch ganz in den inneren Monolog übernommen.

Gerade wenn man etwas Neues lernt, wie beispielsweise die Yogaübungen in diesem Buch, kann es gut sein, dass der innere Kritiker lauter wird und es einem schwer macht, mit Leichtigkeit und Neugier die Übungen auszuprobieren. Doch das muss nicht zwingend so sein. Auch wenn der innere Monolog bisher oft kritisch war, können wir uns darin üben, eine neue Art der Sprache mit uns selbst zu lernen. In diesem Kapitel stelle ich dir dafür ein paar Möglichkeiten vor. Du kannst sie dir vorstellen wie eine Art Sprachkurs. Denn eine neue Sprache lernt man nicht über Nacht, sondern es braucht Zeit und die Bereitschaft, regelmäßig zu üben. Und jede neue Vokabel und jeder Schritt auf diesem Weg sind wertvoll.

Wie du eine hilfreiche innere Haltung für deine Yogapraxis finden kannst

Im Yogaunterricht werden die Teilnehmenden oftmals am Anfang der Stunde dazu eingeladen, sich eine Intention für die Stunde zu setzen. Das Sanskritwort für Intention lautet *Sankalpa*. Recht frei übersetzt bedeutet *san* »vom Herzen her kommend« und *kalpa* »den Weg, den es dafür zu gehen gilt«. Das heißt, dass die Intention nichts Oberflächliches sein sollte, sondern für einen selbst eine tiefere Bedeutung hat und mit der Bereitschaft einhergeht, sich immer wieder nach dieser Intention auszurichten. Anstatt sich vorzunehmen, während der Yogapraxis nicht so kritisch oder hart mit sich zu sein (wir uns also vornehmen, etwas *nicht* zu tun), schafft die bewusste Intention im positivem Sinne eine klare Ausrichtung für den Geist.

Ein Hinweis zum Gebrauch von Sanskritbegriffen

Sanskrit ist eine alte indische Sprache. In ihr wurden unter anderem die alten Weisheitstexte aus dem Yoga verfasst. In diesem Buch verzichte ich weitgehend bewusst auf Sanskritbegriffe, da ich klar und ohne etwas, das als mystisch eingeordnet werden kann, schreiben möchte. Dennoch haben Wörter auf Sanskrit oftmals eine tiefere Bedeutung, weshalb es sich manchmal doch lohnt, sich die Begriffe aus diesen alten Weisheitstexten näher anzuschauen.

Mögliche hilfreiche Intentionen

Es gibt viele Qualitäten, die sich als Intention für deine Yogapraxis eignen. Hier möchte ich dir insgesamt sieben Möglichkeiten als Inspiration vorstellen, die sich in meiner Arbeit und in meiner eigenen Yogapraxis bewährt haben.

Präsenz

Eine recht klare Intention für die Yogapraxis besteht darin, während des Übens präsent zu sein. So einfach das auch klingen mag, ist es in der Umsetzung oft sehr herausfordernd. Denn der Geist neigt eher dazu, zwischen der Vergangenheit und der Zukunft hin und her zu springen, als ruhig im jetzigen Moment zu verweilen. Solltest du also merken, dass du gedanklich abschweifst, ist das etwas ganz Normales. Um dich selbst in der Präsenz zu unterstützen, ist es dann notwendig, den Geist immer wieder freundlich, aber auch bestimmt zurückzuholen.

Zudem kannst du eine Art Selbstgespräch führen und dir selbst innerlich erzählen, was du gerade tust. So könntest du dir selbst beispielsweise sagen: »Jetzt übe ich das Dreieck. Dafür komme ich in einen Ausfallschritt und drehe nun mein rechtes Bein um 90 Grad aus.« Und so weiter. Auch wenn dieses Selbstgespräch vielleicht erst einmal seltsam wirken mag, kann es doch sehr wirkungsvoll sein und dazu führen, dass es dir mit der Zeit immer leichter fallen wird, beim Üben wirklich da zu sein.

Neugier

Eine weitere Intention kann sein, dich neuen Herausforderungen und speziell den Übungen in deiner Yogapraxis mit Neugier zu nähern. Bereits im Kapitel 3 habe ich ein Plädoyer für die Neugier geschrieben. Blätter gerne zurück, falls dich dieser Punkt nochmals interessiert.

Dankbarkeit

Dankbarkeit zu erleben ist eine der wirkungsvollsten (legalen) Wege, die ich kenne, um sich präsent, lebendig und entspannt zu fühlen. Es gibt jedoch Situationen im Leben, in denen es äußerst schwerfallen kann, dankbar zu sein. Sollte dies der Fall sein, kannst du sehr kleinschrittig anfangen. Wenn uns bewusst wird, dass es beispielsweise keine Selbstverständlichkeit ist, morgens aufstehen, ein Buch lesen oder auch dieses eine Asana jetzt gerade üben zu können, dann fällt es leichter, uns mit Dankbarkeit dem jetzigen Moment zuzuwenden.

Darüber hinaus möchte ich dir noch vier weitere Qualitäten vorstellen, die sich gut zum Setzen einer Intention eignen.

Die vier *Brahmaviharas* – Verweilzustände des Geistes

In alten Weisheitstexten, vor allem aus dem Buddhismus, aber auch im Yoga, finden sich die vier sogenannten *Brahmaviharas.* Übersetzt bedeutet dieser Begriff in etwa »göttliche Verweilzustände des Geistes«. Damit sind innere Geisteshaltungen gemeint, die uns darin unterstützen können, mehr Verbundenheit und Zuversicht zu erleben und den oftmals sehr aktiven Geist mehr in die Ruhe zu bringen. Insbesondere für Menschen, die ihrem Körper mit Härte und Strenge begegnen oder ihn gar ablehnen, können diese Haltungen sehr hilfreich sein. Wenn sie noch neu für dich sind, geh geduldig mit dir um und lass dir Zeit, um diese inneren Haltungen immer mal wieder zu erleben und nach und nach in deine Yogapraxis zu integrieren.

Freundlichkeit

Wie eingangs schon erwähnt, fällt es vielen Menschen oft sehr viel leichter, freundlich mit anderen als mit sich selbst umzugehen. Falls es dir ähnlich geht, empfiehlt es sich, kleinschrittiger vorzugehen. Anstatt die Erwartung an dich zu haben, die ganze Yogapraxis über in Selbstfreundlichkeit zu ruhen, könntest du dich darin üben, dich immer wieder mit Freundlichkeit und Wohlwollen einzelnen Körperbereichen zuzuwenden. Du könntest dich beispielsweise fragen: Wenn ich freundlich mit meinen Beinrückseiten umgehe, wie tief gehe ich dann in die Vorbeuge? Wenn ich mich mit Freundlichkeit meinem Rücken zuwende, welche Bewegungen tun diesem gerade gut? Fragen wie diese können dich darin unterstützen, eine freundliche Haltung einzelnen Körperbereichen gegenüber zu kultivieren und in der Folge auch mehr und mehr dir selbst gegenüber.

Mitgefühl

Selbstmitgefühl erlebe ich oftmals als das Gegenteil des inneren Kritikers. Es beinhaltet zunächst einmal ein gewisses Maß an Akzeptanz, und zwar Akzeptanz gegenüber dem, was jetzt gerade ist. Im Yoga könnte das heißen zu akzeptieren, dass Körper und Geist gerade in dem Zustand sind, in dem sie eben sind, um sich dann im nächsten Schritt mit Mitgefühl insbesondere den schwächeren oder auch verletzlichen Teilen seiner selbst zuzuwenden. Zudem lässt sich Selbstmitgefühl meist leichter entwickeln, wenn uns bewusst ist, dass wir mit unserer Erfahrung in aller Regel nicht alleine sind. Anderen Menschen fällt es auch oft schwer, Neues zu beginnen und mit sich selbst mitfühlend umzugehen.

Mitfreude

Wie sprichst du mit dir selbst, wenn dir etwas gut gelingt? Gehst du eher davon aus, dass es Zufall war, oder bist du dir bewusst, dass du einen großen Teil zum Gelingen beigetragen hast? Die Yogapraxis lehrt uns unter anderem Selbstwirksamkeit. Neben der Freude, wie wir mit jemandem spüren, dem wir nahestehen und der zum Beispiel etwas erfolgreich gemeistert hat, kann Mitfreude auf der Yogamatte also auch bedeuten, die eigene aufgebrachte Energie anzuerkennen. Das bedeutet, sich also auch darüber zu freuen, wenn mit der Zeit beispielsweise mehr Kraft in einzelnen Körperbereichen spürbar ist, das Halten eines Asanas möglich wird oder auch mehr Entspannung erlebt werden kann. Durch das Kultivieren von Mitfreude erkennen wir somit das eigene Wirken und unsere Fähigkeit zur Einflussnahme an.

Gleichmut

Wir üben uns in Gleichmut, wenn wir anerkennen, dass es Höhen und Tiefen gibt - sowohl in unserem Alltag als auch in der Yogapraxis. Mit Gleichmut ist es einfacher, eine Situation oder eine Yogapraxis, in der es mal nicht so gut läuft, anzunehmen. Gleichzeitig wissen wir auch, dass auch wieder andere Zeiten kommen. Dabei bedeutet Gleichmut nicht, dass einem die Dinge egal sind. Vielmehr schafft Gleichmut eine gewisse Distanz zu dem, was ist, was uns wiederum erlaubt, handlungsfähig zu bleiben.

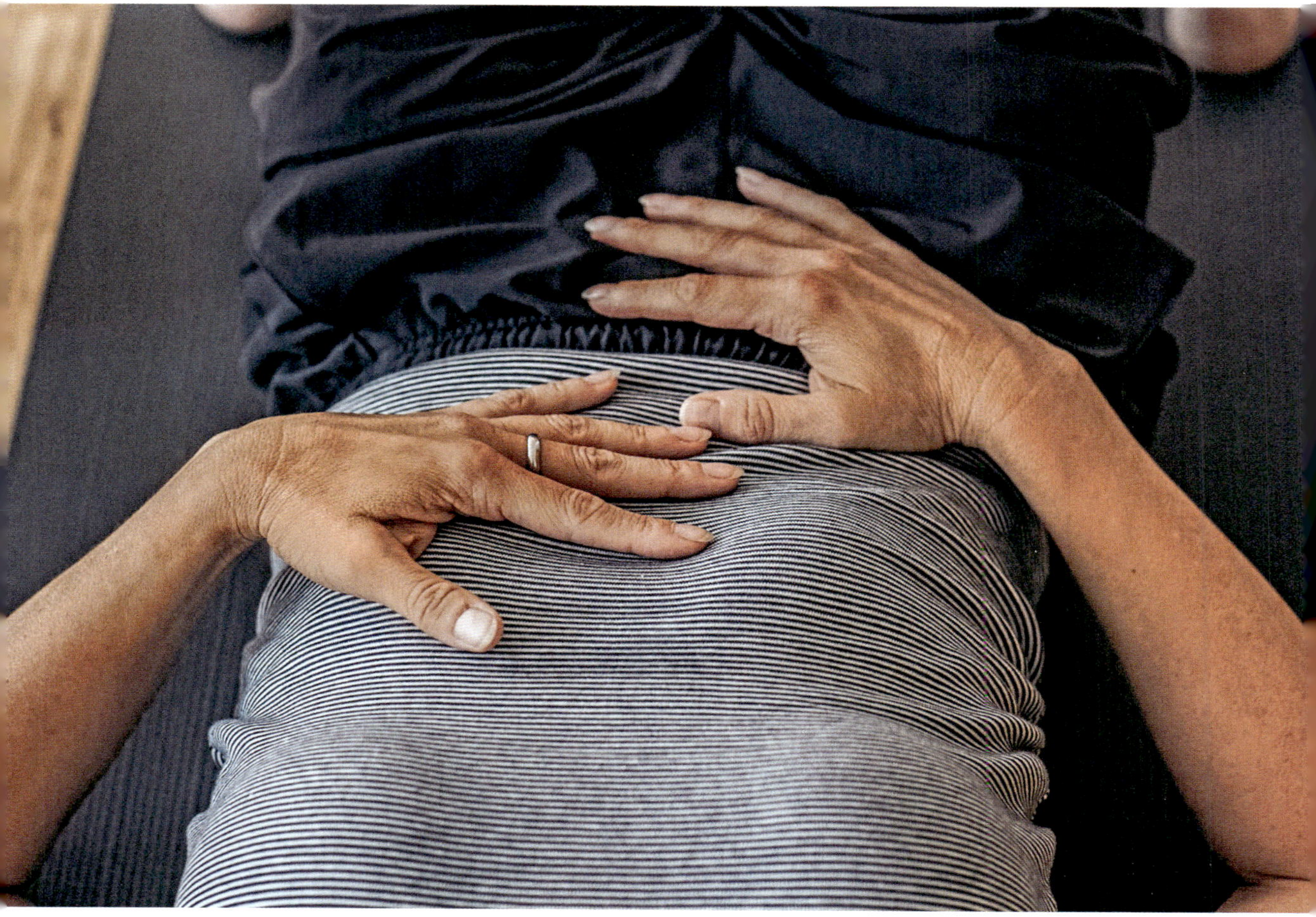

Solltest du trotz klarer Intention in deiner Yogapraxis und in deinem Alltag merken, dass sich selbstkritische Gedanken einschleichen, versuche nicht, dagegen anzukämpfen und harten Gedanken mit noch mehr Härte zu begegnen. Das würde nur noch mehr Öl ins Feuer gießen. Versuche stattdessen, innerlich einen Schritt zurückzutreten und das, was ist, zu akzeptieren. Das heißt, zu akzeptieren, dass die Gedanken gerade sind, wie sie sind. Und falls es dir nicht gelingt, destruktive Gedanken zu akzeptieren, bedeutet es, stattdessen zu akzeptieren, dass du sie gerade eben nicht akzeptieren kannst. Auf diese Weise findest du innerlich eine gewisse Distanz. Aus dieser Distanz und Akzeptanz heraus können auch Kraft und Klarheit frei werden, um dich mit deiner eigenen Intention wieder zu verbinden.

Fallbeispiel Jasmin

(Für dieses Fallbeispiel möchte ich eine Triggerwarnung aussprechen. Lies es nur, wenn du dich gerade recht stabil und präsent fühlst.)

In unserer Kultur gibt es insbesondere für Frauen eine Vielzahl unrealistischer Schönheitsideale. Vergleicht man sich selbst mit diesen, kann das leicht dazu führen, den eigenen Körper anhand dieser unrealistischen Ideale zu bewerten oder gar abzulehnen. Zudem ist insbesondere bei Menschen, die schon früh in ihrem Leben körperliche und psychische Gewalt erlebt haben, die Wahrscheinlichkeit auch recht hoch, dass sie von ihrem Umfeld viel Negatives über sich und ihren Körper gehört haben. Das kann dazu führen, dass diese negativen Stimmen übernommen werden und der Mensch selbst seinen Körper ablehnt und hart und bestrafend mit ihm umgeht. So ging es auch Jasmin. Am Anfang ihrer Yogapraxis trieb sie ihren Körper an und steckte sich unrealistische Ziele. Doch mit der Zeit gelang es ihr, zunehmend freundlich und sogar mitfühlend mit einzelnen Körperbereichen umzugehen. Da sie ihren Körper nun nicht mehr ablehnte, sondern sich ihm mitfühlend zuwandte, kam sie in Kontakt mit einer Emotion, die sie bis dahin gegenüber ihrem Körper nicht gekannt hatte: der Traurigkeit.

Sie erzählte mir, dass es ihr durch das Mitgefühl erstmals gelungen sei anzuerkennen, wie viel Leid ihr Körper früher ertragen musste. Obwohl die Traurigkeit erst einmal schmerzhaft war, half sie Jasmin dabei, fürsorglicher mit sich umzugehen. Statt ihren Körper weiter zu bestrafen, nahm sie sich vor, mehr und mehr auf ihn zu achten und ihn zu beschützen.

Was du für deinen Geist im Alltag tun kannst

Wenn man den ganzen Tag auf eine strenge und kritische Art und Weise mit sich selbst spricht, kann es eine sehr ambitionierte Erwartung an sich selbst sein, nun während der Yogapraxis auf einmal eine völlig andere innere Stimme in sich zu finden. Deshalb ist meine Empfehlung, sich bereits im Laufe des Tages des inneren Monologs bewusst zu werden und an einer freundlichen inneren Haltung zu arbeiten.

Dafür schlage ich dir hier zwei Übungen vor, die du gut im Alltag und auch vor oder nach deiner Yogapraxis üben kannst. Sie sind dazu gedacht, den beschäftigten Geist ruhiger werden zu lassen, um aus dieser Ruhe heraus leichter eine unterstützende innere Sprache zu finden.

Taking in the good – das Gute in sich aufnehmen

Diese Übung stammt von dem weiter oben bereits erwähnten Neuropsychologen Rick Hanson[20]. Er erklärt, dass unser Gehirn in erster Linie nicht dazu da ist, uns glücklich zu machen, sondern vielmehr dafür, uns in Sicherheit zu halten. Somit nehmen wir unangenehme (und damit potenziell gefährliche) Situationen stärker wahr als angenehme. Hanson bietet uns zum Verständnis folgendes Bild an, das ich in Kapitel 2 schon als das Teflon- und Klett-Prinzip vorgestellt habe: Unangenehme Erfahrungen bleiben an unserem Geist haften wie an einem Klettverschluss, während das Angenehme eher abperlt wie an einer Teflonpfanne. Kennst du das auch?

Diese Erkenntnis erklärt, warum oftmals ein kritisches Wort viel besser in Erinnerung bleibt als fünf wertschätzende Bemerkungen. Doch diesem sogenannten *negativity bias* (also einer Verzerrung der Wahrnehmung ins Negative) müssen wir uns nicht hingeben. Wir können uns darin üben, auch angenehme Erfahrungen bewusster und damit »klettiger« werden zu lassen.

Folgende Übung kannst du für diesen Klett-Effekt gleich ausprobieren

Jede Situation besteht aus vielen Aspekten. Halte in deinem Alltag immer wieder an und schaue, was du an der Situation, in der du dich gerade befindest, als angenehm empfinden könntest. Während ich diese Zeilen schreibe, merke ich beispielsweise als erste Wahrnehmung, dass meine Schultern leicht angespannt sind. Wenn ich von da aus weiterschaue und mich darauf konzentriere, was ich noch erleben kann und was dabei potenziell angenehm ist, fallen mir viele weitere Dinge auf. Ich spüre plötzlich die wärmende Frühlingssonne auf meinem Gesicht, sehe die saftige Pflanze vor mir und bemerke die angenehme Stille, nachdem meine Nachbar*innen aus dem Haus gegangen sind. Ich stelle also fest, dass ich zwar das eher Unangenehme zuerst wahrnehme, doch dass das andere genauso stimmt. Es geht also in dieser Übung nicht darum, sich die Dinge schönzureden, sondern vielmehr darum, das Gewahrsein für das zu öffnen, was sonst noch da ist.

Was an dem, was du gerade erlebst, könntest du als angenehm erleben? Vielleicht ist da der Geruch von Kaffee oder Tee, das Gefühl eines weichen Pullis auf deiner Haut oder einer gemütlichen Haltung auf deinem Sofa. Sobald du etwas Angenehmes gefunden hast, bleibe für mindestens 20 Sekunden dabei und lass über deine Aufmerksamkeit diesen kleinen Aspekt zu einer wirklichen Erfahrung werden. Wenn es für dich stimmig ist, spüre, wie sich diese Erfahrung in deinem Körper anfühlt. Vielleicht bemerkst du in manchen Körperbereichen eine gewisse Wärme, Weichheit oder auch etwas anderes. Bleibe, wenn du möchtest, auch bei diesen Empfindungen für einige Momente, sodass sie sich in deinem Körpergedächtnis verfestigen können.

Wenn du möchtest, dann mache diese Übung einige Male täglich und schaue, wie sie sich auf deine Wahrnehmung und deine Gedanken auswirkt.

Mein Tipp

Diese Übung lässt sich gut in der Natur anwenden.

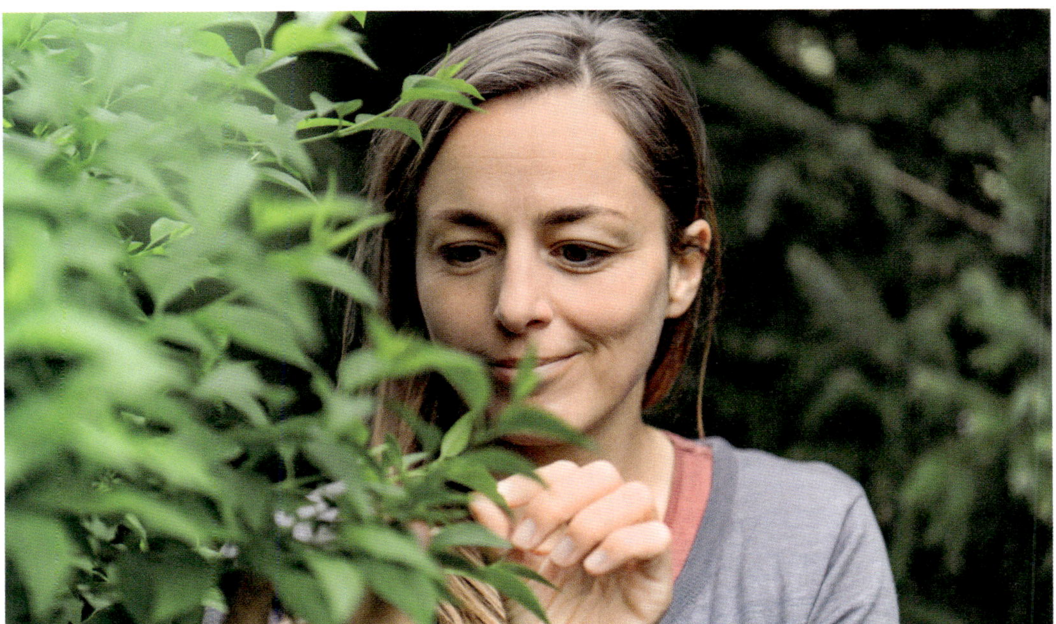

Gehmeditation

In den Kapiteln zu Atem- und Entspannungsübungen haben wir uns damit befasst, wie die Konzentration auf die Atmung und der Weg in die Entspannung gelingen kann. Ganz ähnlich verhält es sich auch bei der Meditation.

Denn so hilfreich das Sitzen in Stille für viele auch sein mag, ist dieser Weg für Menschen, die unter chronischem Stress oder den Folgen von Traumata leiden, meistens zunächst einmal nicht zugänglich. In der stillen, nach innen gekehrten Meditation fehlt die oftmals Halt gebende Verbindung zur Außenwelt. Gleichzeitig kann die Stille während des Sitzens ein Nährboden für rasende Gedanken oder belastende Erinnerungen sein.

Wie also können eine Annäherung an Meditation - und die damit verbundenen, im ersten Kapitel beschriebenen positiven Wirkungen - gelingen? Die gute Nachricht ist: Du hast in diesem Buch eine Vielzahl an Übungen kennengelernt, die der Meditation sehr nahekommen. Denn alles, was uns im wertfreien Beobachten der Gegenwart schult, wird schon zu meditativen Praktiken gezählt. Dennoch möchte ich dir zusätzlich eine formelle Meditationsübung vorstellen.

Aus meiner Sicht eignet sich hier die Gehmeditation sehr gut, denn sie hat mehrere Vorteile: Während des Gehens gibt es viele Aspekte, auf die wir uns konzentrieren können. Dadurch fällt es leich-

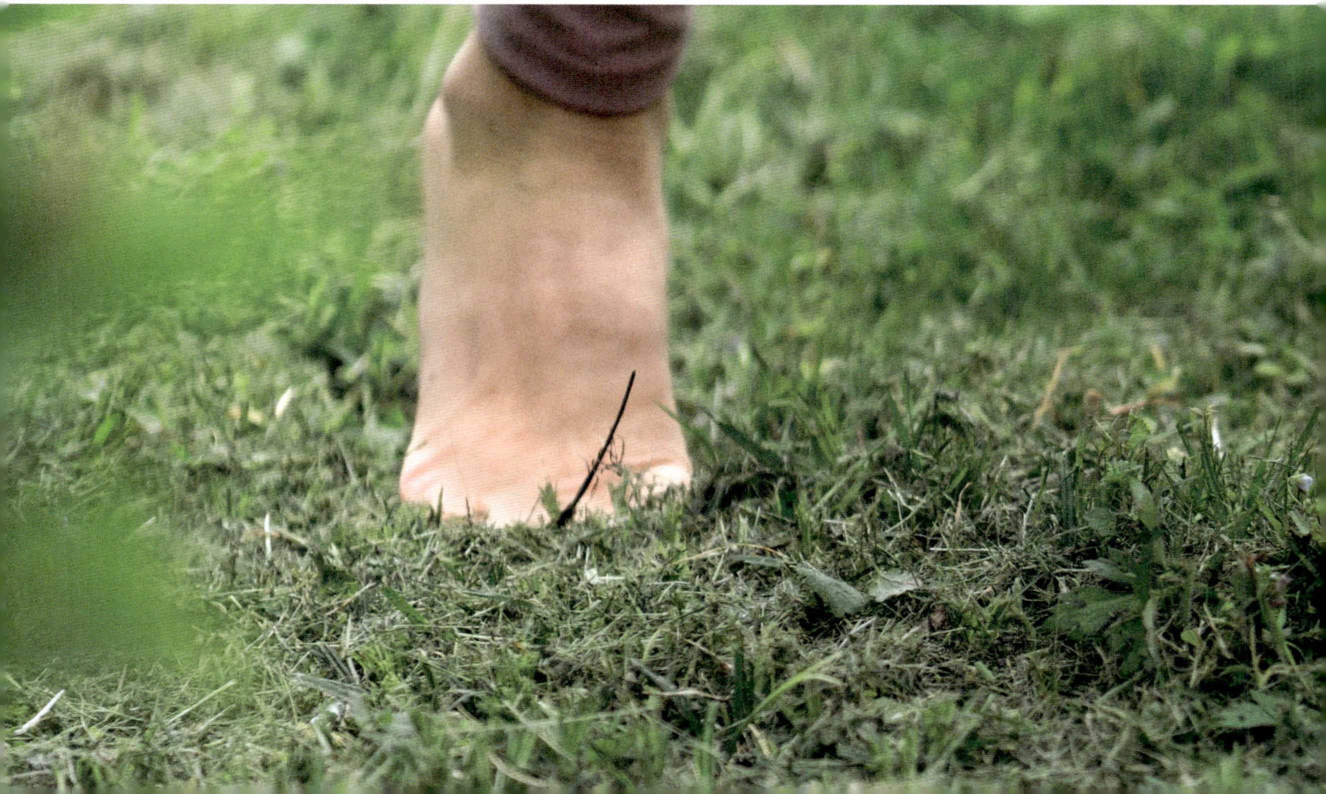

ter, auch einen sehr aktiven Geist mehr und mehr in das Hier und Jetzt einzuladen. Zudem sind wir durch das Gehen gut mit unserer Umwelt verbunden und können leichter dafür sorgen, nicht in eine Unterspannung zu rutschen. Die Gehmeditation lässt sich zu Hause und außer Haus gleichermaßen üben.

So geht's:

Nimm dir ein paar Minuten Zeit, um bewusst zu gehen. Versuche dabei jeden Schritt wahrzunehmen. Gehe, wenn möglich, barfuß und spüre den Kontakt deiner Fußsohlen mit der Erde beziehungsweise dem Boden. Um deine Aufmerksamkeit in der Übung zu halten, kannst du dir innerlich erzählen, was du mit deinen Füßen gerade tust, beispielsweise: »anheben, bewegen, absetzen«. Wenn es für dich okay ist, nimm dabei die Aktivität in deinen Beinen wahr und wie sich dein gesamter Körper während des Gehens bewegt.

Mein Tipp

Halte während des Gehens öfter mal auf der Zehenspitze an. Das Halten der Balance fördert zusätzlich deine Konzentration.

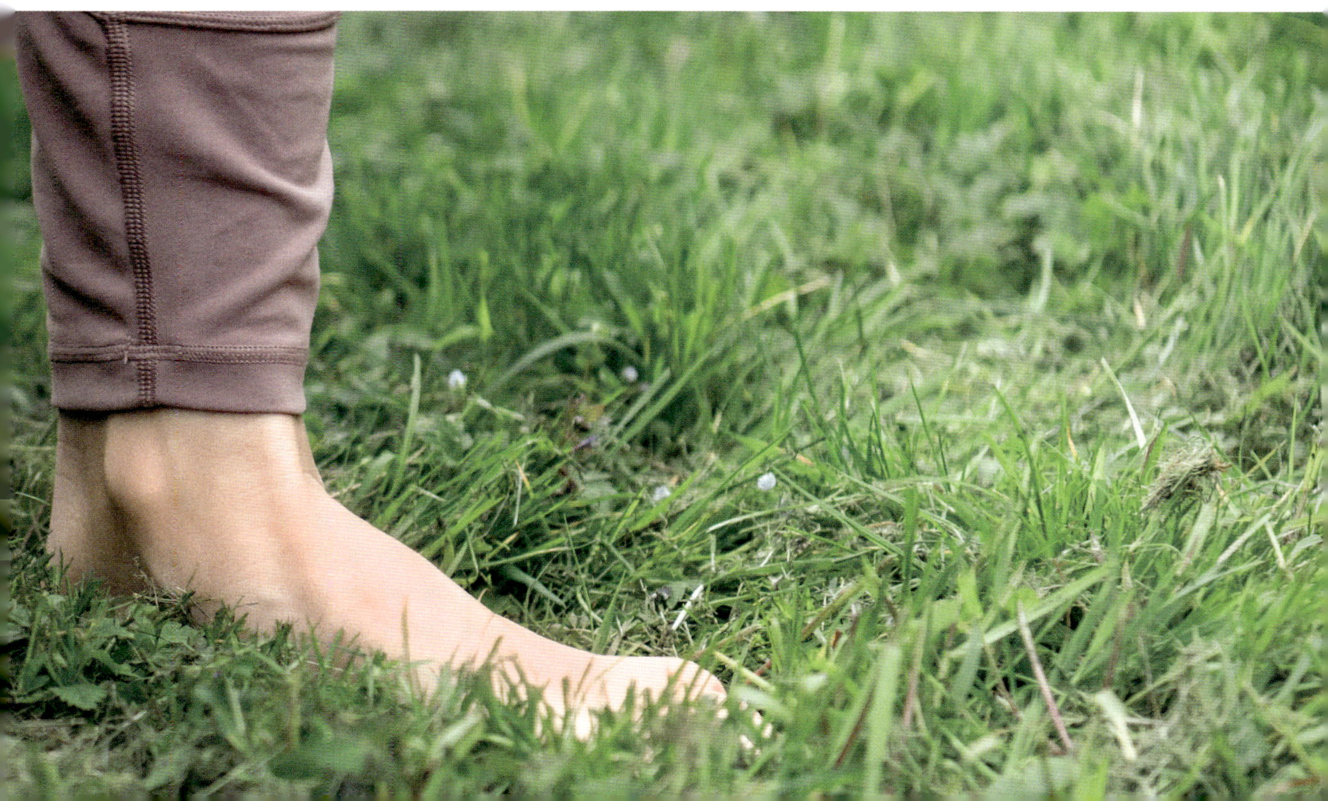

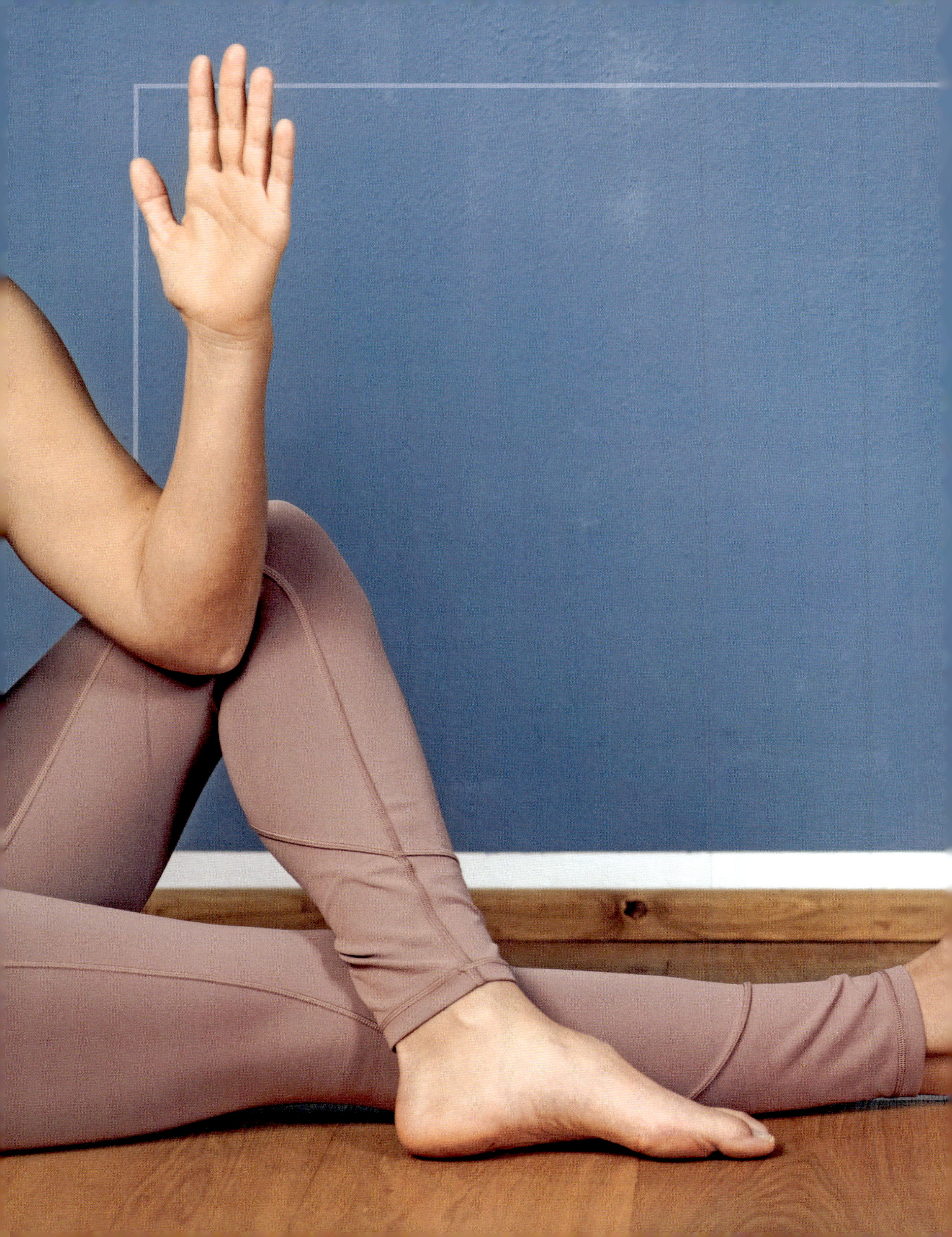

KAPITEL 9

ÜBUNGS-SEQUENZEN

In Kapitel 3 hast du alle Asanas aus diesem Buch kennengelernt. Meine Idee war, dir eine Vielfalt von Übungen zu zeigen, sodass du die für dich passenden aussuchen kannst. Es kann sein, dass du bereits Übungen gefunden hast, bei denen du das Gefühl hast, dass diese dir meistens oder auch immer guttun. Solche Haltungen zu finden ist enorm hilfreich, da du diese dann immer üben kannst und nicht vorher erst überlegen musst. Darüber hinaus hast du möglicherweise jedoch auch Übungen entdeckt, die sich in manchen Situationen mehr eignen als in anderen. So können beispielsweise eher ruhige Übungen sehr geeignet sein, um sich abends auf den Schlaf vorzubereiten, aber nicht so hilfreich, um morgens gut in einen aktiven Tag zu starten.

In diesem Kapitel möchte ich dir deshalb nun eine Reihe von kleinen Sequenzen vorstellen, die für unterschiedliche Anlässe geeignet sind. Ich habe mir dafür Situationen vorgestellt, die vermutlich die allermeisten von uns kennen. Vielleicht erinnerst du dich noch an das Toleranzfenster aus Kapitel 6. Du wirst merken, dass die Übungssequenzen unterschiedliche Zustände im und um das Toleranzfenster herum adressieren. Dies hat immer das Ziel, mehr in Richtung Mitte und Eigenregulation zu finden.

Die Sequenzen sind bewusst relativ kurz, sodass sie sich gut in den Alltag integrieren lassen. Solltest du merken, dass dir die Sequenz guttut, aber ein bisschen zu kurz für dich ist, kannst du einfach von vorn beginnen und sie nochmals üben.

Zudem habe ich zwei weitere Übungssequenzen als Videos aufgenommen. Das erste Video soll dir bei einem wachen und verbundenen Start in den Tag helfen. Das zweite Video hat zum Thema, geerdet und entspannt den Tag ausklingen zu lassen. Beide Videos findest du unter folgendem QR-Code:

www.droemer-knaur.de/wenn-dein-koerper-sich-erinnert

Den Geist einfangen: fünf Minuten für mehr Konzentration

Diese Sequenz ist besonders dann gut geeignet, wenn du das Gefühl hast, dass sich dein Geist ober- oder unterhalb des Toleranzfensters befindet. Das ist der Fall, wenn dein Geist von Thema zu Thema springt und es dir schwerfällt, dich zu konzentrieren, oder auch, wenn du das Gefühl hast, gedanklich nirgends präsent zu sein und nichts so wirklich erfassen zu können.

Ziel dieser Sequenz ist es, gedanklich wieder präsenter zu sein und dich besser konzentrieren zu können.

Berghaltung und im Raum umherschauen

Diese Übung findest du auf Seite 106.
Komme in den aufrechten Stand. Schaue dich im Raum um und benenne dabei, was du sehen kannst. Falls es dir schwerfällt, dich auf die einzelnen Gegenstände zu konzentrieren, sprich laut mit dir selbst und erzähle dir, was du um dich herum im Raum siehst.

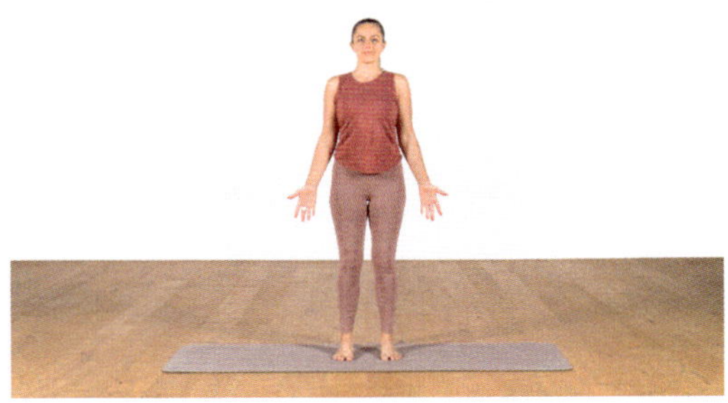

Gedrehter Baum und Seiltänzerin

Diese Übungen findest du auf den Seiten 91–94.

Balancehaltungen sind wunderbar geeignet, um den Geist einzufangen und in die Konzentration zu kommen. Dafür möchte ich dir eine kleine Sequenz vorstellen, bestehend aus Haltungen, die du bereits kennst.

Verlagere dein Gewicht auf deinen linken Fuß und umarme dein rechtes Knie und ziehe es zu dir heran.

Komme als Nächstes in den gedrehten Baum nach rechts. Wenn du dich wieder nach vorne ausrichtest, setze den rechten Fuß direkt vor den linken für die Seiltänzerin.

Wechsle dann zur zweiten Seite und übe beide Seiten, so oft du möchtest. Kreativität fördert hier deine Präsenz und Verbundenheit.

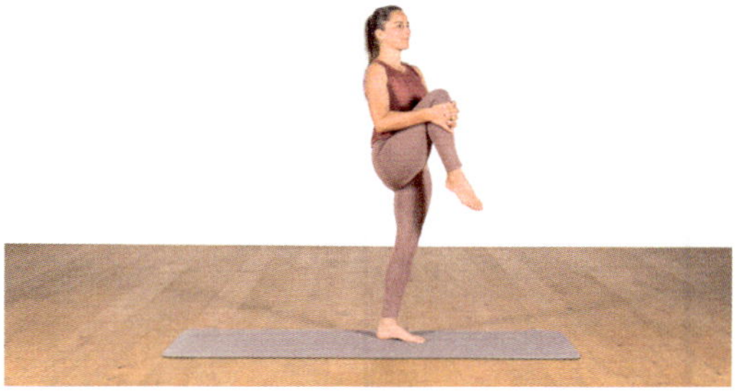

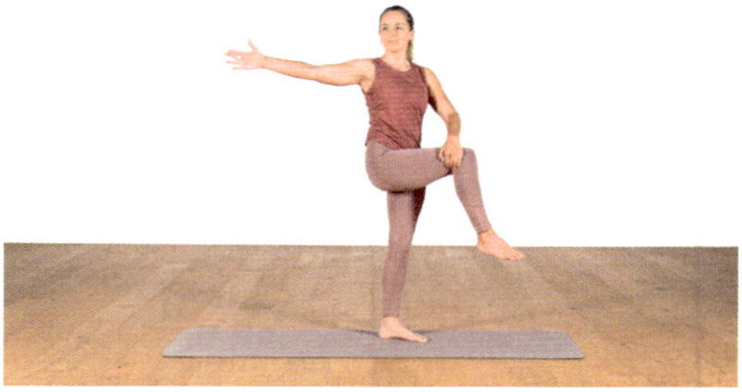

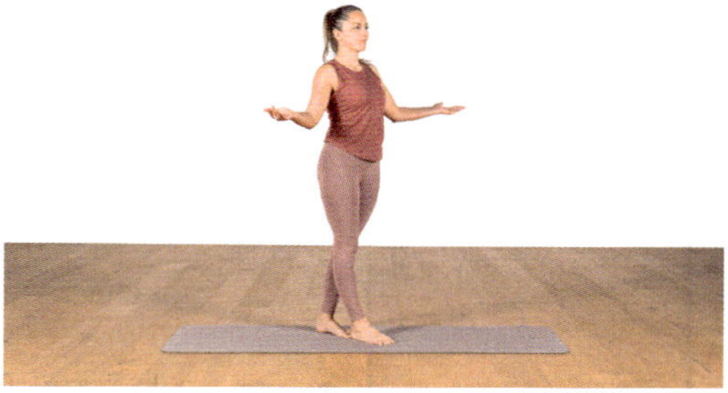

Schmetterlingsumarmung mit Affirmation

Diese Übung findest du auf Seite 123.
Wenn du diese Haltung übst, finde eine für dich passende Affirmation, die du mit in die Bewegung integrierst. Das kann etwa ein Satz sein, der mit »Ich bin« beginnt und dann so weitergeht, wie du es dir gerade wünschst, zum Beispiel: »Ich bin präsent«, »Ich bin wach und klar« oder auch »Ich bin fokussiert im Moment«. Sollten dir diese Sätze zu unecht klingen, kannst du sie auch abwandeln in beispielsweise: »Ich möchte präsent sein«, »Ich möchte wach und klar sein« etc.

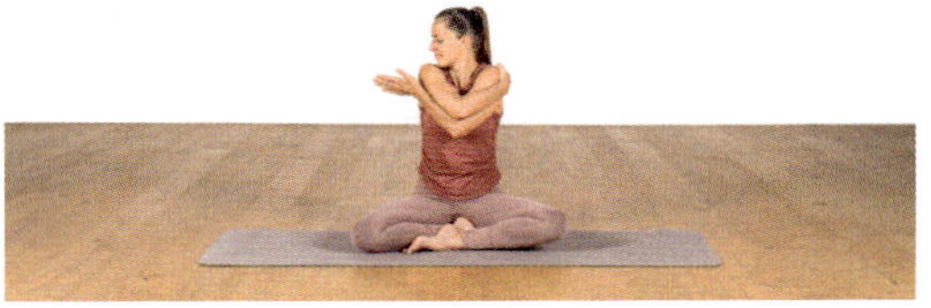

Dich selbst wieder spüren: fünf Minuten, um in Bewegung zu kommen

Diese Sequenz eignet sich gut, um in Schwung zu kommen. Sie kann nach dem Aufstehen genauso wirksam sein wie nach Situationen, in denen du dich kraftlos oder lethargisch gefühlt hast.

Ziel dieser Übungsreihe ist es, dich wacher zu fühlen und deinen Körper wieder mehr in die eigene Energie zu begleiten.

Berghaltung mit Abklopfen

Diese Übung findest du auf Seite 68–69.
Wenn du möchtest, verbinde diese Übung mit einer Intention. So könntest du beispielsweise in jede Berührung des Abklopfens die Intention legen, diesen Körperbereich zu aktivieren und mit in die folgenden Bewegungen einzuladen.

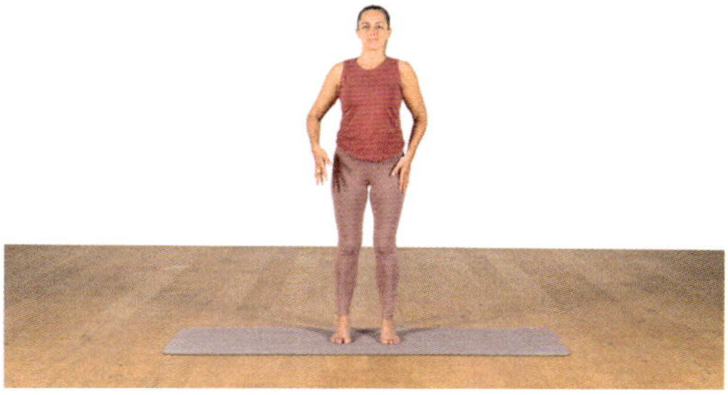

Halber Sonnengruß

Diese Übungsabfolge findest du auf den Seiten 72–75.
Der halbe Sonnengruß eignet sich gut, um den gesamten Körper in Bewegung zu bringen. Falls du die Abfolge intensivieren möchtest, könntest du etwas mehr Muskelkraft als üblich aufbringen. Auch kannst du immer mal wieder die Fersen anheben und dadurch noch intensiver die Beine aktivieren.

①

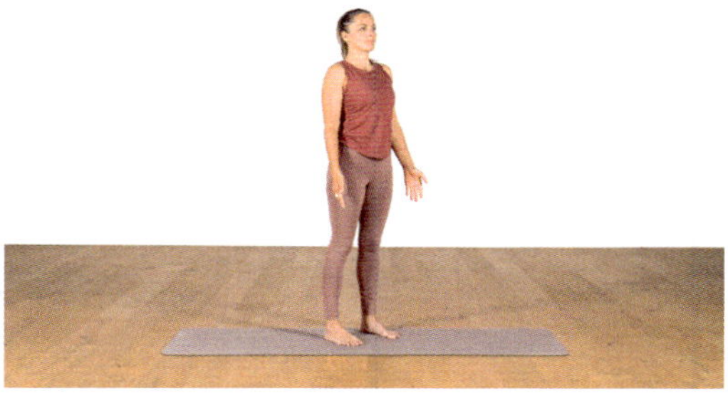

②

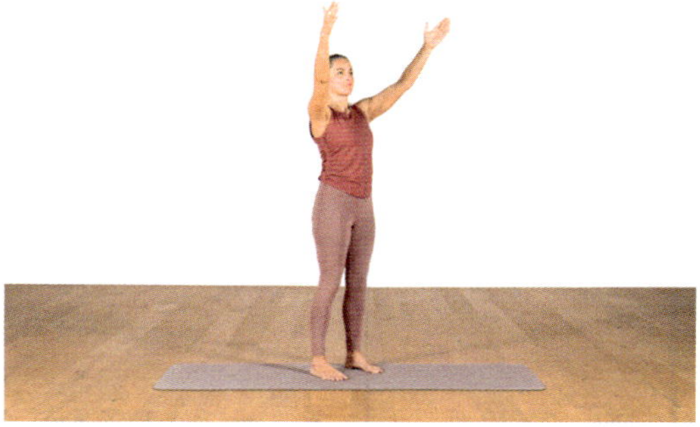

③

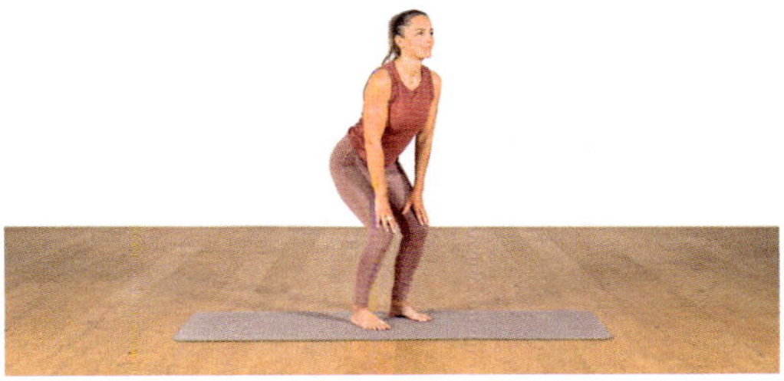

④

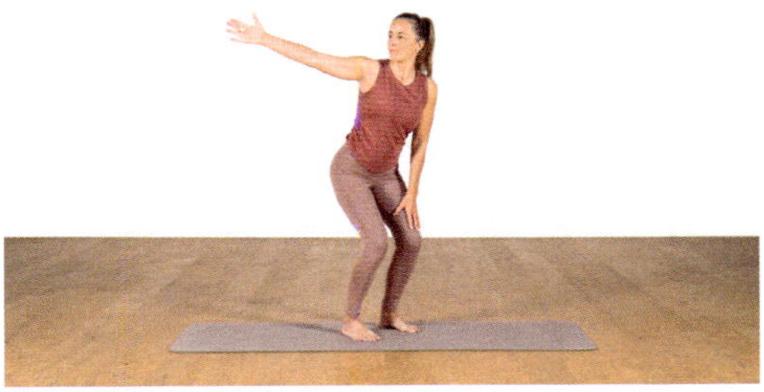

⑤

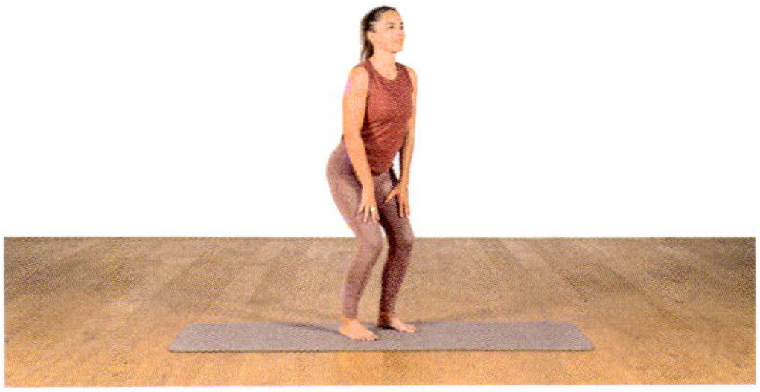

⑥

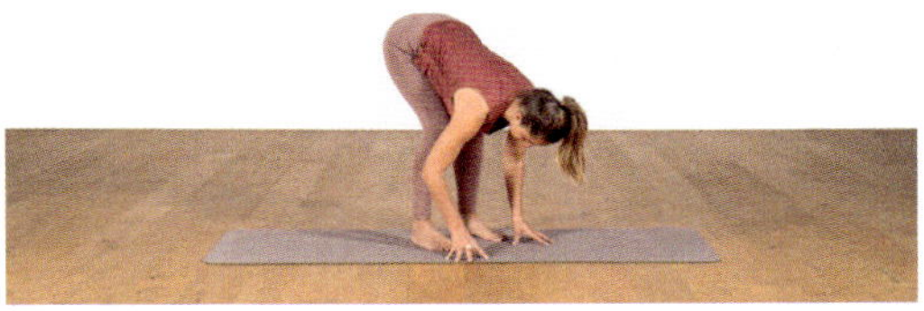

⑦

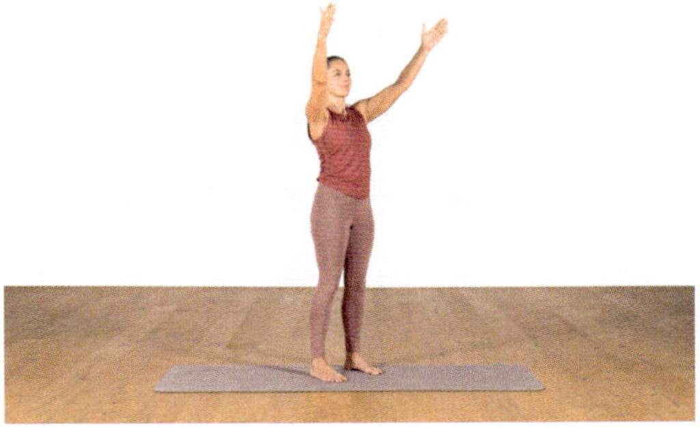

⑧

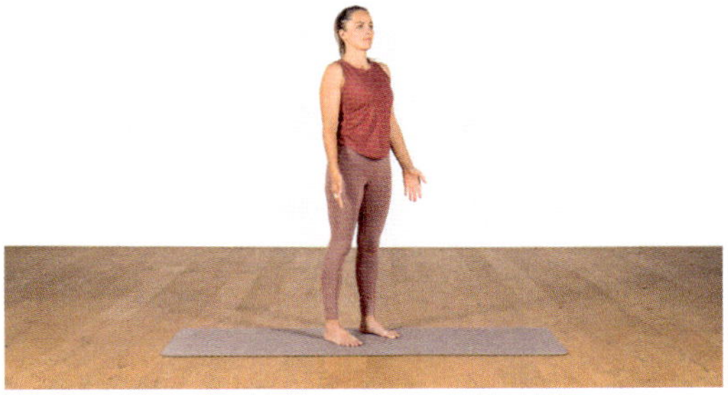

Krieger 2 dynamisch

Diese Übung findest du auf Seite 76.

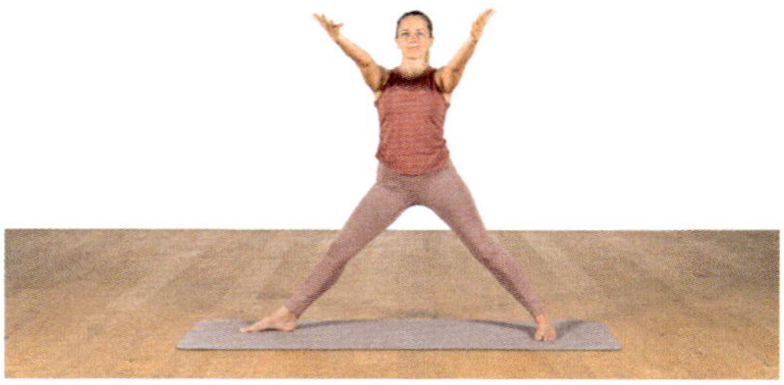

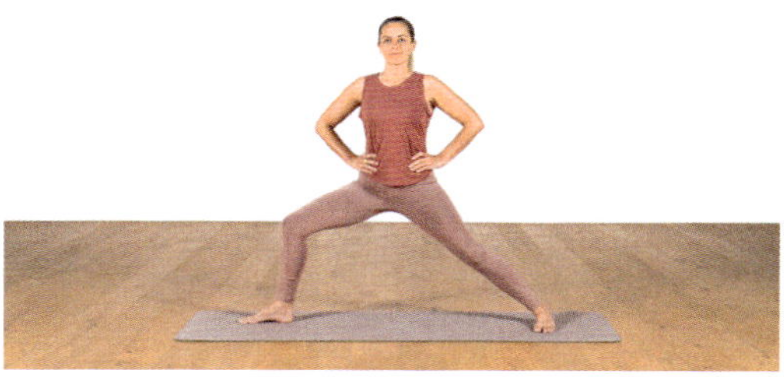

Mein Vorschlag für den Krieger 2 wäre, die dynamische Variante auszuprobieren. Hier beugst und streckst du einige Male das vordere Bein und hebst dabei die Arme auf unterschiedliche Art an. Zähle gerne mit, wie oft du durch die Bewegung gehst, sodass du die gleiche Anzahl von Durchgängen auf der zweiten Seite übst. Auch in dieser Übung kannst du gut mit deiner Kraft variieren und sie so einsetzen, dass du energetisiert aus der Übung kommst.

Kopf- und Gesichtsmassage

Diese Übung findest du auf Seite 122.

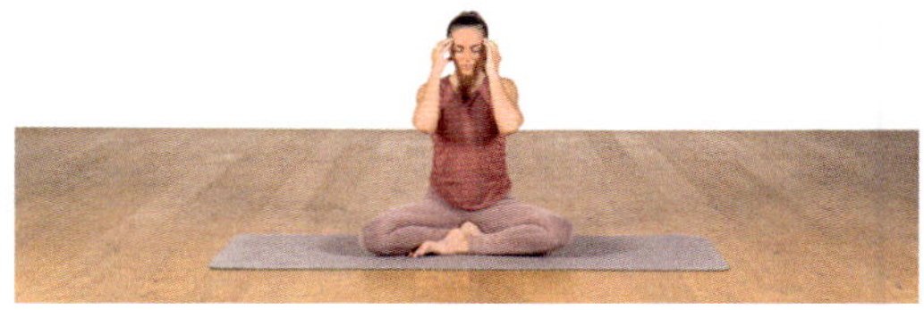

Die letzten drei Übungen waren recht kraftvoll und mit ausladenden Bewegungen verbunden. Im Anschluss kann es nun hilfreich sein, diese Sequenz mit einer Eigenmassage zu beenden. Durch die freundliche Eigenberührung kannst du hier mit einer gewissen Ruhe und Zentrierung diese Abfolge abrunden.

In die Ruhe finden: fünf Minuten für mehr Entspannung

Wir haben bereits weiter vorne gesehen, dass es in aller Regel schwer ist, direkt in die Entspannung zu finden, wenn man sich gestresst fühlt. Vielmehr ist es dann ratsam, sich in der erlebten Anstrengung über kleine Bewegungen abzuholen und mit der Zeit mehr und mehr in die Entspannung zu bringen. Somit sind in dieser Sequenz auch anfangs ein paar kleine Bewegungen mit in die Haltungen integriert, bevor die Übungsreihe mit der Zeit immer ruhiger wird.

Ziel dieser Sequenz ist es, einen leichten Zugang zu mehr Entspannung zu ermöglichen.

Berghaltung mit Schütteln

Diese Übung findest du auf Seite 68.

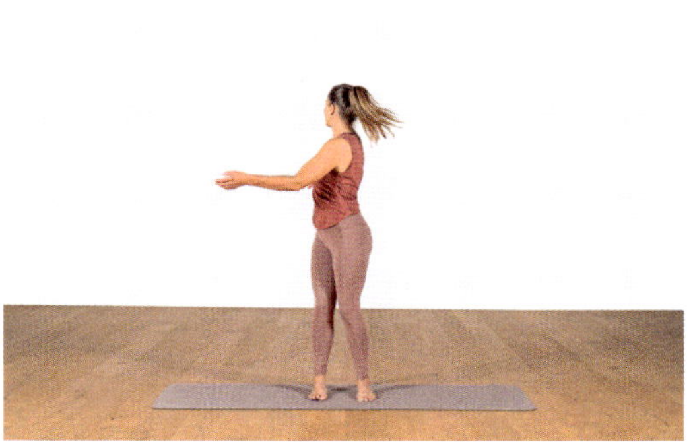

Beginne, dich aus der Berghaltung heraus zu schütteln und um die eigene Achse herum zu drehen. Wenn du möchtest, atme währenddessen einige Male mit einem beherzten Pferdeschnauben aus.

Den Nacken dehnen

Diese Übung findest du auf Seite 109.

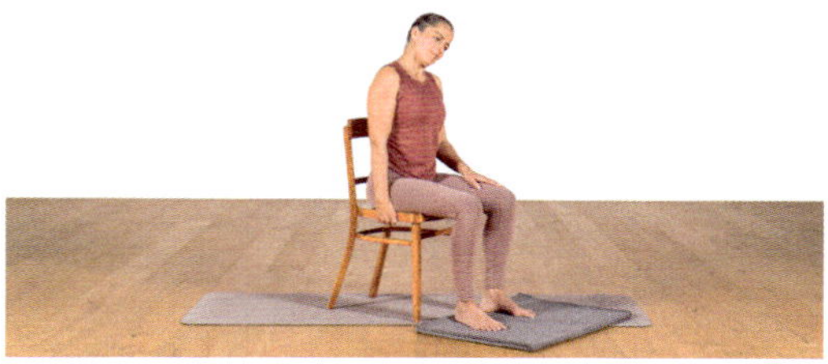

Da sich Anspannungen oft im Schulter- und Nackenbereich festsetzen, kann es auf dem Weg in Richtung Entspannung hilfreich sein, diesen Bereich leicht zu lockern und zu dehnen. Vielleicht findest du auch noch weitere, ähnlich unterstützende Bewegungen, die du mit in die Übung einfließen lassen möchtest.

Katze-Kuh

Diese Übung findest du auf Seite 96.

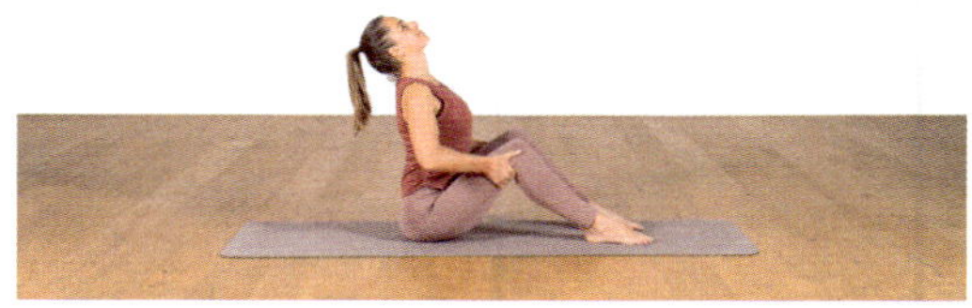

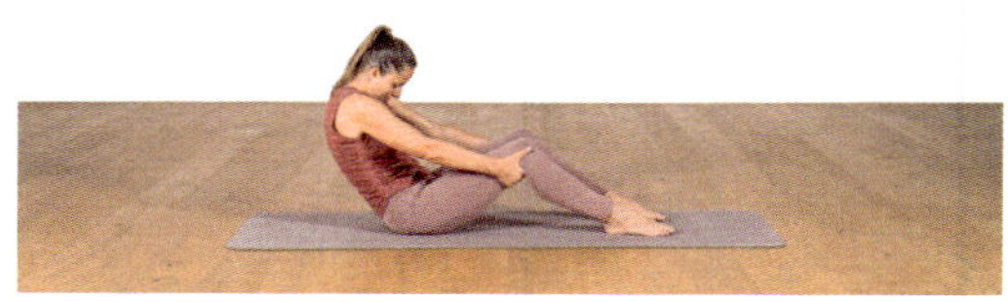

Finde im Sitzen zwischen Vor- und Rückbeuge mobilisierende Bewegungen für deinen Rücken. Falls du innerhalb der Bewegung an einer Stelle vorbeikommst, die sich für dich angenehm anfühlt, verweile gerne für einige Momente.

Vorbeuge

Diese Übung findest du auf Seite 101.

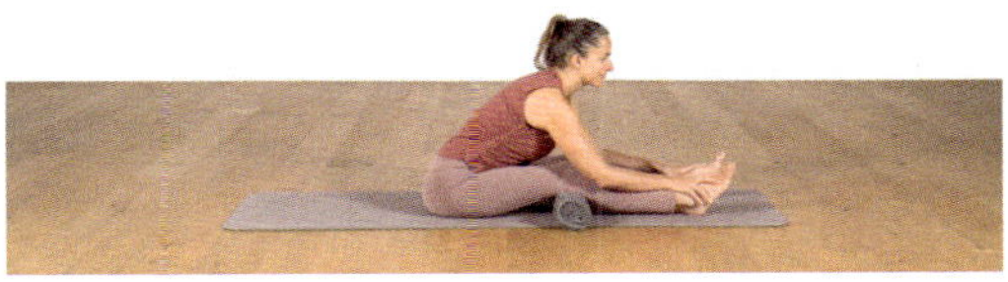

Falls du dich im Moment noch recht unruhig fühlst, kann es sein, dass die starr gehaltene Vorbeuge eine große Herausforderung ist. Du kannst dir den Einstieg in die Haltung erleichtern, indem du dich in der Vorbeuge ein bisschen seitlich hin und her wiegst und so eine sanfte Bewegung mit integrierst, die sich oftmals beruhigend auswirkt. Wenn es sich für dich okay anfühlt, in der Haltung ruhig zu verweilen, dann könntest du dir auch einen Gegenstand unterlegen, auf dem du deine Stirn ablegen kannst. Dafür könnten sich Yogablöcke oder auch ein dickes Kissen eignen.

Endentspannung im Liegen

Diese Übung findest du auf Seite 127.

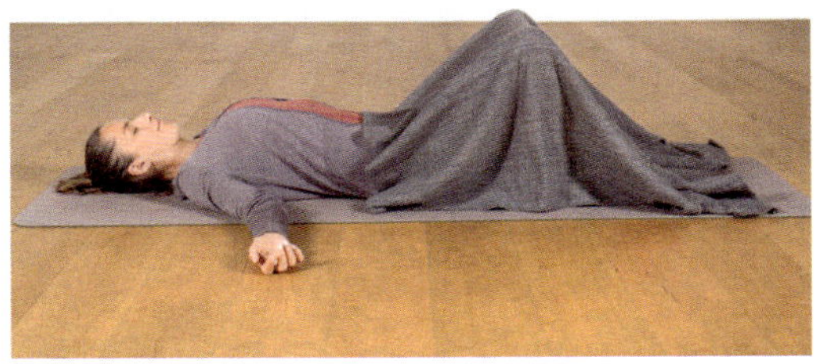

Wenn diese Übung für dich zugänglich ist, dann eignet sie sich gut für das Ende dieser Sequenz. Auch hier kannst du wählen, ob sich das Liegen in der Stille für dich stimmig anfühlt oder ob du lieber kleine Mikrobewegungen in die Haltung integrierst. Dafür könntest du auf der Kopfrückseite leicht zu den beiden Seiten rollen oder deine Knie, bei aufgestellten Füßen, leicht zu den Seiten wiegen.

Kurze Pausen nutzen: fünf Minuten am Stuhl und in Alltagskleidung

Diese Sequenz kann recht vielseitig eingesetzt werden. Sie eignet sich immer dann, wenn du dich einfach für ein paar Minuten bewegen möchtest und dich im oder in der Nähe des Toleranzfensters befindest. Die Übungen finden auf und am Stuhl statt und brauchen nicht viel Platz.

Da mit dieser Sequenz nur das Ziel verfolgt wird, auf einfache, direkt zugängliche Art und Weise in Bewegung zu kommen, habe ich die einzelnen Übungen nicht weiter ausgeführt. Du kannst sie genau so üben, wie sie auf den jeweiligen Seiten dargestellt werden, oder für dich eine stimmigere Variation wählen.

Den Torso kreisen

Diese Übung findest du auf Seite 110.

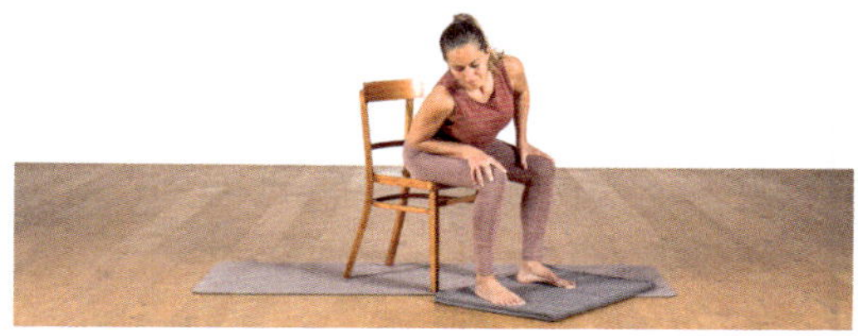

Drehsitz

Diese Übung findest du auf Seite 114.

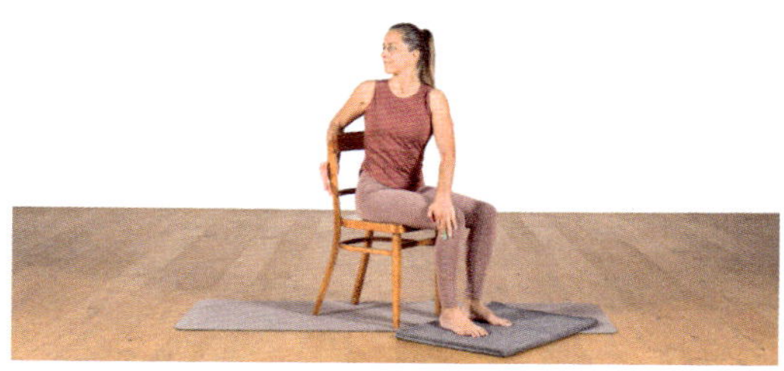

Dreieck

Diese Übung findest du auf Seite 80–81.

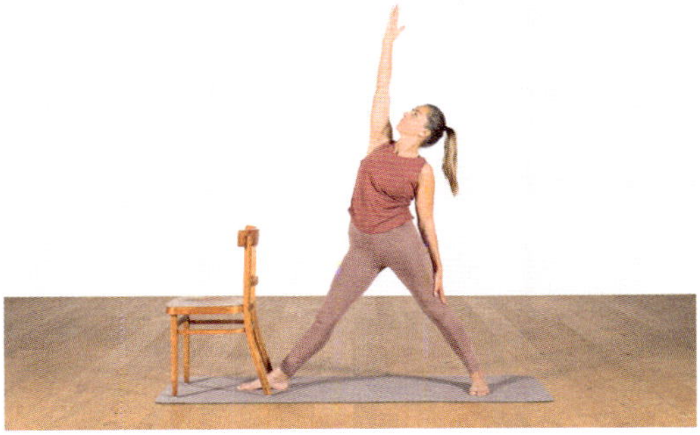

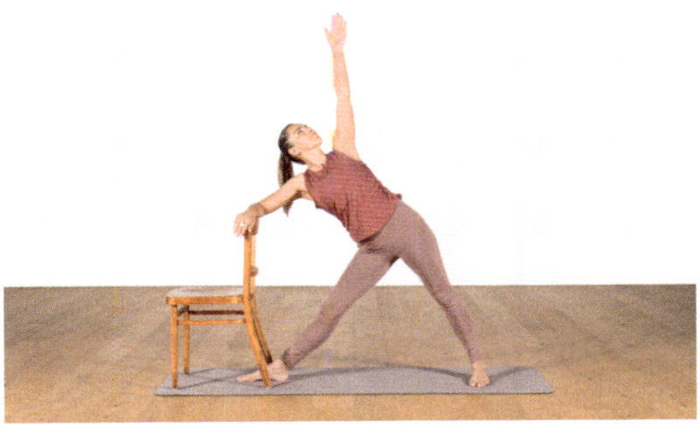

Herabschauender Hund am Stuhl

Diese Übung findest du auf Seite 86.

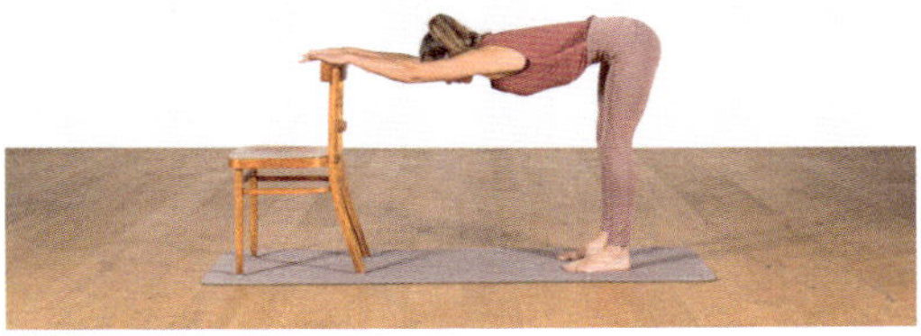

Vorbeuge auf dem Stuhl

Diese Übung findest du auf Seite 115.

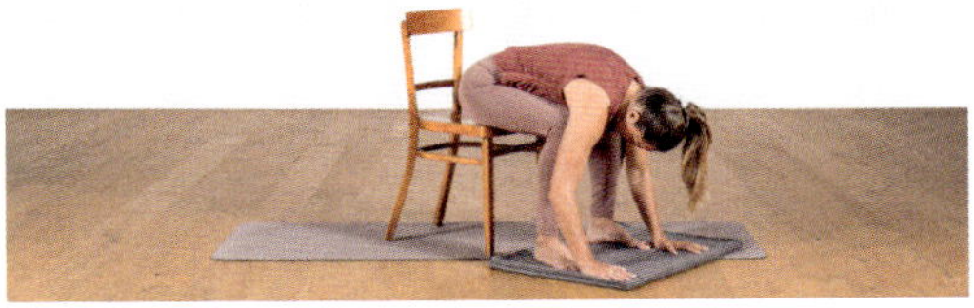

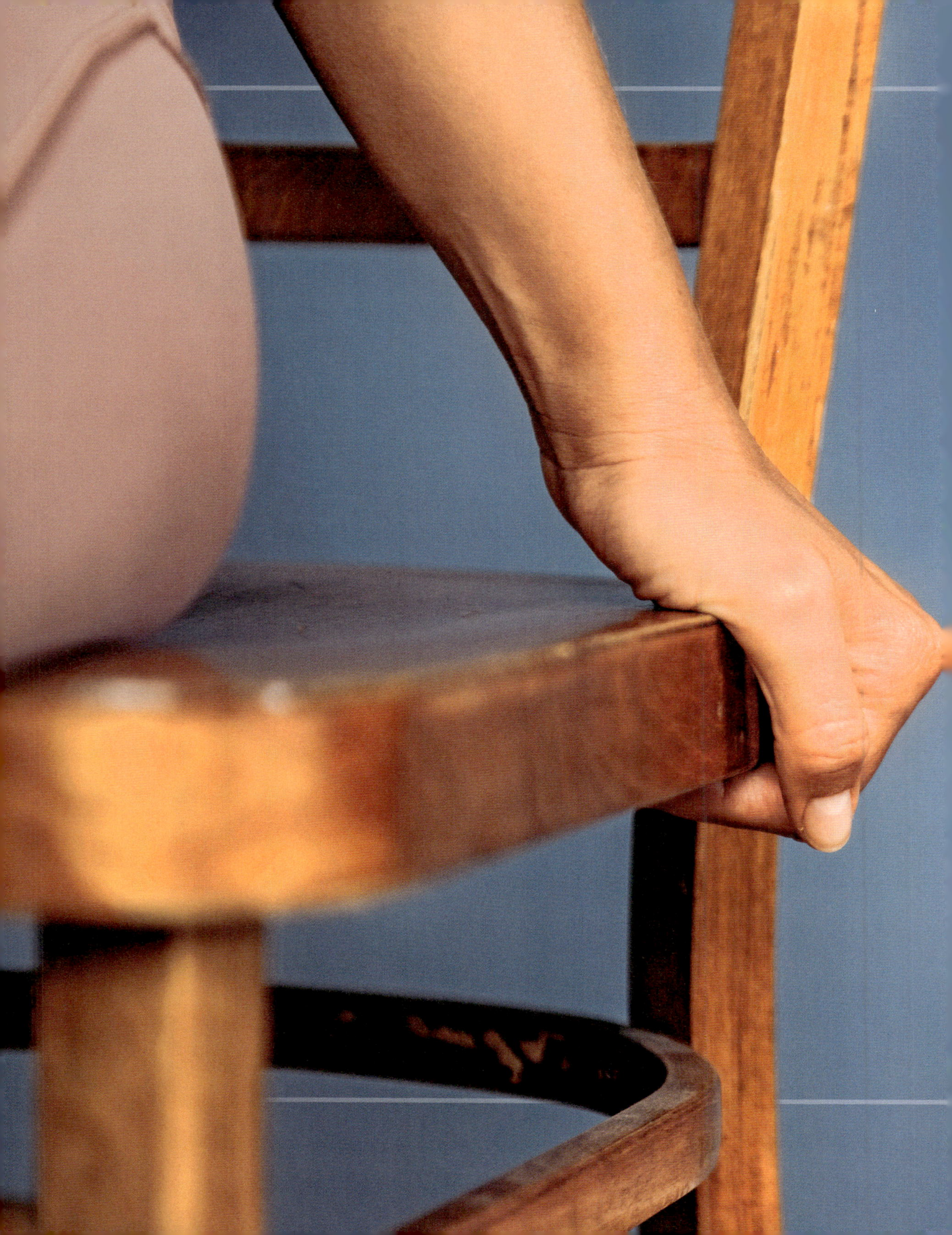

KAPITEL 10

WIE DU DEN FÜR DICH PASSENDEN YOGAUNTERRICHT FINDEST

Dein Kompass durch den Yogadschungel

Jetzt, da du fast an das Ende dieses Buches gelangt bist, hast du hoffentlich hilfreiche Erfahrungen mit Yoga gemacht. Vielleicht bist du zufrieden mit diesen Übungen und deinem selbstständigen Üben zu Hause. Dann ist das wunderbar, und du kannst dieses Kapitel einfach auslassen. Doch vielleicht bist du jetzt an einem Punkt, an dem du neugierig darauf bist, Yoga auch in einem Studio auszuprobieren. Eventuell warst du auch bereits in regulären Yogastunden. Wenn du Interesse daran hast, am Unterricht in einer Yogaschule teilzunehmen, stellen sich früher oder später die Fragen, welcher Kurs zu dir passt und woran du erkennen kannst, ob eine Yogastunde (trauma-)sensibel ist.

Diese Fragen sind nicht ganz einfach zu beantworten, da es sehr individuell ist, ob du dich an einem Ort gut aufgehoben fühlst oder nicht. Dennoch gibt es einige Faktoren, auf die du im Vorfeld achten kannst und die dir bei deiner Entscheidung hilfreich sein können.

Ganz generell lässt sich sagen, dass für die meisten Menschen, die unter chronischem Stress oder den Folgen von Trauma leiden, manche Yogastile günstiger sind als andere. Extrem kraftvolle und körperlich anspruchsvolle Yogastunden sind eher nicht so passend, da sie das eigene Stresslevel noch zusätzlich anheben können. Auch Stunden, in denen man viel liegt und wenig Orientierung im Raum hat, wie im Yin Yoga oder Restorative Yoga, sind mit Vorsicht zu genießen. Vielmehr geht es darum, eine Yogarichtung zu finden, die dich in deiner Eigenermächtigung unterstützt und die außerdem stabilisierend, erdend und ausgleichend wirkt. Somit wäre mein Rat, falls es keinen explizit traumasensiblen Kurs in deiner Nähe gibt, Kurse aus dem Bereich des Hatha Yoga, Iyengar Yoga oder sanftem Vinyasa Yoga zu wählen.

Wie du dir vor deiner ersten Yogastunde einen Eindruck verschaffen kannst

Nach dem passenden Yogastudio Ausschau halten

Noch bevor du deine erste Yogastunde besuchst, kannst du dir über die Website und oftmals auch den Social-Media-Auftritt des Yogastudios einen ersten Eindruck verschaffen. Die Wortwahl und auch die Bildsprache, die dabei verwendet werden, sind meistens nicht zufällig, sondern sagen etwas über die Ausrichtung des Studios aus und auch darüber, welche Zielgruppe adressiert wird. Dabei kannst du nach Werten Ausschau halten, die für dich eine wichtige Bedeutung haben und die dir in deiner Yogapraxis guttun. So gibt es Yogastudios, die auf ihrer Website »Bootcamp Yoga« anbieten und mit einer »Sixpack Challenge« werben. Auf anderen Websites geht es hingegen um Yoga als eine Praxis der Selbstakzeptanz. Bei Letzteren sieht man auf den Fotos Menschen aller Altersgruppen mit unterschiedlichsten Körperformen, und es entsteht der Eindruck, dass Vielfalt und Inklusion hier eine große Rolle spielen. Wenn du dir ein bisschen Zeit nimmst, erkennst du vermutlich recht gut, zu welchem Yogastudio es dich aufgrund des Außenauftritts zieht und zu welchem eher nicht.

Die meisten Yogastudios geben außerdem auf ihrer Website einen Überblick über die bei ihnen unterrichtenden Lehrer*innen. Auch hier kannst du dir einen Überblick verschaffen und beispielsweise sehen, welche Ausbildungen die Lehrenden gemacht haben. Auch wenn die Frage nach möglichen (traumasensiblen) Ausbildungen wichtig ist, ist es von noch größerer Bedeutung zu sehen, wie es dir in der Nähe einer Person geht, die den Unterricht anleitet. Lehrer*innen und auch Therapeut*innen können noch so gut ausgebildet sein, wenn du dich bei ihnen aber nicht gut aufgehoben fühlst, dann ist das nicht der passende Ort für dich. Traue deinem eigenen Gefühl mehr als Zertifikaten und Ähnlichem, sodass du den für dich passenden Kurs findest. Dafür kannst du bei vielen Lehrer*innen zunächst auch online an ihren Stunden teilnehmen. So kannst du vielleicht schon von zu Hause aus eine Entscheidung treffen.

Welche Punkte du im Gespräch noch klären kannst

Solltest du dir nach diesen eben genannten Aspekten noch unsicher sein, kannst du auch einiges am Telefon oder per Mail im Vorfeld klären. Entscheidend dabei ist natürlich auch wieder, was dir persönlich wichtig ist. Folgende Punkte könnten für dich relevant sein:

Raum- und Gruppengröße

Unabhängig davon, ob jemand Traumata erlebt hat oder nicht, spielen für viele die Raum- und Gruppengröße sowie die Gruppenzusammensetzung eine wichtige Rolle. Manche Menschen fühlen sich in großen Gruppen sehr wohl und berichten, dass sie gerade die Energie einer großen Gruppe als sehr unterstützend erleben. Doch für die meisten sind vermutlich eher überschaubarere Gruppen, in denen man selbst gut seinen Platz im Raum findet, passender. So ist es nur verständlich, wenn du im Vorfeld ein Gefühl für die Teilnehmerzahl, die dich in dem Kurs erwarten könnte, bekommen möchtest. Genauso mag es lohnenswert sein, herauszufinden, ob es sich um einen offenen Kurs handelt, in dem jede Woche prinzipiell komplett unterschiedliche Leute sein können, oder ob es sich um einen (recht) festen Kurs handelt, in dem die Gruppe konstant bleibt.

Gerüche

Der Thalamus, den wir in Kapitel 1 schon kurz behandelt haben, ist eine Region in unserem Gehirn, der unsere Sinneseindrücke vorfiltert. Während er das in der Regel verlässlich tut, gibt es dabei einen Sinneseindruck, bei dem er diese Kompetenz nicht zur Verfügung hat, und das ist der Geruchssinn. Das ist der Grund, weshalb wir Gerüche oft sehr intensiv wahrnehmen und sie uns auch sehr schnell an frühere Erfahrungen jeglicher Art erinnern können. Sensibel gegenüber Gerüchen zu sein ist also nichts Traumaspezifisches, sondern etwas, das viele Menschen erleben. Sollte dich das betreffen, ist es völlig legitim, im Vorfeld abzuklären, ob in einem Yogastudio Räucherstäbchen und Ähnliches verwendet werden.

Wahlmöglichkeiten

Es gibt Yogastile, in denen eine feste Übungsabfolge geübt wird und es auch nicht erwünscht ist, von dieser abzuweichen. Das kann eine gewisse Klarheit und Struktur geben und in manchen Situationen auch hilfreich sein. Für Menschen, die beispielsweise den ganzen Tag Entscheidungen treffen, kann es eine Entlastung sein, nach Feierabend genau das zu tun, was ihnen von einer Yogalehrerin gesagt wird. Doch, wie du in diesem Buch hast lesen können, mag es für dich vermutlich viel passender sein, wenn du während des Yogaunterrichts Wahlmöglichkeiten hast und die Übungen nach deinen Bedürfnissen anpassen kannst. Denn aus traumasensibler Sicht ist es wichtig, dass Lehrende Raum für die eigene Erfahrung und zum eigenen Anpassen der Übungen lassen. Somit ist es nur naheliegend, herauszufinden, ob dies in dem von dir ausgewählten Studio oder Yogakurs eine Option und vielleicht sogar erwünscht ist.

Hilfestellungen

In den meisten Yogastunden korrigieren die Lehrer*innen die Teilnehmer*innen. Manche machen das rein verbal, doch die meisten Lehrenden berühren für sogenannte Hands-on Assists ihre Teilnehmenden. Immer öfter sieht man dafür inzwischen in Yogastudios Karten ausgelegt, auf denen beispielsweise »Ja, gerne« oder »Nein, danke« steht. Vor der eigenen Yogamatte ausgelegt, informiert diese Karte so den Lehrer oder die Lehrerin, ob man Assists bekommen möchte oder nicht. Unabhängig davon, was jemand erlebt hat, ist es eine ganz persönliche Entscheidung, ob man in der Yogastunde berührt werden möchte oder nicht. Im Vorfeld wissen zu wollen, ob diese Entscheidungsfreiheit gegeben ist oder nicht, ist also nur verständlich.

Was du während der Yogastunde für dich tun kannst

Wenn du dich dann für eine Yogastunde entschieden hast, gibt es ein paar Punkte, auf die du während deines Besuchs im Yogaunterricht achten kannst. Sie sollen dich darin unterstützen, so gut wie möglich präsent und selbstwirksam zu sein.

Finde einen für dich geeigneten Platz

Es gibt Menschen, für die die Platzwahl keine Rolle spielt und die von sich selbst sagen, dass sie sich an jedem Platz gleichermaßen wohl oder unwohl fühlen können. Doch für andere Menschen hat die Platzwahl wiederum Auswirkungen auf ihr Gefühl von Sicherheit und Wohlbefinden. So kann es beispielsweise hilfreich sein, einen Platz eher am Rand und in Türnähe zu haben. Auch kann es ratsam sein, die Tür nicht im Rücken zu haben und einen Platz eher weiter hinten zu wählen. Wenn du frühzeitig im Studio bist, kannst du dir mit hoher Wahrscheinlichkeit den für dich passendsten Platz auswählen.

Setze dir einen Anker im Außen

Wie wir weiter vorne besprochen haben, kann die eigene Stabilität durch die Wahrnehmung der Umwelt unterstützt werden. Wenn das auf dich zutrifft, kannst du dir im Yogaraum eine Stelle suchen, wo du gerne hinschaust, und diese als Anker nutzen. Das kann beispielsweise eine

Pflanze oder ein angenehmes Licht sein. Wann immer du merken solltest, dass du dabei bist, den Kontakt zum Hier und Jetzt zu verlieren, richte deine Aufmerksamkeit auf diesen Anker.

Passe die Übungen für dich an

Sei dir bewusst, dass die Yogapraxis dir dienen soll und nicht andersrum. Das heißt, dass du dir selbst erlauben kannst, die Übungen so anzupassen, dass sie für dich am stimmigsten sind. Das kann ganz unterschiedliche Formen annehmen. Beispielsweise kann es bedeuten, eine Haltung früher zu lösen, dich in einer eigentlich statisch angeleiteten Haltung zu bewegen, die Augen während der ganzen Stunde offen zu lassen oder dich für die Endentspannung nicht hinzulegen, sondern im aufrechten Sitz zu bleiben.

Erlaube dir zu gehen

Sei dir bewusst, dass du nichts durchhalten musst. Wann immer du merkst, dass es dir zu viel wird und der Anker im Außen als Unterstützung nicht mehr reicht, geh einfach auf Toilette. Hier kannst du dir kaltes Wasser über die Arme laufen lassen, dich abklopfen oder andere dich stabilisierende Dinge tun. Selbstverständlich kannst du zur Not auch das Yogastudio verlassen. Ich weiß, dass das nicht angenehm ist, doch in manchen Situationen ist es allemal besser zu gehen, als durchzuhalten.

Fazit

Es gibt sowohl für die Yogapraxis zu Hause als auch für das Üben in einem Yogastudio gute Gründe. Zu Hause kannst du ganz nach deinen Bedürfnissen üben und die Praxis deinem momentanen Erleben anpassen. Yoga in der Gruppe bietet den Vorteil von sozialem Kontakt und die Möglichkeit, Neues zu lernen und im eigenen Üben Unterstützung zu bekommen. Gleichzeitig gibt es in einem Yogakurs viele Faktoren, und damit auch mögliche Trigger, die sich nicht ganz vorhersagen lassen. Somit ist meine Empfehlung, dich im Vorfeld schon gut zu informieren und eher dann in einen Yogakurs zu gehen, wenn du dich als relativ stabil einschätzt und dich selbst auch in Gruppen gut regulieren kannst.

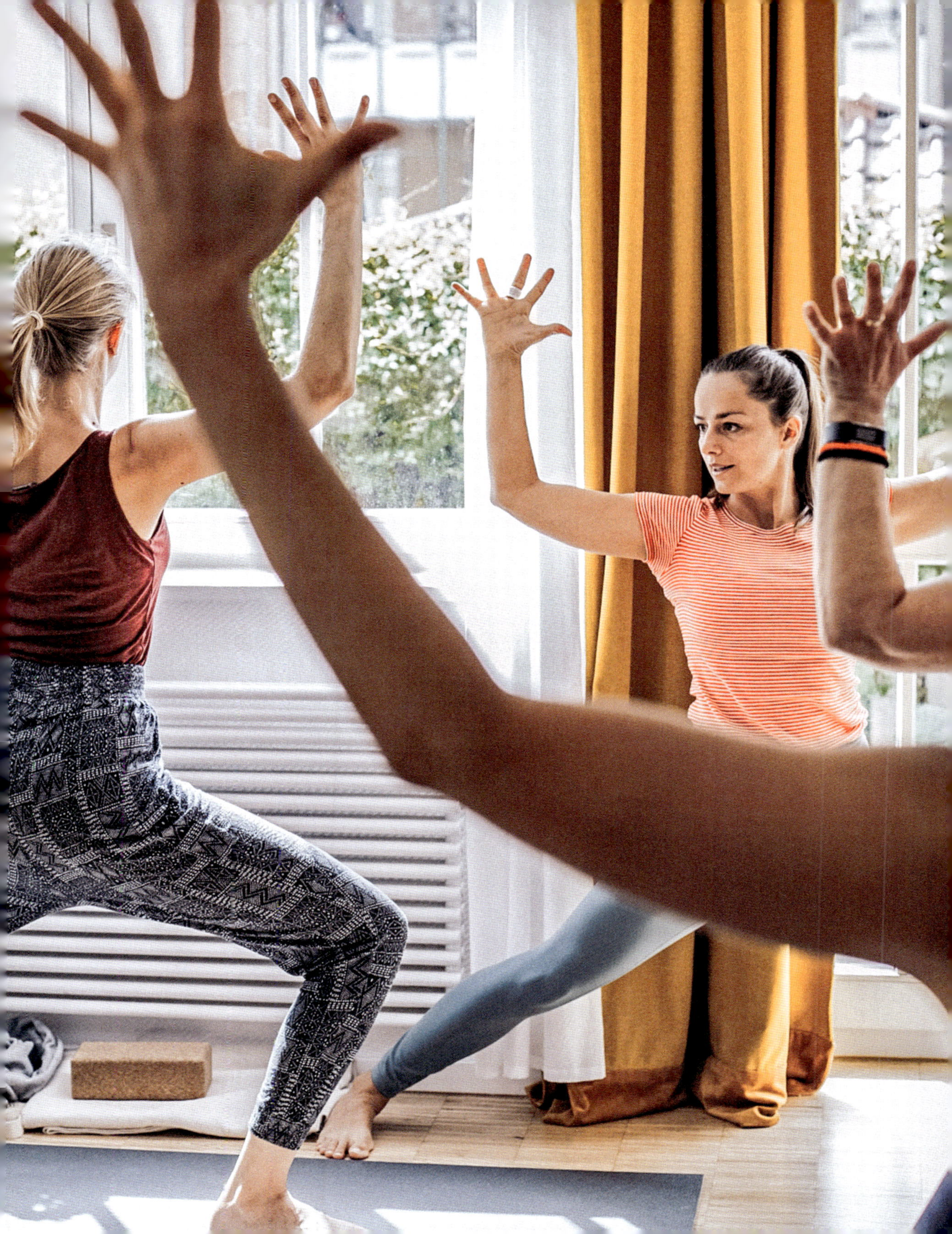

Abschließende Worte

Menschen, die sich von ihrem eigenen Erleben abwenden, haben meist gute Gründe dafür. Vielleicht mussten Körper und Psyche viel Leid ertragen, und es ist schmerzhaft, sich ihnen (wieder) zuzuwenden. So kann es sein, dass die Übungen in diesem Buch auch an mancher Stelle eine Herausforderung waren und dich Mut gekostet haben. Ich hoffe sehr, dass du dennoch einen für dich stimmigen Weg gefunden hast, die ausgewählten Vorschläge zu erkunden, um dich in deiner Zeit mit Neugier und Freundlichkeit dir selbst zu widmen.

Auch wenn sich dieses Buch an die einzelnen Leser*innen richtet, ist es doch eingebettet in ein größeres, gesamtgesellschaftliches Anliegen: Mein Wunsch ist, dass es uns als Menschheit gelingt, uns selbst, unserer Intuition und inneren Weisheit immer näherzukommen und so auch alte, teilweise über Generationen weitergegebene Traumastrukturen zu beenden und zum Frieden auf der Welt beizutragen.

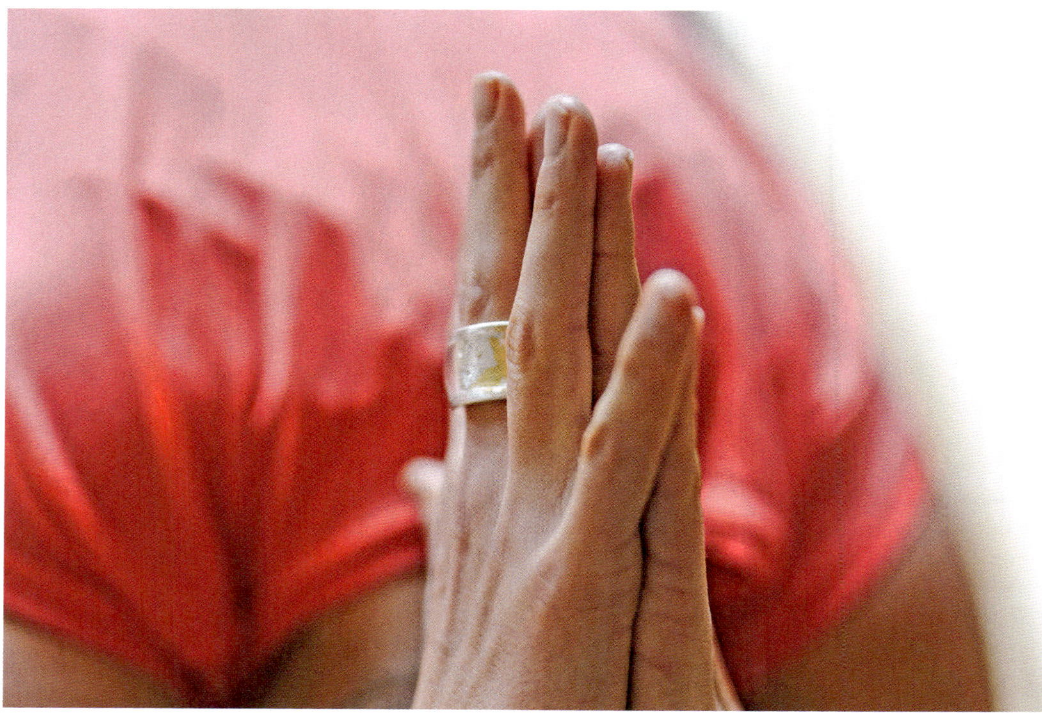

Dank

Abschließend möchte ich mich bei allen bedanken, die zur Geburt dieses Buches beigetragen haben.

An erster Stelle stehen für mich die Klient*innen und Schüler*innen, die mir im Rahmen von Therapie, Beratung und Yogaunterricht über die letzten Jahre ihr Vertrauen geschenkt haben. Zudem gilt mein Dank all den Lehrer*innen, von denen ich in unterschiedlichsten Ausbildungen lernen durfte.

Mein Dank gilt auch dem Droemer Knaur Verlag und insbesondere Jennifer Grünwald für den geschenkten Vertrauensvorschuss, welcher nicht selbstverständlich ist und dieses Buch erst ermöglichte.

Ein riesiges Dankeschön geht an Mat Kovacic. Seine unendliche Geduld und Kompetenz, nicht nur hinter der Kamera, sondern auch bei allen Fragen rund um Ästhetik und Design, haben den kreativen Schaffensprozess sehr unterstützt. Besonderer Dank gilt Melanie Müller, die mir die ganze Zeit über den Rücken gestärkt hat, sei es, indem sie mir mit ihrem Wissen zur Seite stand, meine Texte lektorierte, die Inhalte diskutierte oder zu jeder Zeit ein motivierendes Wort für mich hatte. Die Zusammenarbeit mit Susanne Klein als Lektorin war äußerst leichtfüßig und produktiv, wofür ich ihr sehr dankbar bin.

Vielen Dank auch an Yvonne und Katharina, meine beiden Teilzeitchefinnen, die mich durch ihr Vertrauen neue Projekte umsetzen ließen.

Weiter möchte ich mich bei Birgit für ihre erfrischende Ehrlichkeit und bei Bitta für ihren unterstützenden Pragmatismus bedanken.

Danke auch an Pulumi, den zugelaufenen Kater, der eines Tages plötzlich da war und oftmals während des Schreibens auf meinem Schoß schnurrte. Er hat sehr zur Entspannung während dieser Zeit beigetragen.

Ich möchte mich besonders bei Thomas bedanken, der mich mit seinem Rundum-sorglos-Paket aus emotionaler Unterstützung und köstlichen Snacks durch so manche Höhen und Tiefen im Schreibprozess begleitet hat. Du warst mir eine unverzichtbare Stütze auf diesem Weg.

Und zu guter Letzt möchte ich mich bei dir, liebe Leserin und lieber Leser, für dein Interesse bedanken.

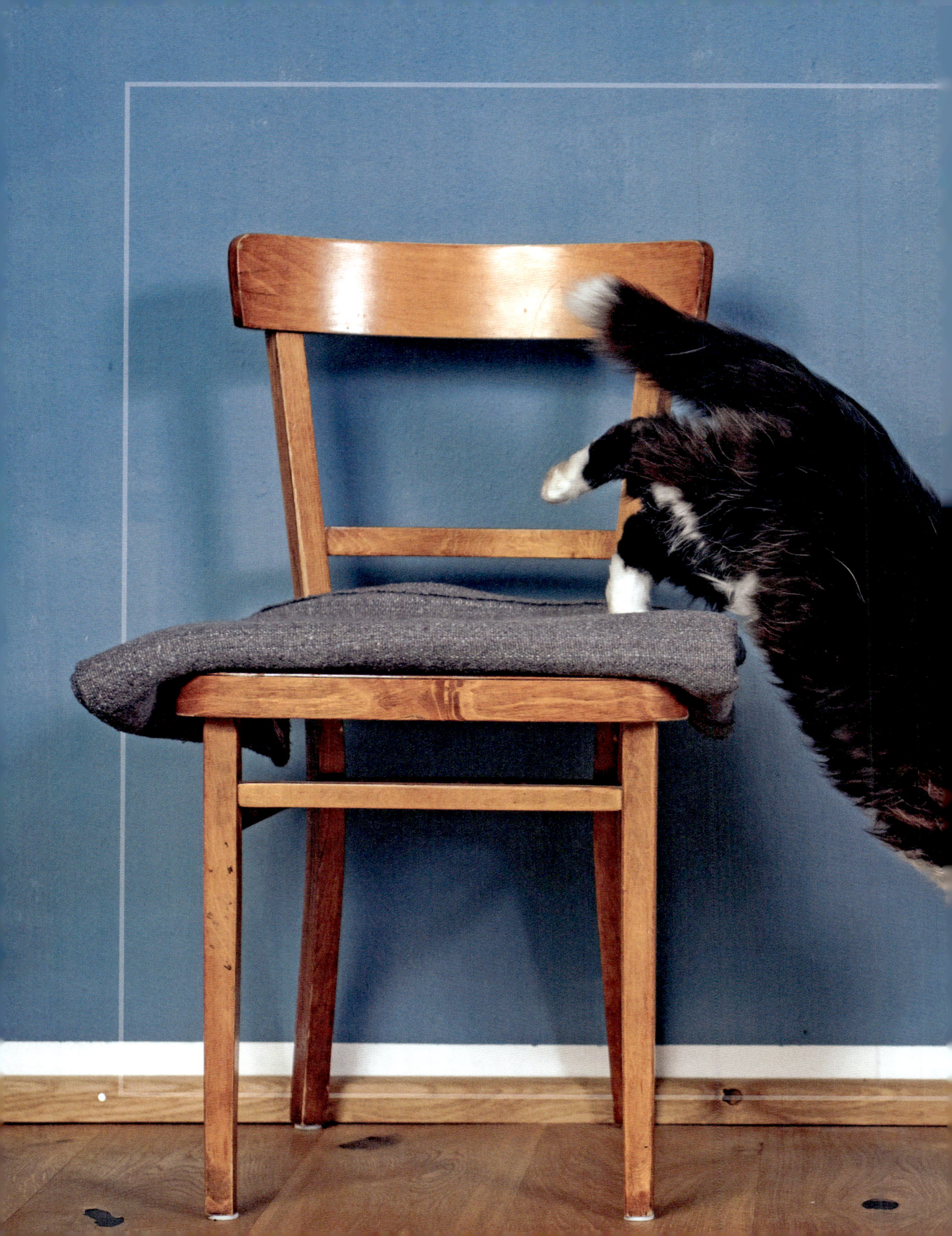

ANHANG

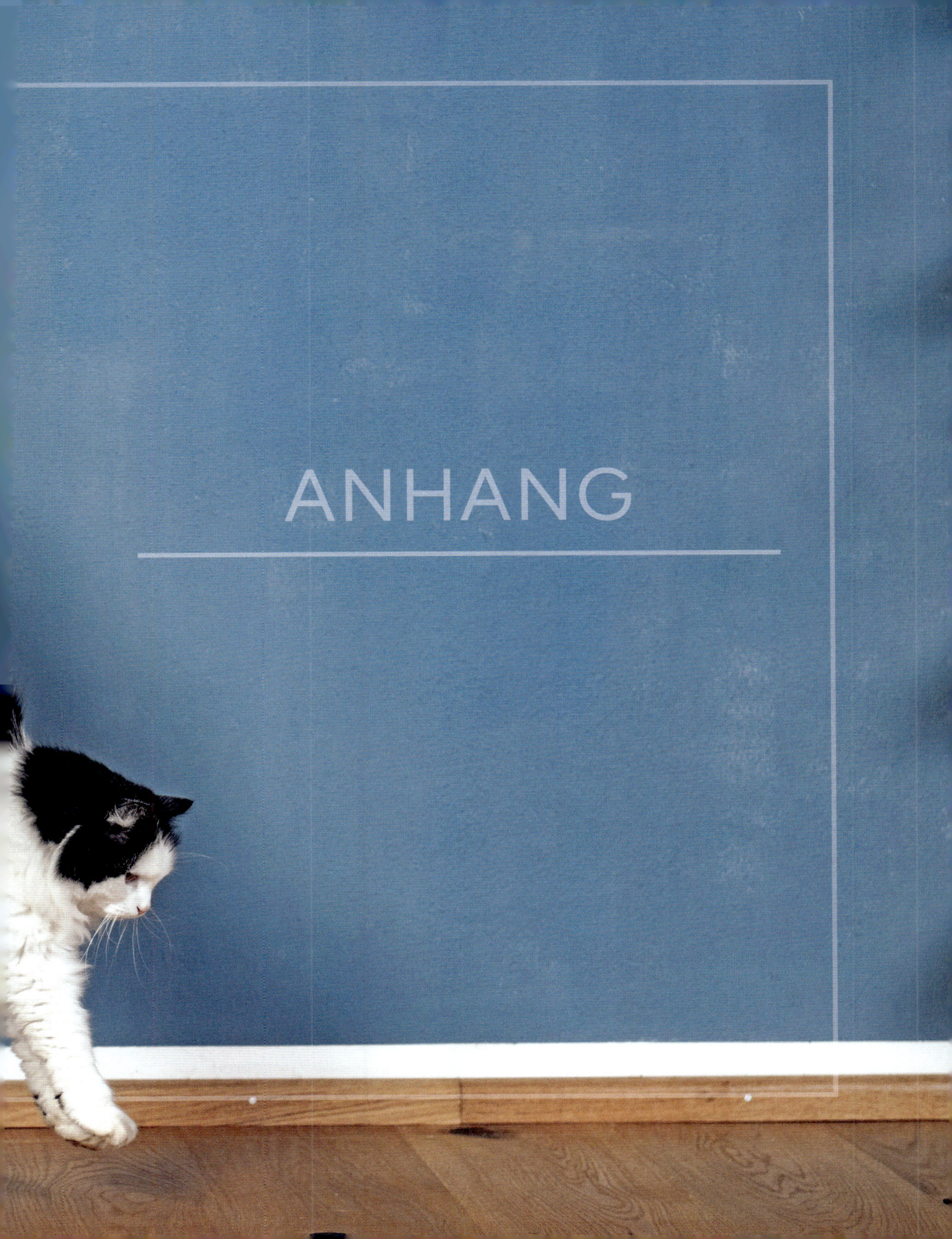

Literaturempfehlungen

Charf, Dami: *Auch alte Wunden können heilen. Wie Verletzungen aus der Kindheit unser Leben bestimmen und wir dennoch Frieden in uns selbst finden können,* Kösel, München 2022.

Croos-Müller, Dr. med. Claudia: *Kraft. Der neue Weg zu innerer Stärke,* Kösel, München 2022.

Dana, Deb: *Die Polyvagal-Theorie in der Therapie. Den Rhythmus der Regulation nutzen,* Probst Verlag, Lichtenau 2018.

Emerson, David/Hopper, Elisabeth: *Trauma-Yoga. Heilung durch sorgsame Körperarbeit,* Probst Verlag, Lichtenau 2021.

Fischer, Dr. med. Ellen: *Das Vagus-Training. Mit einfachen Übungen die Selbstheilungskräfte aktivieren,* GU, München 2021.

Graham, Linda: *Der achtsame Weg zu Resilienz und Wohlbefinden. Wie wir unser Gehirn vor Stress und Burn-out schützen können,* Arbor, Freiburg 2014.

Grüber, Dr. Isa: *Resilienz. Dein Körper zeigt dir den Weg,* Irisiana, München 2022.

Härle, Dagmar: *Praxisbuch traumasensitives Yoga. Über die heilende Wirkung von Yoga bei komplexen Traumata,* Junfermann Verlag, Paderborn 2016.

Hanson, Rick: *Denken wie ein Buddha. Gelassenheit und innere Stärke durch Achtsamkeit,* Heyne, München 2018.

König, Verena: *Bin ich traumatisiert? Wie wir die immer gleichen Problemschleifen verlassen.* Droemer Knaur, München 2023.

Levine, Peter: *Sprache ohne Worte. Wie unser Körper Trauma verarbeitet und uns in die innere Balance zurückführt,* Kösel, München 2011.

Levine, Peter: *Vom Trauma befreien. Wie Sie seelische und körperliche Blockaden lösen,* Kösel, München 2005.

Neff, Kristin: *Selbstmitgefühl. Wie wir uns mit unseren Schwächen versöhnen und uns selbst der beste Freund werden,* Kailash, München 2012.

Nhat Hanh, Thich: *Wie Siddhartha zum Buddha wurde. Eine Einführung in den Buddhismus,* O.W. Barth, München 2020.

Porges, Stephen: *Die Polyvagal-Theorie. Neurophysiologische Grundlagen der Therapie. Emotionen, Bindung, Kommunikation & ihre Entstehung,* Junfermann Verlag, Paderborn 2010.

Siegel, Daniel: *Mindsight. Die neue Wissenschaft der persönlichen Transformation,* Goldmann, München 2012.

Spangenberg, Ellen: *Dem Leben wieder trauen. Traumaheilung nach sexueller Gewalt,* Patmos, Ostfildern 2014.

Treleaven, David: *Traumasensitive Achtsamkeit. Posttraumatischen Stress erkennen und vermindern – Sicherheit und Stabilität vermitteln – Mit 36 konkreten Modifikationen für die Praxis,* Arbor, Freiburg 2019.

Van der Kolk, Bessel: *Verkörperter Schrecken. Traumaspuren in Gehirn, Geist und Körper und wie man sie heilen kann,* Probst Verlag, Lichtenau 2014.

Walker, Pete: *Posttraumatische Belastungsstörung. Vom Überleben zu neuem Leben: Ein praktischer Ratgeber zur Überwindung von Kindheitstraumata,* Unimedica, Kandern 2019.

Anmerkungen

1 Die Fallbeispiele wurden immer so verändert, dass die reale Person jeweils nicht erkennbar ist.

2 Liyang Zhao: »Epigenetik: Wenn wir Traumata vererben«. In: Deutsche Welle. Stand: 27.09.2019. https://p.dw.com/p/3Q5nR (abgerufen am 12.03.2023).

3 Heidi Resnick et al.: »Randomized controlled evaluation of an early intervention to prevent post-rape psychopathology«. In: *Behaviour Research and Therapy*, Volume 45, Issue 10, Oktober 2007, Seiten 2432–2447. https://www.sciencedirect.com/science/article/abs/pii/S0005796707001076?via%3Dihub (abgerufen am 18.04.2023).

4 Pete Walker: *Posttraumatische Belastungsstörung. Vom Überleben zu neuem Leben. Ein praktischer Ratgeber zur Überwindung von Kindheitstraumata*, Unimedica 2019.

5 Dami Charf: »Fawn Response – wenn Freundlichkeit ein Zwang ist«, https://traumaheilung.de/fawn-response/ (abgerufen am 07.04.2023).

6 Stephen Porges: *Die Polyvagal-Theorie. Neurophysiologische Grundlagen der Therapie. Emotionen, Bindung, Kommunikation & ihre Entstehung*, Junfermann 2010.

7 themindedinstitute.com (abgerufen am 20.04.2023).

8 Sara W. Lazar et al.: »Meditation experience is associated with increased cortical thickness«. In: *Neuroreport* 2005 Nov 28;16(17):1893-7. https://pubmed.ncbi.nlm.nih.gov/16272874/ (abgerufen am 20.04.2023).

9 David M. Levy et al.: »The Effects of Mindfulness Meditation Training on Multitasking in a High-Stress Information Environment«. In: University of Washington 2012. http://faculty.washington.edu/wobbrock/pubs/gi-12.02.pdf (abgerufen am 20.04.2023).

10 Britta K. Hölzel et al.: »Mindfulness practice leads to increases in regional brain gray matter density«. In: *Psychiatry Res.* 2011 Jan 30; 191(1): 36-43. https://www.ncbi.nlm.nih.gov/pmc/articles/PMC3004979/ (abgerufen am 20.04.2023).

11 Rinske A. Gotink et al.: »Meditation and yoga practice are associated with smaller right amygdala volume: the Rotterdam study«. In: *Brain Imaging and Behavior* 12, 1631–1639 (2018). https://doi.org/10.1007/s11682-018-9826-z (abgerufen am 20.04.2023).

12 J. Thirthalli et al.: »Cortisol and antidepressant effects of yoga«. In: *Indian J Psychiatry*. 2013 Jul; 55(Suppl 3): S405–S408. https://www.ncbi.nlm.nih.gov/pmc/articles/PMC3768222/ (abgerufen am 20.04.2023).

13 Chris C. Streeter et al.: »Yoga Asana sessions increase brain GABA levels: a pilot study«. In: *J Altern Complement Med* 2007 May;13(4):419–26. https://pubmed.

ncbi.nlm.nih.gov/17532734/ (abgerufen am 20.04.2023).

14 Maggi Price et al.: »Effectiveness of an Extended Yoga Treatment for Women with Chronic Posttraumatic Stress Disorder«. In: *J Altern Complement Med.* 2017 Apr 1; 23(4): 300-309. https://www.ncbi.nlm.nih.gov/pmc/articles/PMC5393408/ (abgerufen am 20.04.2023).

15 Tom Senninger: *Abenteuer leiten, in Abenteuern lernen,* Ökotopia Verlag 2000.

16 Ashwin Kamath et. al.: »Effect of Alternate Nostril Breathing Exercise on Experimentally Induced Anxiety in Healthy Volunteers Using the Simulated Public Speaking Model: A Randomized Controlled Pilot Study«. In: *National Library of Medicine,* 11. Oktober 2017. https://pubmed.ncbi.nlm.nih.gov/29159176/ (abgerufen am 26.04.2023) und Irene Barbara Eckert: »Atemtherapie bei Palliativpatienten«, Dissertation an der Medizinischen Fakultät der Ludwig-Maximilians-Universität zu München, 2014. https://edoc.ub.uni-muenchen.de/17119/1/Eckert_Irene_Barbara.pdf (abgerufen am 26.04.2023).

17 Anup Sharma und Michael A. Thase: »A Breathing-Based Meditation Intervention for Patients With Major Depressive Disorder Following Inadequate Response to Antidepressants: A Randomized Pilot Study«. In: psychiatrist.com, 25. January 2017. https://www.psychiatrist.com/jcp/depression/adjunctive-yoga-for-mdd/ (abgerufen am 26.04.2023) und Perelman School of Medicine at the University of Pennsylvania: »Yogic breathing helps fight major depression, study shows.« In: *ScienceDaily,* 22. November 2016. https://www.sciencedaily.com/releases/2016/11/161122182357.htm (abgerufen am 26.04.2023).

18 Wolf-Eberhard Mehling: »Atemtherapie - Der gegenwärtige Stand der Atemtherapie in Deutschland, ihre Stellung zur Medizin und ihre Anwendung bei Rückenschmerzen«, Dissertation an der Freien Universität Berlin. Shaker Verlag, Aachen 1999. https://docplayer.org/126489851-Berichte-aus-der-medizin-wolf-eberhard-mehling-atemtherapie-der-gegenwaertige-stand-der-atemtherapie-in-deutschland-ihre-stellung-zur-medizin-und-ihre.html (abgerufen am 26.04. 2023).

19 Daniel Siegel: *Mindsight. Die neue Wissenschaft der persönlichen Transformation,* Goldmann 2012.

20 Rick Hanson: *Denken wie ein Buddha,* Heyne 2018, S. 113 ff.

ANNA TRÖKES

Yoga bei Depression

Mit Yoga raus aus emotionaler Enge und Dunkelheit

Yoga ist eine inzwischen wissenschaftlich anerkannte Methode bei der Behandlung von Depression. Dieser fundierte Ratgeber bietet Hilfe zur Selbsthilfe für die Praxis zu Hause an. Die erfahrene Yogalehrerin und Heilpraktikerin Anna Trökes zeigt darin alle wichtigen Yoga-Tools: von beruhigenden oder auch aktivierenden Körperhaltungen über spezielle Atempraktiken bis hin zur Meditation. Bei der Übungspraxis legt sie besonderen Wert auf das Einüben von Achtsamkeit und Meditation, denn die moderne Neurowissenschaft belegt klar, dass darin das größte und nachhaltigste Heilungspotenzial liegt.

KNAUR.LEBEN

BITTA BOERGER

Yoga-Therapie in der Praxis

Basiswissen aus Medizin und Psychologie
Asanas und Pranayamas therapeutisch eingesetzt
Individuelle Übungsbeispiele

Das Standardwerk zur Heilwirkung von Yoga

Bitta Boerger arbeitet seit vielen Jahren als Yogalehrerin auch im therapeutischen Bereich. In Zusammenarbeit mit Dr. med. Judith Schäfer als orthopädisch arbeitende Ärztin und dem Dozenten für Psychologie, Daniel Helbig, widmet sie sich in ihrem umfassenden Handbuch einer Vielzahl von körperlichen und seelischen Erkrankungen. Akuter Rückenschmerz und haltungsbedingte Beschwerden werden dabei ebenso beleuchtet wie Bluthochdruck und Atemwegserkrankungen, Ängste oder Traumata. Sie berücksichtigen dabei sowohl das alte indische Heilwissen des Ayurveda als auch die Erkenntnisse der modernen westlichen Medizin.

Die Autor*innen legen besonderen Wert auf praxisnahe Umsetzung; für jeden Themenbereich gibt es anschauliche Übungsbeispiele, die jeweils in ein fundiertes Grundlagenwissen eingebettet sind. Zahlreiche Fotos und Detailzeichnungen machen *Yoga-Therapie in der Praxis* zu einem unverzichtbaren Standardwerk für alle, die Yoga individuell auf Beschwerden und Probleme von Körper, Geist und Seele abstimmen möchten.

O.W. BARTH

DIANA SCHÖPPLEIN

embrace life: YOGA-RITUALE

Für innere Erfüllung und Hingabe ans Leben

Mit täglichen Yoga-Ritualen das Leben wertvoller machen

Die bekannte Yogalehrerin Diana Schöpplein bietet wirkungsvolle Yoga-Rituale und Inspirationen, die den ganzen Tag bereichern - vom Aufstehen bis zum Zubettgehen. Mit *embrace life* zeigt sie, wie die Yoga-Praxis ein Ritual mit Tiefe, Hingabe und Sinnhaftigkeit wird, um mit dem eigenen Selbst in Kontakt zu treten und sich und das Leben neu »zu umarmen«. Es enthält zahlreiche einfache wie kraftvolle Übungen, Meditationen und Rituale, aus denen wir uns eine individuelle Praxis zusammenstellen können, die zu wahrer Selbstliebe führt.

KNAUR BALANCE